朱宗元教授临证精要

董秋梅　朱宗元　编著

中医古籍出版社

图书在版编目（CIP）数据

朱宗元教授临证精要／董秋梅主编．—北京：中医古籍出版社，2015.1

ISBN 978 - 7 - 5152 - 0537 - 3

Ⅰ.①朱…　Ⅱ.①董…　Ⅲ.①中医学－临床医学－经验－中国－现代　Ⅳ.①R249.7

中国版本图书馆 CIP 数据核字（2014）第 006698 号

朱宗元教授临证精要

董秋梅　朱宗元　编著

责任编辑　郑蓉

封面设计　韩博玥

出版发行　中医古籍出版社

社　　址　北京东直门内南小街 16 号（100700）

印　　刷　北京金信诺印刷有限公司

开　　本　850mm×1168mm　1/32

印　　张　12.75

字　　数　240 千字

版　　次　2015 年 1 月第 1 版　2015 年 1 月第 1 次印刷

印　　数　0001~3000 册

书　　号　ISBN 978 - 7 - 5152 - 0537 - 3

定　　价　26.00 元

编委会

内容提要

　　朱宗元教授是全国第四批名老中医学术继承指导教师，其在50余年的临证实践中积累了丰富经验，对中医理论具有独到见解。本书分上、下两篇对朱宗元教授的学术思想和临证经验作了较为详细的论述。上篇总论对朱老多年来在中医基础理论方面的认识精髓，及在中医临证实践中的探索求真、遣方用药思路等予以简要介绍。下篇按照朱老临床擅长诊治的疾病，分系统按顺序进行详细介绍。书中的学术思想、经验、案例，对医学专业人员或患者及其家属，都是有益的。

序

　　名老中医用毕生的心血凝结而成的宝贵经验，值得中青年一代中医学者传承、整理和挖掘。朱宗元教授是上海中医学院首批支边的知识分子，曾任内蒙古医学院中蒙医系主任、内蒙古中医药学会副秘书长、全国中医高等教育委员会委员、内蒙古政协委员、常委等，享受国务院批准政府特殊津贴，是全国第四批名老中医学术继承指导教师之一，在近50余年的临证实践中积累了丰富经验，特别是在诊治肾系疾病、脾胃系统疾病、骨关节疾病、心血管疾病等方面，具有独到见解，疗效显著，赢得了自治区及国内外广大患者的赞誉，为内蒙古地区的中医药事业发展作出了巨大贡献。其学术继承人董秋梅教授及其团队在随师临证过程中不断总结其临床经验、学术思想，撰写成文，汇编成册，出此一书。其文条理清晰，言简意赅，对中医临证实践具有重要的学习借鉴意义，非常值得一读。特借《朱宗元教授临证精要》出版之际，赞以序。

杜岐林

2013 年 9 月于呼和浩特

前　言

名老中医是当代中医药学界的杰出代表，他们将中医药学基础理论、前人经验与临床实践相结合，是解决临床疑难问题的典范，代表着当前中医药学术和临床发展的最高水平。他们的学术思想和临证经验是中医药学术特点与理论特质的集中体现，具有鲜活的实践性、可视性、应用性、科学性，是中医学宝库中的一笔宝贵财富。开展名老中医学术思想、临证经验、传承方法的研究，并将其继承发扬光大，是中医学继承工作中最主要的组成部分，是实施名医战略，培养造就新一代名医的有效措施，对于推动中医药学术的发展，提升中医药学的理论及临床研究水平，具有重要的社会效益和经济效益。

朱宗元教授是全国第四批名老中医学术思想传承指导教师，其在 50 余年的临证实践中积累了丰富经验，特别是在诊治肾系疾病、脾胃系统疾病、骨关节疾病、心血管疾病等方面，具有独到见解，疗效显著，赢得了内蒙古自治区及国内外广大患者的赞誉和信任。笔者有幸成为朱老的学术继承人，并承担完成了国家"十一五"科技支撑项目"朱宗元名老中医学术思想及临床经验研究"课题。本编写组成员在跟师学习的两年多时间里，跟随朱师接诊抄方，深研朱师著作论文，聆听老师讲解、讲座，观察并随师实践操作，掌握老师的诊疗方法及临床技巧，查阅文献资料，同时对朱师几十年保留下来的数百份相对完整的临床诊疗病历资料进行了整理、分析、研究。为了更准确了解治疗效果，只要当时在病历中记录有电话号码者，都进行了电话核查。在写作过程中，为方便编写组成员修改稿件，70 多岁高龄的朱老，还潜心向年轻人学习电脑知识，力争加快编写速度。书稿基本按照朱老要求，力图将他临床诊治疾病的原貌展示给各位读者，但由于篇幅所限，有些病种需要服药治疗过程很长，就诊调药次数非常多，无法一一例举，因此，只能将病情出现较显著变化、药物加减特点突出的诊疗方案呈现给读者，敬请谅解。

书中选择的医案对临床医生在实际中治疗这些疾病具有较为重要的指导作用，可为临床诊疗疾病提供新思路，新方案，同时便于广大医学院校学生和中医药爱好者学习、掌握。本书分上下两篇，上篇中，首先将朱老多年来在中医基础理论方面的认识精髓，及对中医临证实践的探索求真、遣方用药思路，撰写成朱老学术思想进行介绍。近年来，已进古稀的朱老在临证中常常被患者及众多学生问及关于中医养生保健的问题，因此上篇中附上了朱老对中医养生保健的一些观点、认识、理解及其个人研制的一些保健药方，以供广大中医药临床医师、学生及爱好者研读学习，希望能够给大家一定的启迪，共同发扬中医药事业，造福民众。下篇中，按照朱老临床擅长诊治疾病的顺序进行介绍，第一章介绍肾系病证，主要包括水肿、淋证、癃闭、血尿、小便不利等各类病证，其中包括了西医所有泌尿生殖系统疾病及部分免疫系统疾病，如慢性肾炎、肾病综合征、紫癜肾、慢性泌尿系感染、前列腺疾病等，为了连贯体现朱老临床防治紫癜肾的治疗思想，将非过敏性紫癜一并在此介绍。第二章介绍朱老治疗的心肌病、冠心病、心绞痛、心律不齐等心系常见病证，属于中医胸痹、心悸等病证。第三章介绍朱老临床治疗的常见脾胃系统病证，如胃痛、泄泻、痞证、腹痛等病证，包括慢性浅表性胃炎、萎缩性胃炎、溃疡性结肠炎、功能性消化不良、慢性萎缩性胃炎伴肠化、不典型增生等。第四章、第五章介绍朱老非常重视的颈椎病及颈肩综合征的中医药防治，根据颈椎病临床症状表现，其属于中医学痹证、头晕头痛、心悸、痿躄、厥证等范畴，同时也将骨关节炎、痛风、下肢静脉曲张、腰痛、血管炎等归属中医肢体经络病证的痹证案例一并介绍。第六章介绍了朱老治疗过敏性鼻炎及鼻窦炎的诊疗经验。第七章介绍朱老擅长诊治的慢性咽炎、喉炎、扁桃体炎的治疗医案、用药特点等。第八章介绍朱老诊治临床常见妇科疾病的案例，如带下、痛经、月经先后期、月经后期、闭经、多囊卵巢等。第九章介绍了发热性疾病。第十章将不便归类的，在临床治疗中获得显效的常见疑难病案例，包括癌病、虚劳、痿证、喘证、瘿病、皮肤病等一并进行介绍。朱老学识渊博，中西汇通，而编写组随师学习的时间和编写水平有限，仅能将学习过程中的点滴感悟、体会整理编辑成书，书中的经验、案例，对专业人员或患者及其家属，都是开卷有益的，也是对人类社会健康服务的一种贡献，但是疏漏、错误难免，敬请各位同道批评指正。《朱宗元教授临证精要》一书，历时三年多时间，经过编写组多位成员的共同努力，终于即将付梓。在编写过程中得到内蒙古卫生厅蒙中医管理局各位领导及同仁的大力支持与帮助，内蒙古医科大学领导及同仁也给予了大力支持与帮助，在此一并致以诚挚谢意！

董秋梅
2013 年 6 月于内蒙古医科大学

目录

上篇　总论

下篇　各论

目录

上篇　总论

第一章　朱宗元教授学术思想研究

朱宗元，1937 年 3 月 11 日出生于南京，1 岁时随家迁至四川，抗日战争结束后于 1945 年返回上海，1950 年移居南京，1956 年 19 岁时，正值全国中医药院校第一次招生，考入上海中医学院，1962 年大学毕业后，作为首批支援边疆少数民族地区医学事业的知识分子，分配到内蒙古医学院中蒙医系，在中医基础理论教研室、中医临床教研室等部门任教。

初到内蒙古医学院工作的朱老，适逢学校建院初期，条件艰苦，师资力量严重匮乏，而毕业于正规中医院校的青年教师朱宗元，作为中医专业的教学骨干，曾经承担过中医基础理论、中医诊断学、温病学、中医内科、中医外科、内经、伤寒论等多门课程的教学任务。为了完成好这些教学任务，他任劳任怨，认真备课，广泛研读，孜孜不倦。在校期间就学习努力、成绩优异的朱老，加上这样的锻炼，专业水平得到了迅速提高。朱老中医基础理论功底非常扎实，博古论今，中西汇通，无论是讲授哪门课程，都受到学生的热烈欢迎。内蒙古医学院中医专业的毕业生，只要提及读书期间受到的中医教育，都不会忘记朱宗元老师深入浅出的启蒙。正是基于这样的中医功底，朱老的学术思想形成经历了从理论指导临床实践，再在临床实践中检验理论，不断探索、不断提高的过程。

一、源于经典，重在变通，多有发挥

朱老熟读经典，中医基础理论知识深厚扎实，临床用药处方多源于经典，如：治疗脾胃病常用的黄芪建中汤、半夏泻心汤，出自张仲景的《金匮要略》《伤寒论》，升阳益胃汤、补中益气汤出自《脾胃论》；治疗颈椎病的葛根汤出自《伤寒论》，斑龙丸出自《青囊方》；治疗发热经常使用《重订通俗伤寒论》的蒿芩清胆汤；用《温病条辨》增液汤加减组成的咽炎方；用《伤寒论》通脉四逆汤加减治疗脉痹的通脉方；《兰室秘藏》的滋肾通关散加减治疗尿浊、小便不利；用《金匮要略》薏苡仁附子败酱散治疗妇科带下、月经病等，理论结合实践，他对这些方剂的用药特点、组方规律十分明了。但朱老更强调要走出经典，不拘泥，不故步自封，要能够知常达变，灵活变通。如他善用补中益气汤加减治疗反复泌尿系感染（劳淋），疗效显著；肾损害患者加用通脉四逆汤，改善肾脏血液循环，疗效提高。而仲景原用薏苡仁附子败酱散治疗慢性肠痈腹痛，但朱老思三味药均善入下焦，既能清热利湿，活血化瘀，又可温肾散寒，健脾除湿，寒热并用，故变通思维，又加用燥湿止带和疏肝理气活血之品，组成了具有健脾益肾、温经散寒、祛瘀止痛功效治疗妇科病显效之方剂。朱老喜用的葛根汤虽为治疗外感之剂，但化裁加减后用治颈椎病、鼻炎、心脏病获得显著疗效，体现了中医"异病同治"的辨证论治思路。

二、中西合璧，相融互用，创新中医理论

朱老常说，中国的现代化建设进入了快速发展阶段，特别是高科技产品的研发应用，使人们的社会生活发生了巨大变化，促进了许多行业的更新换代，与其他行业相比，中医药的发展相对缓慢。毋庸置疑，中医药学科有自己的特点，学习中医药，继承是最重要的方法之一，但在传承中，我们必须要有一个科学的态度，绝不能故步自封，一定要有创新意识。他认为，中医药的发展之所以缓慢，主要是由于它的理论创新不够。中医理论应该从封闭式理论转变为开放式理论，对前人的观点应该有肯定，有否定，有批判，吸取精华，发扬光大，抛弃糟粕，有些观点更需要慎重对待。今天中医药的发展，决不能排斥利用现代化手段，而是要合理借助这些高科技手段的检查和实验方法，研究中医理论的科学性，合理评价中医临床疗效，但绝不能以简单的现代医学认识来判断中医理论的对错，也不赞成单纯用中药治疗的效果作为中医理论对否的唯一证据。中医理论是建立在邪气作用于人体，人体整体和局部对邪气发生反应的基础上，邪气的性质和强度不同，人体反应程度也不同，并具有层次性，这应该是形成证候的基础，也可能是对中医基

础理论实验研究最有可能的突破点。中医理论还应注意吸收其他传统医学及现代医学的成果，丰富发展自己。特别是在对中医病机的认识方面，现代医学的基础研究已经从细胞、分子发展到了基因水平，我们为什么不能利用这些科学、先进的知识提高、充实、发展我们的中医理论知识呢？中医的历代名医也都是把中医与他所处时代其他学科的先进成果结合才有所创新，才把古老的中医理论逐步推向一个新高度。如明代的张景岳，清代的张锡纯、王清任，在他们的医学著作中都体现出了鲜明的时代特点。朱老常常喜欢举王清任的例子告诫我们，古人在那样艰苦的条件下，尚且能够有意识去革新纠错，现代中医人没有理由不努力。

因此，朱老在临证立法时常常会将现代医学知识与中医理论相融合，提高了临床辨证论治水平和效果。比如肾病，中医认为其病因病机多以脾肾亏虚为主，反复不愈，临床表现虚实错杂。于是，朱老结合现代医学对慢性肾炎的认识进行思辨。现代医学认为慢性肾炎是一种免疫性疾病，身体各个部位的感染因素是免疫反应启动的扳机，只要感染因素不除，免疫反应就会继续，形成级联反应，对肾脏的伤害就会继续放大。所以，治疗肾病在调节免疫反应和恢复肾脏功能的同时，需要清除感染病灶。朱老认为，与一般感染性疾病不同的是，这些感染多属慢性隐形感染，在临床上症状不明显，不易发现，西药抗感染多难奏效，而中医药通过整体观，结合辨证论治却有突出疗效。

又如：在治疗病程较长的下肢静脉血栓等疾病时，在常规治疗温经通脉、活血化瘀的基础上，朱师又据中医气血理论常合用补中益气汤，益气升阳，气行则血行，达到举陷固摄、改善下肢静脉逆流的作用。

朱老的现代医学理论功底也很扎实，对许多疾病的生理、病理变化、药物应用机制、研究进展，都非常熟悉精通。他经常对我们讲，现在来求治中医药的患者，许多已经是经过西医、西药治疗没有办法才来的，我们只有精通西医、西药，清楚明白它们治疗无效的原因，才能更好找到疾病不愈的问题关键，发挥我们中医药的治疗优势。比如临证中常常有感冒患者，发热、咳嗽经输液、打针数天、甚至迁延月余不愈，求治朱老，朱老多用几副汤剂便能解决问题。细询朱老，他告诉我们，西医的上呼吸道感染有细菌、病毒、支原体、真菌等不同，临床发热表现不同，现在临床多抗生素、抗病毒、激素等药物混用，易导致患者产生耐药，自身抗病能力减弱，故不能治愈。中医虽讲求辨证论治，但风热、湿热、体虚、气虚等不同证型的发热，其临床表现不同，所以要了解他们的致病机制，如金葡萄球菌则多为实热证，多发热脉数，脉证相合；大肠杆菌多为感染湿热，虽发热，但脉不数，脉证不符，需要舍脉从证。因此应分别选用不同方药，药证相合才能获效。

结合现代临床药理研究组方也是朱老学术的特色之一。朱老肾炎方最早便源于祝谌予的过敏煎，以调节免疫，恢复机体开阖失司为立法用药基础。朱老过去在治疗肾病时常加用雷公藤，后来发现该药的副作用后，考虑到患者的用药安全，根据自己的临床经验、用药观察，同时查寻文献资料，及时将雷公藤调换为白花蛇舌草和金钱草，既保证了临床治疗效果，又避免了药物副作用对机体的损伤。另外，朱老对一些现代药理研究疗效肯定的药物，也加入处方中。如苦参可对抗多种实验性心律失常；毛冬青能够扩张冠状动脉，改善微循环；仙鹤草有调节血压的和强心作用，经过临床观察可以加强，而且这些药物性多偏凉，与黄芪、桂枝等相协心血管疾病系统的治疗效果。服用又可避免原方的过于温燥。这样的实例在临床中不胜枚举，朱老能够把中医理论和西医理论在临床应用上融会贯通，互相促进，服务患者，创新中医。

三、辨证与辨病结合，提高临床疗效

随着社会经济和医学的发展，人们生活水平的变化，现代检测手段不断发展，发病机制不断明确，过去临床很少见的病例，现在成了常见病、多发病。朱老认为临床诊疗中一定要将辨证论治与辨病论治相结合，才能够全面兼顾，使患者获得最理想的治疗。辨证论治是中医学最显著的特点，机体表现出来的所有临床症状都可以按照脏腑、经络、气血津液等不同的辨证方法进行辨证论治，是一种分类方法，通常无须明确诊断也可进行治疗，不过在一定程度上存在盲目性，如咳喘，不仅在肺，可兼及肾、脾、肝、心等。

辨证论治只反映一种疾病发展过程的综合情况，对疾病预后的判断是按照治疗的难易度来进行的，如在皮毛、脏腑、阴经、阳经等，具有多面性和不确定性。而辨病论治，是以现代医学疾病诊断为基础，按照疾病自身的发展规律进行辨证，相对范围较为局限，准确性高。不过辨病论治忽略了机体自身对致病因素的反应性具有不同层次性，对敏感性高的个体，及亚健康状态的疾病容易忽略，不能进行有效的早期防治。临床中，朱老善于灵活应用"病证结合"的方法，或"无证从病、无病从证"及"舍证从病、舍病从证"等取舍方法，沟通两者对疾病本质的认识，优劣互补，提高临床疗效。他认为治未病、既病防变是中医的优势，临床中常有患者虽身体有不适症状，但化验检查却正常，西医多无针对性治疗药物，患者求治中医，经朱老辨证论治，症状缓解，机体免疫能力提高，恢复功能，达到未病先防目的。另外，临床许多过敏性紫癜的患者，由于失治误治最后导致紫癜肾，朱老在治疗过敏性紫癜时，多在用药中加入防治紫癜肾的药物，并在症状完全缓解后，要求患者巩固治疗一段时间，做到既病防变。因此，经朱老治疗的过敏性紫癜患者，极少出现紫癜肾等并发症。

　　同样，临床中也多有患者本人并无明显不适，但化验、物理检查却异常，这就必须要辨病治疗，抓住疾病本质，避免疾病进展引起并发症，以防错过有效治疗时间。如有些糖尿病、高血压、高血脂患者，尽管化验指标较高，但由于症状不明显，很容易忽视用药治疗。而且，临床有些疾病常常会有病证不符的表现，如前所述之顽固性发热，有时就需要舍脉从症，或舍症从脉，或者无症从病，临床要辨病与辨证相结合，宏观与微观相结合，才能解决临床的许多疑难问题。在临床面对西医有些束手无策的疑难病证，朱老对中医药的疗效总是信心十足，正是源于他中西医兼通，深厚的学识，丰富的临证经验，可谓知己知彼，才能百战不殆。

朱老认为，中医应该从唯一的辨证论治模式转变为以辨病为基础，兼以辨证的模式，这样才能体现出时代特点，也能够弥补中医重视辨证论治，忽视辨病论治的缺陷。

四、量小精专，灵活运用，重点突出

访谈中朱老告诉我们，早期临床用药，他也是使用常规中药剂量，如 10 克、15 克，但在后来的临证实践及学习研究过程中，他开始尝试逐渐采用小剂量治疗疾病，经过几年的研究观察，发现疗效并没有受到影响。因此，他认为疾病治疗重要的是对症用药，找对病根，是药物的配伍，而不是大剂量的药物堆砌，药量小既减轻了患者的经济负担，又为国家节约大量的药材，充分体现中医药治病"效、便、廉"的特点，获得了较好的社会效益。朱老针对现在医生用药剂量太大的现象，认为剂量大、药味多，而煎出的药汁一定，并不能使药物充分利用，药物剂量太大也容易增加胃肠负担。因为每味药物均剂量大，就不能突出重要药物在方中的地位。朱老用药常常只有 3 克或 5 克，在气虚证中用黄芪 15 克就显得格外重要。在慢性肾功能损伤时用制附子 10～20 克、大黄 10～30 克，突显出了药物君臣佐使的配伍原则。另外，现在朱老认为对于复杂性疾病、重病也多用方较大，如在治疗慢性肾病时，药味较多，却多而不乱，药药皆有出处，非常便于掌握。

五、治疗杂病，法学东垣，重视瘀血

朱老认为，多数慢性病迁延不愈，当属本虚标实，本虚主要责之五脏，而标实中医主要有湿浊、瘀血、风邪、热毒等。在漫长的临床实践中，朱老主张博采众家之长，针对要解决的临床实际问题，不断地去学习研究，取各家之长为己用。临证中的朱老多以经方进行加减，非常重视补益脾肾，尤其认为"脾胃为气血生化之源，后天之本"。补中益气汤、升阳益胃汤、黄芪建中汤等系列补益脾胃经典方剂的应用，多源于东垣之《脾胃论》，体现了善用甘温的特点。朱老也常选柴胡、防风、升麻、木香等风药，在遣方用药方面也多是药量轻而药味多，与李师相似。同样，朱老也非常重视补肾固本治法的应用，虽无固定成方，但在治疗肾系、心系、骨关节炎、癌症术后等患者时，却非常擅用补肾之"对药"，如生、熟地，仙灵脾、韭子，巴戟天、桑螵蛸，紫河车、灵芝，及单味的鹿角片等与补脾方药同用，体现了朱老补益先后天的学术思想。

此外，朱老在杂病治疗中非常重视久病入络，对王清任活血化瘀之法情有独钟，但却并没有照搬逐瘀汤系列，而是在选用桃仁、红花、川芎、赤芍、白芍、地龙的基础上，加用了水蛭、土鳖虫、蜈蚣等活血化瘀、通经活络搜剔之品，并研末后装入胶囊，既避免了虫类药物的刺激性异味，又便捷服用，节省药材，临证获得良效。

第二章　性命双修　药食兼养

——朱宗元教授养生体会

朱老生于南京，幼年时曾随家在四川、南京、上海三地辗转，家境尚好，从 25 岁来到内蒙古，时值今天，他将自己的一生都贡献给了边疆的中医药事业。现已古稀之年的朱老，仍体健身轻，鹤发童颜。至今为止，他除了有些轻微的不适之外仍身体强健，每年还去参加一些户外旅游活动。而他的活跃思维更令人赞叹，总是对一些中医理论方面的问题提出思考和新奇的观点，我们都称朱老"人老身不老，心更不老"。现就朱老在养生方面的点滴叙述如下：

一、情志欢愉，重在养神

人们提到养生时常和运动、饮食以及保健品等联系到一起，朱老则认为心情舒畅是最重要的，他很少去涉及保健品，并且还有抽烟的习惯。他常说绝不支持抽烟，但多年需要安静思考的工作，养成的吸烟习惯很难戒掉，只好保留至今。朱老的一生并不平坦，在思想的心路历程中有过许多波折，一同支边的许多同道在 70 年代末纷纷返回内地，并有许多人成为国内外知名专家，特别是中年时生活中也曾经历人生的重创，几欲难以渡过心理的坎坷期，但通过自我的调节和亲人、朋友的帮助渡过难关。之后，他更加感觉到情志对人体的摧残，更加重视心性的调养。如《素问·上古天真论》曰："余闻上古有真人者，提挈天地，把握阴阳，呼吸精气，独立守神，肌肉若一，故能寿敝天地，无有终时，此其道生。中古之时，有至人者，淳德有道，和于阴阳，调于四时，去世离俗，积精全神，游行于天地之间，视听八达之外。此盖益其寿命而强者也，亦归于真人。其次有圣人者，处天地之和，从八风之理，适嗜欲于世俗之间，无恚嗔之心，行不欲离于世，被服章，举不欲观于俗，外不劳形于事，内无思想之患，以恬愉为务，以自得为功，形体不敝，精神不散，亦可以百数。其次，有贤人者，法则天地，象似日月，辨列星辰，逆从阴阳，分别四时，将从上古合同于道，亦可使益寿而有极时。"上古圣贤的长寿之道，均以心境坦然，胸怀开朗，愉快安宁为维护身体健康、延缓衰老、益寿延年的关键。怎样能保持心情的欢畅呢？在竞争激烈、利益纷争的环境下，要保持一颗平常心，要有平和的心态。朱老的生活态度可以用"淡泊名利，宁静致远"来形容。朱老年轻时致力于学业，他的著作曾被翻译成日文而传播海外，但当大家为了利益纷纷凑合成文时，朱老则一头扎进临床，其他事情与门诊冲突时，他首先选择的是患者。也正是因为他始终坚持在临床一线，他的医技日益精湛，他的患者越来越多。在经济利益的冲击下，许多医生开药的剂量越来越大，而朱老开药的剂量则越来越小。他通过临床试验认为，药物剂量到一定程度与治疗疾病的效果不成正比，而大剂量用药不仅会给患者带来较重的经济负担，引起药物资源不必要的浪费，甚至会增加患者脾胃的负担，对病情不利。由于忙于诊务和对名利的淡然处之，加之身体的状况，晚年的他始终没有再著书立说，而是把他宝贵的临床经验毫无保留地教授给随他临证的学生。跟过他的学生常感叹地说："朱老师一点不保留，有问必答"。朱老对工作兢兢业业，淡泊名利，始终有一种平和的、宁静的心态，不因一时一利而争，也不因一时失利而恼，他从参加工作时的普通教师，直到后来成为内蒙古自治区政协委员、内蒙古中医药学会副秘书长、中蒙医系的主任、国务院特殊津贴专家，在广大教职员工、学生及患者们的眼中，他的态度似乎从来没有过什么变化，温文尔雅，不卑不亢，心态平和。正合《内经》所云："恬淡虚无，真气从之，精神内守，病安从来"。朱老常说，人不可嗜欲无穷，凡事要看得开，不要患得患失，不与别人攀比，经常处于思想放松状态，遇事想得开，生活有规律，保持乐观的情绪，对物质生活不过度追求，顺其自然。他推崇老子的无为之道，在无为中求有为，无为不是无所作为，而是不为名利等身外之物所困，求得内心的平衡和自由。所以，养生不仅要养身，更要养心、养性、养神，陶冶情操，才能遇事豁达。

二、思想活跃，与时俱进

朱老是一个思想活跃的人，跟随他学习的学生都有这样的感觉，他总是对中医理论有自己独到的见解。他精研中医的经典著作，也善于吸收现代医学的理论与临床知识，而且能把中医理论和西医理论在临床应用上融会贯通，互相促进。虽然已年过花甲，思想上却独俱创新，在诸多疾病的临证中都能提出一些新的观点。他虽然善于运用小方治病，但对于像慢性肾炎这样的难治性疾病，他却选用大方子。朱老常说："小方治小病，大方治大病"，而这种不拘一格的灵活运用完全取决于患者病情的需要。在临床实践过程中，他把所有的病例都整理分类，到过他书房的学生都惊叹于朱老细致的工作。他也不时地进行一些临床研究，在临床中不断改进治疗方案。在古稀之年，他仍然克服困难学习应用计算机打字，要求我们发电子版的病案给他批改。他认为人最容易衰老的是大脑，所以，要多用脑，多思考，与时俱进。他时常购置一些新书，以至于他的书房已经成为资料的宝库，书房的四周整整齐齐排列的都是书籍，而这些书籍朱老都是不止一遍的阅读。他总说中医是一个开放的体系，要善于接纳现代科学的先进成果，要敢于否定自己，敢于承认自己的不足，才能有所创新和发展。所以，他从不拒绝现代科技，但他也强调经典的重要性，从经典中来，又要走出经典，不拘泥，不故步自封，要把经典和现代技术完美结合，才是中医的出路。所以，他特别强调中医学习者不要放弃现代科学的学习，往往有所成就的古代医家如张景岳等，都是把中医与他所处时代其他学科的先进成果结合才有所创新，才将中医理论推向一个新的高度。朱老是一个不苟言笑的人，甚至似乎有些沉默，但只要谈到中医，他就会滔滔不绝、眉飞色舞。他对人生的态度也同样如此，有包容心，能广泛接纳别人的意见，所以才能不断进步；有一颗年轻的心，能够接纳时代的变化，所以才能与时俱进，保持心性的健康与活跃。

三、饮食适度，营养平衡

人常说，"病从口入"，朱老认为养生重在养胃。首先，口一定要把严，"不过饥，不过饱，不过肥，不食腐"。年轻时的朱老喜欢下厨，烹煮食物如调剂中药一般，把不同性味的食物放在一起，就赋予了一种自我的创造。色、香、味不仅是对饮食的要求，也是一种生活的享受和态度。《神农本草经》将药品分为上品、中品和下品，而朱老认为常用的食材可称作"极品"，它是无毒而又对人体必不可少的滋补，所以食物的调养比药物的调养更加重要。朱老在饮食方面没有荤素的要求，也没有五味的偏嗜，只要是常见的食物他从不拒绝品尝。他认为，"人是吃杂食的，五谷杂粮营养平衡，不易生病"。而对于水果蔬菜，他常吃应季的，既便宜实惠，又符合自然的规律。例如，秋天天气干燥，梨就成熟，味道鲜美；西瓜在夏天时特别甘甜，多食能够解暑益气，而在冬天就有些生涩。这是大自然自身的调养，也是赐予我们保持健康的礼物。所以，当我们让朱老谈谈饮食养生经验时，朱老说"粗茶淡饭，没啥特别，定量规律"最重要。因此，普通的食物是最长久的，也是最具有调补性的，虽然不用特别食材，但朱老在饮食烹饪时总是用心料理，在平淡中求得精致。

四、绿色运动，天人合一

常言道，"生命在于运动"，"流水不腐，户枢不蠹"，人亦如此。对于运动，他也是青睐选择太极这样形神共养的运动，认为太极于动中有静，静中有动，阴阳调和，形神合一，不仅锻炼人的形体，使人形体强健，而且能使人心气平和，还有利于心神的健康。此外，朱老更强调运动的天人合一，要融入自然，把人还原于大自然中，与大自然相互感应。只有这样，才能在运动中吸收日月的精华来调补身体的不足。他已经七十高龄，仍喜欢旅游，喜欢在自然的山水风光中陶冶人生，与大自然亲密接触，即使练太极，他也愿意到户外运动，尤其是到公园等绿树成荫、鸟语花香的地方，伴着莺歌燕舞，体会着太极的圆润与灵动，人的身体和心灵自然舒展。他有时还练习五禽戏等，他认为中医中谈到的这些运动方式是科学的运动方式，不需要额外的器材，不需要额外的场地，可以随时锻炼，更重要的是求得形神合一。这种运动不仅是身体的运动，也是心性的修炼。现代社会竞争激烈心气浮躁的人们，最需要的就是这种运动。他还认为运动不可过度，要适可而止，正如"太极"所讲求的过犹不及，动静适宜，阴阳调和，不可过劳，不可过逸，劳则气耗，逸亦成疾。

五、中药养生，延年益寿

朱老不仅重视生活的调养，还结合自己的专业特点合理利用中药调补。他认为中医药在养生方面有独特的效果。90年代中期，由于生活的一些创伤，他的身体出现了一些问题，患上了髌骨软化，作为医生的他，清楚知道对此病只能靠自己去治疗、控制。1996年初，他自制了第一张延髌方，由鹿茸、鹿角霜、熟地、龟版、补骨脂、骨碎补、黄芪、红参、仙灵脾、桂枝、红花、桃仁、葛根、地龙、当归、细辛、元胡、徐长卿、肉苁蓉、川芎、蜈蚣、土鳖虫组成。朱老将此制成小水丸，每次20粒开始服用，期间根据用药情况，不断调整药物组成及剂量。到2004年，已经调整了数次，朱老的髌骨软化得到了控制，至今旅游、活动都很自如，周围有一些患些症的朋友、患者也在使用。一些相熟的老朋友也常常向他求服一些延年益寿的中医药保健品，朱老1998年应邀为内蒙古大学知名教授黄大令先生拟开了第一张抗衰老方，选用何首乌、生熟地、山茱萸、枸杞、人参、山药、茯苓、二冬、柏子仁、五味子、葛根、白芍、桂枝、鹿角霜、红花、桃仁、地龙、白芷、生黄芪、远志、石菖蒲、豨莶草、天麻、甘草组成，制成小水丸，每次 20 粒，坚持长期服用，获得良效。由此不断为周围熟悉求诊的人们开方调养，至 2008 年 4 月，已更方数次，基本形成了较为完善的延年方。朱老自己及家人也经常服用，效果明显，得到周围朋友及患者称赞。肾藏精，主生长发育、生殖，在人的生、长、壮、老、已的生命过程中起到至关重要的作用，所以，朱老在养生中注重补益肾精，常用鹿茸、熟地、补骨脂、骨碎补等。在补养先天之本的同时，朱老也不忘脾胃为后天之本，气血生化之源，调养脾胃使之强健也尤为重要。朱老注重饮食调养和善用小方治病也与他重视脾胃相关，他推崇李东垣的《脾胃论》及《内外伤辨惑论》，并善于运用其方治病，他治疗脾胃病的系列方剂中就多由李东垣的名方化裁而来，如他常用的升阳益胃汤、枳术丸等。朱老的中药养生系列方均以补益脾肾为基本要义，然而又不仅仅拘于此。他认为，养生用药是一个长期的过程，要做到补而不腻、补而不滞才能不至于虚不受补，所以在补益脾肾的同时，不忘加入一些"泻"药，正如"六味地黄"之"三补""三泻"之意。其中，朱老还根据老年人的特点，认为老年多因虚而致瘀，容易产生瘀血之患，根据"治未病"的思想，在养生方药中加入活血化瘀之品，如桃仁、红花、地龙、水蛭、土鳖虫以加强调补之效。以此为基本思路，朱老也根据现代人的要求研制了一些与养生相关的系列方，如消脂瘦身方、消斑方等。现在的朱老虽然满头白发，但始终精力充沛，而且面色红润嫩白，未见有许多老年斑，首先在于他日常生活的调养，也与他应用中药保健有很大关系。

当然，朱老的养生不仅于此，他顺其自然的生活方式，宁静安详的个性特点和广泛的爱好兴趣等等，都是养生的重要组成部分。总结其养生的特点，可谓"在自然中追求精致，在刻意中顺其自然"，于自身求得和谐，与环境保持和谐，与自然和谐一体。

下篇　各论

第一章　肾系疾病

一、朱老对肾系疾病的认识

　　中医肾系疾病主要包括以水肿、淋证、癃闭、血尿、小便不利等为主要临床表现的各类病证，包括了西医所有泌尿生殖系统疾病及免疫系统疾病，如：慢性肾炎、肾病综合征、紫癜肾、慢性泌尿系感染、前列腺疾病等。朱老认为，中医研究肾小球肾炎从新中国成立之初即开始，经60多年的研究，虽取得重大进步，但对其认识仍然说法众多，庞乱而复杂，难以重复。对于辨证指征，他人无法借鉴，更无法掌握，推广困难。如何走出这一困境，使中医临床治疗变得简便易学，他人可以重复验证，易于掌握，对中医工作者来说，实为一重大任务。肾小球肾炎属疑难杂证，不同医生临床分型各有特点，众说纷纭，难以统一。治法各异，证型、处方各不相同，谁的处方合乎实际，更为有效，无法肯定，因为别人无法重复验证。朱老本人治疗此类疾病也曾处于这种困境，治好一个病人，第二个病人则效果不佳。因此朱老反复思考，重新整理治疗思路，在辨病的基础上辨证，辨证简洁，治法固定，疗效稳定，可以重复，便于他人掌握。经过几十年的临证实践，朱老逐渐形成了自己对肾系疾病独特的辨证论治思路。概括地讲，就是培本、澄源、截流治疗肾系病证。

（一）培本

朱老认为，肾系病证的临床特点主要以水液代谢失司的水肿、少尿、尿频，或者顽固的蛋白尿、血尿为基本表现，临床治疗慢性肾病必须辨病与辨证相结合，详审病机。中医认为，这些病症产生的主要机制在于肾开阖失司，封藏不固；其次慢性肾病多病情迁延，为本虚标实之证。和大多医家所认识的一样，本虚多责之脾肾，补脾益肾是根本；久病入络，血不归经，肾络瘀阻是基础病理变化，活血化瘀要贯穿疾病始终。致病微生物进入人体产生抗原，抗原刺激机体产生抗体，抗原与抗体结合形成免疫复合物。在免疫功能失调的状态下，一部分免疫复合物在肾小球血管外沉着，引起一系列的炎症反应，导致血管炎。血管炎一方面使得血管的通透性增加，导致血液成分渗出，形成蛋白尿、血尿；另一方面导致血栓形成，肾血流量降低。肾血流量减低可使得尿量减少引起水肿，又使得肾素分泌增加引起高血压。朱师认为免疫功能失调即中医所说开阖失司；血液成分即为中医的精微物质，脾虚不能固堤，肾虚失于封藏，导致其外渗；血栓即为中医所说的瘀血阻滞；水肿即为水液代谢失常，责之于脾肾亏虚、三焦气化不利。20世纪90年代初期，名老中医祝谌予教授的过敏煎让朱老治疗肾病的思路茅塞顿开。朱老用乌梅、防风、柴胡、五味子四药开中有阖，散中有收，正暗合此意，达到了扶正祛邪、调理开阖之目的。又加入金钱草、白花蛇舌草加强调节免疫作用（早期使用的雷公藤在治疗慢性肾病方面虽然疗效显著，但由于具有生殖毒性作用，导致不育，经临床及文献研究后改用金钱草、白花蛇舌草），故以过敏煎为主方形成慢性肾炎方之第一组药物。朱老认为慢性肾病大多病程缠绵，久病虚损，中医当责之于脾肾亏虚，临证必须补肾摄精，健脾固堤，方中第二组药用熟地、巴戟天、仙灵脾、菟丝子、灵芝、桑螵蛸以补肾摄精；黄芪、党参、炒白术、升麻、甘草取补中益气健脾以固堤。肾络瘀阻是肾系病证基础病理变化，活血化瘀改善肾脏血液循环尤为重要，因此方中的第三组药物用桃仁、红花、益母草、川芎、水蛭、土鳖虫等。通过以上三组药物调理开阖、培补脾肾、活血化瘀，以调节免疫功能紊乱，恢复脾肾气化功能，调畅气血，达到"培本"目的。

（二）澄源

在慢性肾系疾病的发生、发展过程中，水湿、湿热、痰浊、寒湿、积滞、热毒、燥结等，常非单独侵袭，而是胶粘在一起，形成复杂的混合邪气，伤及人体正气，这也是慢性肾病反复迁延难治的一个重要原因。不同性质的邪气往往嗜性不同，易侵袭人体的不同部位，形成不同部位的隐形病灶，而这些隐形病灶与脾肾亏虚互为影响，实者益实，虚者益虚，使本虚标实之证更加显著。朱老认为致病微生物在体内所形成的隐形病灶多为咽炎、鼻炎、肠炎、皮肤炎症、生殖系炎症等，多由湿热、热毒之外邪引动。临床常可见慢性炎症有：（1）慢性咽炎：患者见咽干，咽痛，咽痒，时有咳嗽，咳痰，用药中加治咽炎的经验方，如：生地、元参、麦冬、桔梗、山豆根、马勃、僵蚕、蝉蜕、诃子、木蝴蝶、石韦、车前子、甘草。（2）生殖系统感染：临床常容易引起以血尿为主的肾炎，如紫癜肾、IgA 肾病等，妇女常发生妇科炎症，临床所见小腹疼、月经不调、白带增多、阴痒等，加用以薏苡附子败酱散为主方的经验方剂，如：炙附子、薏苡仁、败酱草、土茯苓、红藤等；男性常发前列腺炎，临床可见尿频、夜尿增多、尿不尽感等，用药常加入以滋肾通关丸为主方的经验方，药物有肉桂、黄柏、知母、败酱草、土茯苓、苦参、仙灵脾、韭子、蛇床子、小茴香、荔枝核、乌药等。（3）胃肠道炎症：临床可见患者有反复的腹痛、腹泻、纳差等伴随症状，常用香连丸、升阳益胃汤为主方的经验方，用药黄连、木香、白芍、吴茱萸、荜茇、黄芪、党参、炒白术等。（4）皮肤感染：临床亦见一些患者由皮肤的多发性疖肿、皮肤溃疡、痤疮等而引起，且因疖肿的不断发生而使肾炎病情反复，常用药中加入五味消毒饮、清胃散、泻白散等以治疗多发性疖肿、皮肤痤疮等。通过对体内各种急慢性炎症进行积极治疗，消除诱发因素，使标实之证得到控制，起到"澄源"的作用，临床常常会收到意想不到的效果。

（三）截流

主要针对蛋白尿、潜血，或者隐性潜血所采取的治疗措施。如蛋白尿明显时通常要加大补肾固精等药物的用量，如：巴戟天、桑螵蛸、僵蚕、淫羊藿、菟丝子、紫河车等；如血尿明显时要加入赤芍、牡丹皮、水牛角、生地黄、龙眼肉、炒枣仁、仙鹤草、旱莲草、茜草、紫草等以加强凉血止血、养血之功效，以便及时控制这些体内精微物质的流失，恢复脾肾的正常封藏、固摄、升清作用。

另外，临床许多慢性肾炎、肾病综合征的患者，由于失治、误治，最终发展成为慢性肾衰。因此，如何延缓慢性肾炎的进展具有重要意义。慢性肾衰患者肾功能损害，不能很好地排泄代谢产物，导致体内肌酐、尿素氮等代谢产物的蓄积，中医称之为"浊毒"。浊毒会加重肾功能的损害而造成恶性循环。朱老认为，肾络瘀阻、肾阳虚衰、浊毒不化是慢性肾衰的主要病机，对于慢性肾炎患者有肾功能损害的患者，仍以补益脾肾、调节免疫功能、纠正开阖失司、活血化瘀为主要治疗措施，取肾炎方加用当归四逆汤，合大剂量的炙附子、大黄等以疏通肾络，补肾振阳，清热泄毒。当归四逆汤养血活血通脉，能够改善肾脏血液循环，增加肾脏血容量，促进体内浊毒排出。而附子为补阳药，可振奋阳气，激活肾小球细胞，恢复肾功能。大黄可抑制肠道对含氮物的吸收，排泄尿素氮，降低血肌酐，对氮质血症有效。上药共用可温肾振阳，化浊泄毒，延缓肾衰，寒热攻补兼施。在邪毒较重时，必须还加外治灌肠法，以内外同施，标本兼顾，尽快导邪毒从下而排，保存正气。如果患者能够坚持用药治疗，可以有效阻止病情进展，保持理化指标基本稳定，从而改善生活质量。

二、医案举隅

（一）慢性肾小球肾炎

1. 温补脾肾、调理开阖、化瘀通脉、养阴利咽治疗慢性肾小球肾炎

何某某，男，43 岁，2010 年 3 月 26 日就诊。

主诉：倦怠乏力半年余。

初诊：患者 2009 年 10 月无明显诱因出现倦怠乏力，腰困，化验检查发现尿中有蛋白、隐血。以后反复检查，尿中蛋白和隐血始终不退，经人介绍慕名求治朱师。刻下症：倦怠乏力，腰困，精力不足，汗多，咽干，尿不尽，尿有泡沫，面色无华，纳差，咽红。舌质黯红，苔白，脉细弱。既往史：慢性荨麻疹二十余年。理化检查：血沉：23.00（2010 年 3 月 17 日）；尿常规：BLD（＋＋），PRO（＋＋）；镜检：RBC：2－4/HP，颗粒管型：0－1/HP（2010 年 2 月 25 日）。西医诊断：肾小球肾炎；中医诊断：虚劳。证候：脾肾阳虚，瘀血内阻，热毒炎上。治法：温补脾肾，调

理开阖，化瘀通脉，养阴利咽。拟肾炎方加减，处方：乌梅4g，防风3g，柴胡5g，五味子4g，金钱草7g，白花蛇舌草7g，黄芪10g，桃仁5g，红花5g，益母草5g，生地6g，熟地6g，巴戟天4g，桑螵蛸4g，党参7g，炒白术5g，升麻3g，川芎5g，白僵蚕4g，元参4g，麦冬4g，桔梗3g，山豆根7g，马勃7g，诃子4g，千层纸4g，败酱草7g，土茯苓7g，红藤7g，仙灵脾5g，韭子5g，蛇床子5g，九香虫5g，刺猬皮5g，雄蚕蛾5g，小茴香4g，荔枝核4g，乌药3g，当归6g，桂枝7g，赤芍7g，地龙4g，细辛4g，通草4g，吴茱萸6g，荜茇6g，灵芝5g，水蛭胶囊4粒，土鳖虫胶囊4粒，紫河车胶囊4粒，白茅根7g，甘草2g。7剂，水煎服，日1剂。

二诊（2010年4月2日）：患者服药后，倦怠乏力、腰困、精力不足、汗多均稍有缓解，仍咽干、纳差，小便有泡沫，偶有尿不尽、胃胀。面色无华，咽红，舌质黯红苔白，脉细弱。理化检查：尿常规：BLD（＋＋），PRO（＋），RBC：2-4/HP，WBC：3-5/HP。一诊方减当归、桂枝、赤芍、地龙、细辛、通草，加龙眼肉4g，炒枣仁4g，仙鹤草7g，旱莲草4g，茜草5g，黄连4g，木香3g，白芍4g，秦皮7g，马齿苋7g，神曲4g，白豆蔻2g。7剂，水煎服，日1剂。

三诊（2010年4月9日）：患者服药后，诸症减轻，咽干、荨麻疹好转，大便偏稀。面色无华，咽略红，舌质黯红苔白，脉细弱。理化检查：尿常规：

BLD（＋），RBC：1－3/HP。二诊方减神曲4g，加紫草5g，赤芍5g，丹皮5g。7剂，水煎服，日1剂。

按：本案所病为肾小球肾炎，在中医辨证本案病证属"虚劳"范畴，证属脾肾阳虚，瘀毒阻滞。朱老认为蛋白尿、血尿的产生是由于患者素体脾肾亏虚，气化不利，失于封藏固摄，或脏腑气机失调，气血失常，瘀血内阻，升降失司，开阖不约，清气不升，精微物质外泄所致。因此在治疗上注重温补脾肾、活血化瘀、调理开阖之法。以肾炎方为主进行加减，患者常出现咽炎、尿路感染、胃肠道炎症等作为该病诱发和加重的重要因素。常加用生地黄、玄参、麦冬、桔梗、山豆根、马勃、僵蚕、诃子、木蝴蝶等治疗咽炎；用败酱草、土茯苓、红藤、细辛、通草、苦参、韭子、蛇床子、小茴香、荔枝核、乌药等治疗尿路感染；用黄芪、桂枝、赤芍、吴茱萸、荜茇等治疗胃肠道感染。该病患除有各种隐性感染病灶外，还有血尿难以消除的特点，故而在治疗的二诊和三诊方中还加入仙鹤草、旱莲草、茜草、紫草、赤芍、丹皮等活血止血的药物以加强疗效。

朱老认为，该病常由于正虚邪恋，新病引动宿疾所致，脾肾亏虚为本，瘀血阻滞为标，加上外邪侵扰而共同致病。所以，该病临证治疗时须要标本同治，审证求因，针对性治疗才能获得疗效。但病属顽疾，临床常常会因为感冒、劳累等，使病情反复，临床务必坚持长期治疗，注意生活调摄才能控制病情。

2. 清热解毒、凉血化瘀、补脾益肾治疗肾小球肾炎伴上呼吸道感染

苏某某，女，10岁，2000年4月3日就诊。

主诉：反复双下肢浮肿2月，再发2日。

初诊：患者述2月前因感冒出现双下肢浮肿，遂去内蒙古医学院附属医院经化验检查（具体不详），确诊为"肾小球肾炎"。予改善肾脏微循环及激素对症治疗2周，症状基本缓解。以后每遇劳累、感冒，上述症状复发，均西医治疗。近2日因上呼吸道感染，上述症状再次复发，欲求中药治疗，故求朱老诊治。刻下症：双下肢浮肿，尿量减少，咽痛，大便正常，睡眠一般，咽红，有充血，双下肢指压痕（＋）。舌质淡红发紫，舌苔黄白相间，脉浮滑。理化检查：尿常规：BLD（＋＋），PRO（＋），RBC：25－30/HP，扁平上皮细胞：4－6/HP。西医诊断：慢性肾小球肾炎、上呼吸道感染；中医诊断：水肿。证候：脾肾亏虚，瘀血内阻，风热袭肺。治法：清热解毒，凉血化瘀，补脾益肾。拟肾炎方加减，处方：乌梅4g，防风3g，柴胡5g，五味子4g，雷公藤7g，黄芪10g，白花蛇舌草7g，桃仁5g，红花5g，益母草5g，生地4g，元参4g，麦冬4g，桔梗3g，山豆根5g，蒲公英7g，川芎5g，白僵蚕4g，蝉蜕3g，黄连3g，木香3g，白芍4g，蒲黄炭4g，升麻5g，水蛭4g，土鳖虫4g，白茅根7g，紫河车4g，菟丝子5g，甘草2g。14剂，水煎服，日1剂。

二诊（2000 年 8 月 17 日）：患者加减服药 4 个月，现双下肢水肿基本消失，尿量正常，咽痛消失，大便正常，睡眠一般。理化检查：尿常规：BLD（+），PRO（-），RBC：5 - 7/HP，WBC：1 - 3/HP。一诊方减桔梗、山豆根、蒲公英、黄连、木香、白芍、蒲黄炭、土鳖虫、紫河车、菟丝子，加熟地 6g，补骨脂 4g，桑螵蛸 4g，党参 5g，炒白术 4g，灵芝 5g。30 剂，水煎服，日 1 剂。

三诊（2001 年 8 月 15 日）：患者加减服药一年余，双下肢水肿消失，二便正常，无咽痛，精神好，纳食，眠安。理化检查：尿常规检查：（-）。守二诊方，10 剂，研末水冲服每日 3 次，每次 2g。

按：肾小球肾炎是儿科常见病，多由外感治疗不彻底引起。本患起病即因感冒诱发，每遇感冒即复发，本次发作因为上呼吸道感染引起。经辨证，朱老认为属脾肾亏虚，瘀血内阻，风热袭肺。故以肾炎方为主调理开阖，活血化瘀，补益脾肾。同时针对风热袭肺采用生地、元参、麦冬、桔梗、山豆根、白僵蚕、蝉蜕、蒲公英等，清热解毒利咽，治疗上呼吸道感染。二诊患者症状好转，减风热袭肺用方，加熟地、补骨脂、桑螵蛸、党参、炒白术、灵芝，补益脾肾，益气填精。三诊情况稳定，守方巩固疗效。

朱老认为，肾脏病临证治疗要标本兼顾，补益脾肾、活血化瘀、调理开阖之法贯穿疾病始终，而阶段性针对患者的感冒、咽炎等及时治疗，才能控制病情，取得疗效。同时考虑患者年幼，必须扶正固本，长时间治疗，方可彻底痊愈。

3. 清热化湿、化痰和胃治疗肾小球肾炎

陈某，女，18岁，2000年6月10日就诊。

主诉：血尿、发热2月。

初诊：患者于2000年4月因腹泻、呕吐、发热（体温：38℃）去医院就诊，尿常规：PRO（＋＋＋＋），BLD（＋＋＋），RBC满视野，WBC：2－6/HP，尿RBC形态：畸形占70%以上。经用抗生素（具体用药不详）治疗，病情未能控制。欲求中医药治疗，故来朱老师门诊求治。刻下症：患者反复发热，时轻时重，现体温37.8℃，腹痛阵作，半日已泄泻3次，恶心，纳呆，咽干。望其面红、精神不振。查咽红充血，扁桃体肿大Ⅱ度，舌红，舌苔白腻，脉缓滑。理化检查：BUN：2.84mmol/L，Cr：58μmol/L，尿常规：PRO（＋＋＋），BLD（＋＋＋），RBC：100－120/HP。西医诊断：肾小球肾炎；中医诊断：发热、血尿。证候：外感邪毒，湿浊内阻，脾胃失和，损伤血络。治法：清热化湿，化痰和胃。拟蒿芩清胆汤加减，处方：青蒿7g，黄芩7g，陈皮3g，半夏4g，枳实3g，竹茹3g，茯苓4g，青黛7g（包），滑石4g，黄连3g，木香3g，白芍4g，神曲4g，藿香3g，甘草2g。3剂，水煎服，日1剂。

二诊（2000年6月14日）：服药后，发热解，体温正常，腹痛偶作，腹泻止，大便日一次，仍不成形，食欲稍增。舌质红，舌苔白，脉沉弱。尿常规：PRO

（＋），BLD（＋＋），RBC：35－20/HP，WBC：15－8/HP。治以健脾益肾，活血化瘀，凉血止血。拟肾炎方加减，处方：乌梅4g，防风3g，柴胡5g，五味子4g，雷公藤7g，白花蛇舌草7g，黄芪10g，桃仁5g，红花5g，益母草5g，熟地6g，补骨脂4g，桑螵蛸4g，党参5g，炒白术4g，升麻3g，黄连3g，木香3g，白芍4g，黄柏5g，蒲黄炭4g，水蛭胶囊4粒，白茅根7g，甘草2g。14剂，水煎服，日1剂。

三诊（2000年7月11日）：服药4周，牙痛2天，咽干，大便正常，无其他不适。舌质淡紫，舌苔白，脉沉弱。尿常规：WBC：0－4/HP，其他各项指标均正常。二诊方减木香、白芍、黄柏、蒲黄炭，加生地6g，川芎5g，僵蚕4g，元参4g，麦冬4g，桔梗3g，山豆根5g，蒲公英7g，蝉蜕3g，细辛3g，生石膏7g，知母4g，水蛭改用5g。10剂，研末温水冲服，每日3次，每次2g。

按：肾小球肾炎病因可由外邪、内伤饮食等引起，本病例急性胃肠炎发热引起肾小球肾炎，因此要急则治标。方取蒿芩清胆汤清热化湿，和胃化痰，以求退热，控制体温，恢复脾胃功能。二诊时发热解，急性胃肠炎缓解，血尿、蛋白尿仍不能消除，究其病本属脾肾亏虚，瘀血阻络，故缓则治本，补益脾肾，活血化瘀，采用肾炎方加减治疗。对症治疗则加入针对胃肠道炎症的黄柏、黄连、白芍、木香、蒲黄炭等清热利湿，凉血止血之品。三诊患者大便正常，患者咽干明显，故去黄柏、黄连、白芍、木香、蒲黄炭等，加针对咽炎之常用方生地、川芎、僵蚕、元参、麦冬、桔梗、山豆根、蒲公英、蝉蜕、细辛、生石膏、知母等，消除感染源，以达"澄源"之目的。经治疗，患者脾肾之气恢复，肾络之瘀血得化，病向愈后改为散剂，巩固疗效。

4. 健脾益肾、活血化瘀治疗肾小球肾炎

韩某某，女，25 岁，1999 年 7 月 8 日就诊。

主诉：反复双下肢浮肿半年，再发 2 日。

初诊：患者半年前感冒后出现双下肢浮肿，遂去内蒙古医学院第一附属医院就诊，确诊为"肾小球肾炎"，予以改善肾脏微循环对症治疗，症状缓解。以后每遇劳累、感冒，上述症状复发。近 2 日因上述症状再次复发，欲求中药治疗，故求朱老诊治。刻下症：双下肢浮肿，尿量减少，大便正常，睡眠一般。舌质淡红略紫，舌苔白，脉沉。理化检查：尿常规：BLD（＋），PRO（＋＋＋），RBC：7－8/HP。西医诊断：肾小球肾炎；中医诊断：水肿。证候：脾肾亏虚，瘀血内阻。治法：健脾益肾，活血化瘀。拟肾炎方加减，处方：乌梅 4g，防风 3g，柴胡 5g，五味子 4g，雷公藤 7g，白花蛇舌草 7g，黄芪 10g，桃红各 5g，益母草 5g，生熟地各 4g，玄参 4g，川芎 5g，僵蚕 4g，巴戟天 6g，桑螵蛸 4g，水蛭胶囊 4 粒，土鳖虫胶囊 4 粒，白茅根 7g，甘草 2g，茜草 4g。30 剂，水煎服，日 1 剂。

二诊（1999 年 8 月 10 日）：患者服药 3 月余，现双下肢水肿稍减轻，尿量稍增加，腰困减轻，仍乏力，大便正常，睡眠一般。理化检查：尿常规：BLD（＋），PRO（＋），RBC：5－7/HP，WBC：3－7/HP。二诊原方加补骨脂4g，党参5g，炒白术4g，升麻3g。30剂，水煎服，日1剂。

三诊（1999年11月20日）：患者服药3月余，双下肢水肿明显缓解，尿量明显增加，腰困，乏力症状基本缓解。近日咽痛，大便正常，睡眠可，纳食可。舌质淡红，舌苔白黄相间，脉沉。理化检查：尿常规：BLD（＋－），PRO（＋），RBC：3－5/HP。二诊方减补骨脂、党参，加桔梗3g，山豆根5g，马勃5g，诃子4g。30剂，水煎服，日1剂。

按：本案患者新病引发宿疾，致脏腑功能紊乱，气血失常，脾肾亏虚，瘀血内阻，精气外泄而发病。故用肾炎方健脾益肾，活血化瘀，调理开阖，加茜草增强化瘀止血。二诊患者见乏力明显，加补骨脂、党参、炒白术、升麻以补益脾肾，增强"培本"之功。三诊乏力减轻，见咽痛症状，故去补骨脂、党参，加入桔梗、山豆根、马勃、诃子以治疗咽痛。

5. 温补脾肾、活血化瘀、清热利湿、养阴利咽治疗肾小球肾炎

夏某某，男，28岁，2009年12月4日就诊。

主诉：肾小球肾炎3年余，尿中蛋白、隐血不消。

初诊：患者2006年6月因公外出久居湿地，出现双下肢水肿，腰困，进行相关检查（具体不详），诊断为"慢性肾小球肾炎"。进行治疗（具体不详）后，

症状有所缓解，病情时轻时重，尿中蛋白和隐血始终不退，经人介绍慕名求治朱师。既往青光眼病史 3 年。刻下症：乏力、腰困，近日感冒，咽干，夜尿 1 次，大便一日 1～2 次，不成形，体胖，咽红。舌质黯红，苔黄，脉沉。尿常规：BLD（＋＋），PRO（＋＋＋）。24 小时尿蛋白定量：0.59g。西医诊断：肾小球肾炎；中医诊断：水肿、虚劳。证候：脾肾阳虚，瘀血内阻，湿热内蕴，热毒炎上。治法：温补脾肾，活血化瘀，清热利湿，养阴利咽。拟肾炎方加减，处方：乌梅 4g，防风 3g，柴胡 5g，五味子 4g，金钱草 7g，白花蛇舌草 7g，黄芪 10g，桃仁 5g，红花 5g，益母草 5g，生地 6g，熟地 6g，巴戟天 4g，桑螵蛸 4g，党参 7g，炒白术 5g，升麻 3g，川芎 5g，僵蚕 4g，元参 4g，麦冬 4g，桔梗 3g，山豆根 7g，马勃 7g，诃子 4g，千层纸 4g，辛夷 5g，苍耳子 4g，露蜂房 7g，黄连 4g，木香 3g，白芍 4g，吴茱萸 6g，荜茇 6g，秦皮 7g，赤石脂 7g，马齿苋 7g，仙灵脾 5g，菟丝子 5g，灵芝 5g，水蛭胶囊 4 粒，土鳖虫胶囊 4 粒，紫河车胶囊 4 粒，白茅根 7g，甘草 2g。7 剂，水煎服，日 1 剂。

二诊（2010 年 1 月 18 日）：患者加减服药一月余，乏力、腰困有所缓解，仍咽干，小便可，大便成形。体胖，咽红。舌质黯红，苔黄，脉细弱。尿常规：BLD（＋＋），PRO（＋），RBC：2－4/HP，WBC：3－5/HP。一诊方减赤石脂，加伸筋草 7g，泽泻 6g，茯苓 6g。7 剂，水煎服，日 1 剂。

三诊（2010 年 3 月 5 日）：患者加减服药 3 月余，

乏力、腰困基本缓解，仍有咽干，食后反酸，下午5、6点，心慌汗出，二便调。体胖，咽红。舌质黯红，苔黄，脉细弱。尿常规：PRO（+），BLD（+）。餐后2小时血糖：12.20mmol/L。生化：ALT：60U/L，GLU：6.2mmol/L，UA：449μmol/L，CHO：6.04mmol/L，TG：2.78 mmol/L。二诊方减辛夷、苍耳子、露蜂房、黄连、木香、白芍、吴茱萸、萆薢、马齿苋，加干姜5g。7剂，水煎服，日1剂。兼服降糖丸（朱老师以增液汤合清胃散加减组方制成水丸）。

按：本案中医辨证属水肿、虚劳范畴。患者久居湿地，水湿之邪内侵困脾，脾阳虚衰，病久累及肾阳，致脾失健运，肾失封藏。脏腑功能失调，升降失司，开阖不约，清气不升，气血不畅，瘀血内阻，致使脾肾失调加重。故在治疗中以温补脾肾、活血化瘀、攻下邪毒为主要治法。用肾炎方加减，针对咽痛加治疗咽炎验方，针对大便不成形胃肠道炎症加入黄连、木香、白芍、吴茱萸、萆薢、秦皮、赤石脂、马齿苋等温胃涩肠止泻。二诊大便成形故去赤石脂，防治便秘留邪，加伸筋草、泽泻、茯苓以增强通络祛湿的作用。至三诊，患者二便调，去治疗胃肠道炎症验方，加干姜温胃制酸，下午五六点正值酉时，肾经当令，故保留利湿药。

但朱老认为时值冬季，患者久病正虚，寒邪入侵，入里化热伤津，津不上乘濡润则出现咽干、咽红之标实证；患者寒湿困脾，郁久化热，湿热蕴结，肠腑传导失司，则见大便次数多、不成形之症。临证治疗时需要标本同治，审证求因，针对性治疗才能获得疗效。但病属顽疾，临床常常会因为感冒、劳累等，使病情反复，所以务必坚持长期治疗，注意生活调摄才能控制病情。

6. 健脾益肾、活血化瘀、清热化湿治疗肾小球肾炎

赵某，男，14 岁，2008 年 3 月 10 日就诊。

主诉： 尿中隐血不消一年半。

初诊： 患者诉 2006 年 9 月感冒后，化验检查发现尿中有蛋白、隐血，以后反复检查，尿中蛋白和隐血经常出现，时多时少，始终不能消退。隐血有时可多达 3 + ~4 + ，尿蛋白多为 1 + ~2 + 。经常大便溏泄，每日 1 ~2 次。时双下肢肿胀，余无明显不适，现为根除病患慕名求治朱师。刻下症：腹痛，肠鸣，大便稀溏，每日 3 ~4 次，小便有尿不尽感，夜尿频多，每晚 2 ~3 次，腰痛，咽干，痰多，纳可，眠安，双下肢指压痕（＋）。舌质红略紫，舌苔白，脉沉。理化检查：尿常规：PRO（＋），BLD（＋＋），RBC：60 – 80/HP。西医诊断：肾小球肾炎；中医诊断：血尿。证候：脾肾亏虚，瘀血内阻。治法：健脾益肾，活血化瘀，清热化湿。处方：乌梅 4g，防风 3g，柴胡 5g，五味子 4g，金钱草 7g，熟地 6g，黄芪 10g，桃仁 5g，红花 5g，益母草 5g，生地 6g，白花蛇舌草 7g，巴戟天 4g，桑螵蛸 4g，党参 7g，炒白术 5g，升麻 3g，川芎 5g，僵蚕 4g，元参 4g，麦冬 4g，桔梗 3g，山豆根 7g，马勃 7g（包），诃子 4g，千层纸 4g，龙眼肉 4g，炒枣仁 4g，仙鹤草 7g，茜草 5g，旱莲草 5g，败酱草 7g，土茯苓 7g，红藤 7g，仙灵脾 5g，灵芝 5g，韭子 5g，蛇床子 5g，九香虫 5g，土鳖虫 4g，雄蚕蛾 5g，水蛭 4g，荔枝核 6g，乌药 5g，小茴香 6g，刺猬皮 5g，紫河车 5g，甘草 2g，白茅根 7g。30 剂，水煎服，日 1 剂。

二诊（2008 年 4 月 11 日）：患者述加减服药一月，现在仅夜尿 0～1 次，小便余沥不尽感明显减轻，大便稍能成形，腹痛、肠鸣均消失，其他尚无明显变化，双下肢无明显压痕。理化检查：尿常规：PRO（＋－），BLD（＋＋），RBC：10－12/HP。一诊方加黄连 4g，木香 3g，白芍 4g，秦皮 7g，赤石脂 7g，马齿苋 7g。30 剂，水煎服，日 1 剂。

三诊（2008 年 8 月 18 日）：患者加减服药 3 个月，现述精神佳，尿不尽症状消失，大便成形，日 1 次，纳可，眠安。理化检查：尿常规各项均正常。守二诊方，10 剂，研末，每服 2g，1 日 3 次，温开水送服。

按：肾小球肾炎的发病常常是在体内有炎症的情况下，导致免疫系统紊乱，在治疗时，尤其要重视治疗免疫应答的源头，本案典型体现了朱老治疗肾炎"培本、澄源、截流"的思路。"邪之所凑，其气必虚"，本案患者由于脾肾亏虚，导致外邪容易侵袭，患者出现咽炎、生殖系统炎症等多种病症，治疗在肾炎方的基础上加用治咽炎方以及生殖系统炎症方（败酱草、土茯苓、红藤、仙灵脾、韭子、蛇床子、荔枝核、乌药、小茴香等）。二诊时虽然症状好转，但实验室检查蛋白尿和血尿无明显改变，考虑主要由于胃肠道炎症引起，故加用黄连、木香、白芍、秦皮、赤石脂、马齿苋等，3月后患者诸症消失，实验室检查正常，基本痊愈。

7. 健脾益肾、活血化瘀、调理开阖、燥湿止带治疗慢性肾小球肾炎

张某，女，36岁，2008年7月3日就诊。

主诉：颜面及四肢反复浮肿1年余。

初诊：患者于2008年7月因颜面、四肢反复水肿、腰酸困就诊当地医院，化验尿常规异常（具体不详）。后求诊于内蒙古自治区中蒙医医院，诊断为"慢性肾小球肾炎"。要求住院及肾穿进一步明确病理诊断，患者拒绝，欲服中药治疗，经人介绍遂来朱老处就诊。现症见：腰酸困，经常小腹坠胀疼痛，肠鸣，大便不规律，小便频、色浑浊，带下色白、量一般，经常咽干无痰，纳食可。舌淡黯，苔白腻，脉沉略滑。余无不适。理化检查：尿常规示：RBC：8 – 10/HP，脓细胞：6 – 8/HP，BLD（＋＋），PRO（＋），WBC（＋－），RBC：90%为畸形、以膜损为主。血脂化验：胆固醇：5.25 mmol/L↑（3.12 – 5.17），脂蛋白61.7↑（0 – 30），低密度脂蛋白3.92mmol/L↑（1.9 – 3.8）。西医诊断：慢性肾小球肾炎；中医诊断：水肿。证候：脾肾亏虚，瘀血阻络，湿邪内停。治法：健脾益肾，活血化瘀，调理开阖，燥湿止带。拟肾炎方加减治疗，处方：乌梅4g，防风3g，柴胡5g，五味

子4g，金钱草7g，黄芪10g，白花蛇舌草7g，桃仁5g，红花5g，益母草5g，生地6g，熟地6g，巴戟天4g，桑螵蛸4g，党参7g，炒白术5g，升麻3g，川芎5g，白僵蚕4g，元参4g，麦冬4g，桔梗3g，山豆根7g，马勃7g，诃子4g，千层纸4g，龙眼肉4g，炒枣仁4g，仙鹤草7g，旱莲草4g，茜草5g，败酱草7g，土茯苓7g，红藤7g，仙灵脾5g，蛇床子5g，韭子5g，乌贼骨5g，鸡冠花5g，小茴香4g，荔枝核6g，乌药3g，黄连5g，木香3g，白芍4g，吴茱萸4g，萆薢6g，秦皮6g，瓜蒌仁泥6g，杏仁泥6g，灵芝5g，白茅根7g，水蛭胶囊4粒，土鳖虫胶囊4粒，紫河车胶囊4粒，甘草2g。14剂，水煎服，日1剂。

二诊（2009年4月9日）：患者加减服药半年余，现水肿明显减轻，仅双手、小腿晨起有轻度浮肿，仍腰困，小腹时胀痛，咽干减轻，月经提前，白带色黄，时阴痒，大便日一次、不成形。余未述。舌淡黯苔白，脉沉。一诊方减瓜蒌仁泥、杏仁泥，加椿根皮5g。14剂，水煎服，日1剂。

三诊（2010年3月18日）：患者加减服药10月余，现诸症好转，周身无明显水肿，劳累后仍腰困，有时小腹痛，白带色黄略多，阴痒，经期前明显，大便时干时稀，咽干有痰，余未述。舌淡红略黯，苔白，脉沉。二诊方加藿香5g，黄精5g，赤石脂7g，马齿苋7g。14剂，水煎服，日1剂。

按：中医辨证该病例属"水肿""腰痛"范畴。患者属体力劳动者，劳累过度，损伤脾肾，气化不利，封藏固摄失司导致。病情迁延而使机体免疫功能紊乱，脏腑功能失调，气血津液运行不畅。病情表现虽复杂，但病机仍以脾肾亏虚、瘀血内阻、水液代谢失调、精血外泄为主，故在治疗上补肾健脾、活血化瘀、调理开阖贯穿始终。以肾炎方为主，加入治疗咽炎、胃肠道炎症、妇科炎症的验方治疗，以纠正免疫功能，通便以瓜蒌仁、杏仁泥润肠通便，不用泻下药是防止精微物质的继续流失，徒伤正气。二诊加椿根皮，加强燥湿止带的作用。三诊加强清热祛湿止泻、补益脾肾之力，以治疗带下病。

朱老认为女性育龄期的慢性肾病患者，由于脾肾不足，湿浊流注下焦，最容易影响胞宫，见到脉络不通、寒热错杂的顽固带下、月经病，并成为病情反复不愈的病因，临床表现出现以腰痛、小腹疼痛、带下、阴痒等标实之症，临证必须要标本同治，审证求因，针对性治疗才能获得疗效。但病属难治性疾病，临床常常会因为经期、劳累等使病情反复，故要坚持治疗，方可获得痊愈。

8. 健脾补肾、活血化瘀、清热生津治疗慢性肾炎伴发口腔溃疡

边某，男，24岁，1998年1月2日初诊。

主诉：头晕、乏力3月余。

初诊：患者于3月前无明显诱因出现头晕、乏力，并伴有复发性口疮，偶有血压升高，在内蒙古医学院附属医院就诊，诊断为慢性肾炎、肾性高血压，经西

医治疗效果不显，遂来朱老处就诊。就诊时症见头晕、乏力、腰困，舌黯苔白。检查 B 超：双肾轻度弥漫性损害。尿常规：PRO（＋），BLD（＋＋＋），RBC：14－16/HP。诊为慢性肾炎。辨证为脾肾亏虚、瘀血阻滞、热毒伤津之证。此为慢性肾炎，隐匿起病，患病日久，脾肾两虚，脾虚则清阳不升，肾虚则髓海不足，清窍失于濡养则见头晕。久病致瘀，瘀血停留，阻滞经脉，则气血不能上荣头目见头晕。脾气虚弱，则身疲乏力；肾精不足，则腰身困痛。舌质紫黯脉沉涩为瘀血内阻之症。治法：健脾补肾，活血化瘀。处方：乌梅 4g，防风 3g，柴胡 5g，五味子 4g，雷公藤 7g，白花蛇舌草 7g，黄芪 10g，红花 5g，益母草 5g，熟地 6g，补骨脂 4g，桑螵蛸 4g，党参 5g，炒白术 4g，水蛭胶囊 4 粒，三七末 1g（冲服），炮山甲 5g（先煎），莪术 5g，茜草 4g，白茅根 7g，甘草 2g。日 1 剂，主方不变，连服一月余。

二诊（1998 年 4 月 9 日）：服药后诸症大减，口腔溃疡发作。在原方基础上加元参 4g，寒水石 7g，知母 4g，以清热生津。日 1 剂，继服 2 周。

三诊（1998 年 4 月 17 日）：除口腔溃疡外诸症消失，舌质由黯变红。查 B 超示双肾未见明显异常，尿常规各项指标均正常。上方基础上去寒水石、水蛭、炮山甲、莪术、元参、知母、三七，加生地 4g，麦冬 4g，生石膏 7g，黄连 3g，升麻 5g，川芎 5g，僵蚕 4g。以上方为主，服用 3 月余停药。随访 10 年，病情稳定无复发。

按：本案患者为慢性肾炎伴发口腔溃疡，经西医诊断为慢性肾炎，并发现有肾性高血压，说明患者慢性肾炎病程日久。现以头晕为主症，并伴有复发性口腔溃疡，为脾肾不足、瘀血阻滞、热毒伤津之证。从现代医学角度分析，慢性肾炎与复发性口腔溃疡均为免疫失调疾患，互相影响；从中医学角度分析，体虚而容易感受热毒之邪，故伴见反复发作口腔溃疡。脾肾不足、瘀血阻滞为本，热毒伤津为标。

朱老仍以肾炎方为主加减，重在调理开阖，祛邪扶正并用，调节免疫，治法补肾健脾，活血化瘀，同时加用生地、元参、麦冬、生石膏、黄连、知母等清热生津、化瘀通络之药治疗口腔溃疡，中西病机理论融汇运用，标本皆顾，临床疗效显著，随访 10 年未复发。

（二）间质性肾炎

1. 健脾益肾、活血化瘀治疗间质性肾炎

刘某，女，44 岁，2009 年 6 月 2 日初诊。

主诉：反复双下肢浮肿 1 年。

初诊：患者 1 年前因双下肢浮肿，少尿，在内蒙古医学院附属医院确诊为"间质性肾炎"，予"金水宝""保肾康"等药对症治疗。症状反复发作，近日出现双下肢轻度浮肿，夜尿 2~3 次，咽干，腰部疼痛，欲求中药治疗，故来朱老门诊求诊。就诊时症见：双下肢轻度浮肿，夜尿 2~3 次，咽干，腰部疼痛。饮

食可，睡眠一般。舌淡红，苔白，脉沉稍涩。尿常规：PRO（＋＋＋），WBC：5－8/HP；上皮细胞：0－2/HP。西医诊断：间质性肾炎；中医诊断：水肿。辨证：脾肾亏虚，瘀血内阻。治法：健脾益肾，调理开阖，利咽润喉，活血化瘀。处方：乌梅4g，防风3g，柴胡5g，五味子4g，金钱草7g，白花蛇舌草7g，黄芪10g，桃仁5g，红花5g，益母草5g，生地6g，熟地6g，巴戟天4g，桑螵蛸4g，党参7g，炒白术5g，升麻3g，川芎5g，白僵蚕4g，元参4g，麦冬4g，桔梗3g，山豆根7g，马勃3g，诃子4g，木蝴蝶4g，败酱草7g，土茯苓7g，红藤7g，淫羊藿5g，韭子5g，蛇床子5g，乌贼骨5g，椿根皮5g，鸡冠花5g，小茴香4g，荔枝核4g，乌药3g，黄连4g，木香3g，白芍3g，吴茱萸4g，荜茇4g，秦皮7g，赤石脂7g，灵芝5g，水蛭1.5g，土鳖虫1.5g，紫河车1.5g，白茅根7g，甘草2g。21剂，1日1剂。

二诊（2009年6月23日）：服药后双下肢浮肿基本消失，腰骶困痛好转，夜尿仍2~3次，咽干，大便正常。舌淡苔白，脉沉。守原方。

三诊（2009年10月17日）：服药3月余，诉双下肢浮肿消失，腰骶困痛基本缓解，夜尿1~2次，有时咽干，大便正常。舌淡红苔白，脉沉。尿常规已经正常。原方加苏叶7g，夏枯草7g，莱菔子7g，黑牵牛子7g，白牵牛子7g。10剂，研末冲服。

按：间质性肾炎是以肾间质纤维化及肾小管萎缩慢性病变为主要病理表现的疾病。中医多属"水肿"

"尿血"范畴，朱老师认为其病理机制是新病引发宿疾，导致免疫功能紊乱，气血失常所致，病情多缠绵难愈。治疗宜采用澄源培本的原则，祛除诱发因素，增强脾肾功能，稳定病情。治疗上要补中有清，止中有化，使脾肾复而络脉宁，瘀热去而尿血止。初诊辨证为脾肾两虚，瘀血内阻。治疗以健脾益肾、调理脏气、利咽润喉、活血化瘀为主。病情有所改善，效不更方，经4个月调治，症状消失，病情控制理想。

（三）肾病综合征

1. 健脾益肾、活血化瘀、清热解毒治疗肾病综合征

张某某，女，33岁，2002年4月15日就诊。

主诉：反复尿蛋白3年余。

初诊：患者3年前因感冒出现浮肿，在当地医院住院检查，诊断为"急性肾炎伴肾功能不全"，用激素治疗，强的松60mg/d，病情控制。3月后激素开始减量，至上周完全停用激素。但激素一停，则尿常规检查出现尿蛋白。经人介绍，求诊于朱师。刻下症：腰酸痛，倦怠乏力，心悸，寐差，眼花，咽干，纳差，大便稀溏，咽红，咽后壁淋巴滤泡增生。舌质黯，舌苔黄白相间，脉沉弱。理化检查：尿常规：PRO（＋），脓细胞：0－1/HP。西医诊断：肾病综合征；中医诊断：水肿。证候：脾肾亏虚，瘀血内阻，热毒上炎。治法：健脾益肾，活血化瘀，清热解毒。拟肾炎方加减，处方：乌梅4g，防风3g，柴胡5g，五味子

4g，金钱草7g，白花蛇舌草7g，黄芪10g，桃仁5g，红花5g，益母草5g，生地6g，熟地6g，补骨脂4g，桑螵蛸4g，党参7g，炒白术5g，升麻3g，川芎5g，白僵蚕4g，元参4g，麦冬4g，桔梗3g，山豆根7g，蒲公英7g，诃子4g，千层纸4g，仙灵脾5g，菟丝子5g，灵芝5g，白茅根7g，甘草2g，水蛭4粒，土鳖虫4粒，紫河车4粒。7剂，水煎服，日1剂。其他治疗：胃肠Ⅱ号10粒/次，日3次。

二诊（2003年11月27日）：经服上方加减治疗1年余，全身情况好转，除腰困外其他症状均消退，尿蛋白转阴且较稳定。理化检查：尿常规：PRO（－），BLD（＋－），RBC：0－1/HP。用药同初诊方，水煎服，日1剂。

三诊（2004年5月4日）：患者服药半年余，偶有乏力、腰困，大便日1次，成形，尿蛋白阴性。理化检查：尿常规化验：（－）。处方：乌梅4g，防风3g，柴胡5g，五味子4g，金钱草7g，白花蛇舌草7g，黄芪10g，桃仁5g，红花5g，益母草5g，熟地6g，巴戟天4g，桑螵蛸4g，党参7g，炒白术5g，升麻3g，川芎5g，僵蚕4g，仙灵脾5g，菟丝子5g，水蛭5g，土鳖虫5g，白茅根7g，甘草2g。10剂，共研细面，每次2g，温水冲服，日3次。

按：肾病综合征是以尿中大量蛋白和低白蛋白血症为主要诊断依据。朱老认为蛋白质是人体之精，从尿中流失是因为正气不足、外邪侵袭，引起脏腑气机紊乱，导致脾肾亏虚，固摄无力，瘀血内阻，肾络损伤，精气外泄。治疗以过敏煎（肾炎方）健脾补肾以培本，活血化瘀以澄源，固精止泻以截流；加用清热利咽解毒之药对症治疗咽炎，免疫紊乱得以澄清，获得显效。

2. 健脾补肾、活血化瘀、清热解毒治疗肾病综合征

孙某某，女，50 岁，2000 年 5 月 18 日就诊。

主诉：反复浮肿 6 年余。

初诊：患者于 6 年前无明显诱因出现全身浮肿，尤以双下肢为主，伴少尿。在内蒙古自治区医院诊断"肾小球肾炎"，予以西药治疗，症状反复发作。近一月病情复发加重，经西医治疗，强的松 60mg/d，症状有所改善，为求根治遂来朱老处就诊。刻下症：下肢水肿，胃脘胀满不适，纳差，咽红，咽痒。舌质黯，舌苔白，脉沉弱。理化检查：B 超检查示：双肾肾炎改变，脂肪肝；血脂：TG：4.08；尿常规：PRO（＋＋＋），BLD（＋），RBC：15－20/HP，WBC：3－5/HP。既往颈椎病、高血压病病史。西医诊断：肾病综合征；中医诊断：水肿。证候：脾肾亏虚，瘀血阻滞，热毒炎上。治法：健脾补肾，活血化瘀，清热解毒。拟过敏煎（肾炎方）加减，处方：乌梅 4g，防风 5g，柴胡 5g，五味子 4g，雷公藤 7g，黄芪 10g，白花蛇舌草 7g，桃仁 5g，红花 5g，益母草 5g，生地 6g，熟地 6g，补骨脂 4g，桑螵蛸 4g，党参 5g，炒白术 4g，升麻 3g，元参 4g，麦冬 4g，桔梗 3g，山豆根 5g，金银花 5g，川芎 5g，僵蚕 4g，蝉蜕 3g，水蛭胶囊 4 粒，

白茅根 7g，甘草 2g。水煎服，日 1 剂。其他治疗：兼服咽炎 I 号方、胃肠 II 号方。

二诊（2001 年 5 月 10 日）：患者加减服药一年后水肿消退，精神可，食欲好，胃脘不适减轻。因家事着急生气，血压升高。理化检查：尿常规：PRO（+），BLD（+），RBC：0－3/HP，透明管型：0－1/HP。一诊方减雷公藤、生地、元参、麦冬、桔梗、山豆根、金银花、蝉蜕，加金钱草 7g。40 剂，水煎服，日 1 剂。兼服咽炎 I 号方。

三诊（2002 年 9 月 19 日）：继服一年后水肿消退，饮食正常，胃脘不适治愈，蛋白基本保持稳定，二便正常。理化检查：PRO 微量，RBC：1－2/HP。二诊方减补骨脂，加巴戟天 4g，姜黄 3g，葫芦巴 5g，炒枣仁 8g，杜仲 5g，韭子 3g，仙灵脾 5g，夏枯草 7g，蛇床子 3g，灵芝 5g，紫河车胶囊 4 粒。30 剂，水煎服，日 1 剂。

按：肾病综合征患者反复发作，病程较长，为难治性肾病。此病例在健脾补肾、活血化瘀的基础上，用清热利咽祛除外邪治疗，患者病情好转坚持服药，巩固疗效阶段重在补益脾肾。雷公藤是治疗肾病的常用药物，由它提取的主要成分雷公藤多苷成为治疗肾病的主要药物之一，但是其长期运用具有生殖毒性、肝肾损害等副作用，所以在用药一年后换成金钱草来替代雷公藤起到治疗作用。

3. 健脾益肾、活血化瘀、行气利水治疗肾病综合征

刘某某，男，4 岁，2002 年 3 月 15 日就诊。

主诉： 反复双下肢浮肿 3 年，加重 3 日。

初诊： 患者于 1999 年 11 月因外感发热后出现双下肢浮肿，在内蒙古医院经化验检查（具体不详）确诊为"肾病综合征"，予激素及免疫抑制剂治疗，每次强的松减到每天 2.5mg 时，症状复发，激素加量到每天 20mg，症状缓解。近 3 日激素减到 2.5mg，上述症状复发。欲求中西医结合治疗，故求诊朱老。刻下症：双下肢浮肿，乏力，少尿，时咽痛，头痛，大便正常，睡眠一般。舌质紫黯，舌苔白，脉沉。理化检查：尿常规：PRO（＋－），BLD（＋＋）。西医诊断：肾病综合征；中医诊断：水肿。证候：脾肾亏虚，瘀血阻络。治法：健脾益肾，活血化瘀，行气利水。拟过敏煎（肾炎方）加减，处方：乌梅 2g，防风 1.5g，柴胡 3g，五味子 2g，金钱草 3.5g，黄芪 5g，白花蛇舌草 3.5g，桃仁 2.5g，红花 2.5g，益母草 2.5g，熟地 3g，升麻 1.5g，巴戟天 2g，桑螵蛸 2g，党参 2.5g，炒白术 2g，木香 1.5g，白豆蔻 1g（后下），玄参 2g，麦冬 2g，水蛭 2g，紫河车 2g，白茅根 3.5g，甘草 1g。30 剂，水煎服，日 1 剂。其他治疗：强的松 15mg/次，1 次/日。

二诊（2002 年 4 月 27 日）： 患者服药一月余，双下肢浮肿减轻，尿量明显增加，仍乏力，头痛，大便正常，睡眠一般。理化检查：尿常规：PRO（－），

BLD（＋）。一诊方加川芎 2.5g，僵蚕 2g，仙灵脾 2.5g，菟丝子 2.5g，灵芝 2.5g。7 剂，水煎服，日 1 剂。其他治疗：强的松 10mg/次，1 次/日。

三诊（2003 年 3 月 2 日）：患者服药近一年，双下肢浮肿消失，精神佳，二便正常，睡眠可。理化检查：尿常规各项均（－）。守二诊方，10 剂，研末冲服，每日 3 次，每次 1.5g，强的松停用一月余。

按：儿童患肾病综合征多由素体脾肾亏虚，外感邪气而致。病久伤正，易致病情反复；而且由于该患激素依赖，致使病程迁延不愈，临床治疗需要标本兼顾，一方面给予利湿消肿、活血化瘀、养阴利咽解毒等法针对标证治疗；另一方面补益脾肾，助肾主水、主气化，及脾之健运治本之用。同时特别注意，中医药治疗肾病综合征时应与激素联合应用，久用激素常出现阴虚或湿热，所以注意滋阴降火、清热利湿，在激素减量过程中需要加强温补脾肾、扶助正气的力量，减少病情反复，达到脱离激素根除疾病的目的。

4. 健脾益肾、疏风清热治疗肾病综合征

范某某，女，7 岁，1998 年 7 月 8 日就诊。

主诉：反复浮肿 3 月，伴咽痛 1 周。

初诊：患者于 1998 年 4 月因全身浮肿、少尿去内蒙古第一附属医院就诊，经化验检查诊断为"肾病综合征"，予强的松 60mg/d 和免疫抑制剂治疗，症状时轻时重，反复发作。近日又伴咽喉疼痛，欲求中医治疗，故来朱老门诊就诊。刻下症：双下肢浮肿，少尿，咽喉疼痛，纳食可，眠安，咽红。舌质红，舌苔白，脉浮滑数。理化检查：尿常规：PRO（＋＋），WBC：1－3/HP，血脂分析：CHO：6.2mmol/L，TG：4.02mmol/L。西医诊断：肾病综合征；中医诊断：水肿。证候：脾肾亏虚，风热上壅。治法：健脾益肾，疏风清热。拟过敏煎（肾炎方）加减，处方：乌梅2g，防风1.5g，柴胡2.5g，五味子2g，白花蛇舌草2g，黄芪5g，桃仁2.5g，红花2.5g，益母草2.5g，生地2g，熟地2g，元参2g，麦冬2g，桔梗1.5g，射干1.5g，山豆根2.5g，麻黄1.5g，茜草2g，白茅根3.5g，鱼腥草3.5g，甘草1g。30剂，水煎服，日1剂。其他治疗：服用强的松30mg/d。

二诊（1998年8月9日）：服药一月余，双下肢浮肿明显缓解，尿量明显增加，咽痛消失，纳食可。舌质稍黯，舌苔白，脉沉。理化检查：尿常规：PRO（＋＋），WBC：1－3/HP。初诊方去元参、麦冬、桔梗、射干、山豆根、麻黄、鱼腥草，加党参5g，炒白术4g，升麻3g，川芎5g，僵蚕4g，仙灵脾5g，菟丝子5g，灵芝5g，甘草2g，金钱草7g，巴戟天4g，水蛭4g，紫河车4g。水煎服，日1剂。

三诊（1998年9月18日）：双下肢轻度浮肿，理化检查：PRO（－），WBC：0－2/HP，血脂分析CHO：3.02mmol/L，TG：1.21mmol/L。处方：乌梅4g，防风3g，柴胡5g，五味子4g，白花蛇舌草7g，黄芪10g，桃仁5g，红花5g，益母草5g，熟地6g，桑螵蛸4g，党参5g，炒白术4g，升麻3g，川芎5g，僵蚕

4g，仙灵脾5g，菟丝子5g，灵芝5g，甘草2g，金钱草7g，巴戟天4g，水蛭4g，紫河车4g。30剂，水煎服，日1剂。

按： 本例患者引发肾病综合征的诱发因素主要咽炎，故控制咽部炎症，成为关键。初诊在肾炎方"培本、截流"为主的基础上，加治疗咽炎常用方疏风清热以"澄源"，消除诱发因素。二诊时咽痛痊愈，去治疗咽炎方，加补益脾肾、活血通络之品以培补正气，达到缓则治其本的目的。

5. 健脾益肾、活血化瘀、疏风散邪、清热利咽治疗肾病综合征

陈某某，女，43岁，2007年3月20日就诊。

主诉： 反复浮肿3月余。

初诊： 患者3月前因感冒出现咽喉肿痛、鼻塞流涕，伴有双下肢浮肿，在内蒙古医院住院治疗，被确诊为"肾病综合征"，予强的松60mg/d治疗，经过3个月治疗，浮肿减轻，但尿蛋白、隐血没有得到控制。欲求中药治疗，故来朱老门诊求治。刻下症：双下肢轻度浮肿，少尿，乏力，咽干咽痛，鼻塞流涕，大便日一行，不成形，纳减，睡眠尚可，时头晕。舌质红，舌苔黄白相间，脉沉。理化检查：尿常规：PRO（＋＋＋），BLD（＋＋），RBC：3－4/HP，血脂：CHO：8.95 mmol/L，TG：2.84 mmol/L。既往史：慢性咽炎病史10年。西医诊断：肾病综合征；中医诊断：水肿。证候：脾肾亏虚，瘀血内阻，外感风寒化热。治法：健脾益肾，活血化瘀，

疏风散邪，清热利咽。处方：乌梅4g，防风3g，柴胡5g，五味子4g，金钱草7g，白花蛇舌草7g，黄芪10g，桃仁5g，红花5g，益母草5g，生地6g，熟地6g，巴戟天4g，桑螵蛸4g，党参7g，炒白术5g，升麻3g，川芎5g，白僵蚕4g，元参4g，麦冬4g，桔梗3g，山豆根7g，马勃7g，诃子4g，木蝴蝶4g，黄连4g，木香3g，白芍4g，吴茱萸4g，荜茇4g，仙灵脾5g，菟丝子5g，灵芝5g，白茅根7g，甘草2g，水蛭胶囊4粒，土鳖虫胶囊4粒。水煎服，日1剂。其他治疗：强的松片60mg/d。

二诊（2007年8月16日）：服药三月半，激素已停。双下肢浮肿消退，口干咽痛已解，晨起喉中有痰，偶见无力，纳眠皆可，大便日1次，稍成形。理化检查：尿隐血转阴，尿蛋白在（＋－）～（＋）间波动，血脂：CHO：4.21 mmol/L，TG：1.2 mmol/L。初诊方加：葫芦巴5g，姜黄5g，秦皮7g，赤石脂7g，肉豆蔻4g，诃子4g。水煎服，日1剂。

三诊（2008年1月4日）：诸症消退，尿常规转阴已3个月，大便偶尔不成形。原方10剂，共研细末，温水冲服每次2g，1日3次。

按：该患者为肾病综合征，经激素治疗后蛋白尿、血尿不能控制，有慢性咽炎病史10年，并伴有大便不成形。初诊用肾炎方加治疗咽炎方和胃肠炎方治疗。二诊时激素已停，加葫芦巴、姜黄、秦皮、赤石脂、肉豆蔻、诃子加强健脾温阳之功。尿常规转阴后，还需要继续小量维持，以巩固疗效，以免停药后病情反复。

6. 健脾益肾、活血化瘀、熄风潜阳、利咽化痰治
疗肾病综合征，继发性癫痫

安某，男，11 岁，2006 年 8 月 4 日就诊。

主诉：肾病综合征病史 4 年，现用激素控制。

初诊：患者 2002 年 6 月感冒后出现双下肢浮肿，尿少，当地医院诊断为"肾病综合征"，遂以激素等治疗，浮肿、尿蛋白已得到控制。为得到治愈，减少反复，故求中医治疗。刻下症：咽干痛，咳嗽咯痰，身痛，大便日 2 次，不成形。剧烈头痛，每日发作数次，痛不能忍，晚间发作不能睡。咽红无明显肿，舌淡红苔白，脉弦细。理化检查：BLD：PRO（＋），BLD（＋－），RBC：0－3/HP。既往史：有脑脊膜膨出手术史，术后脑脊膜黏连，继发性癫痫样发作性剧烈头痛，无其他传染病史，否认结核病史。西医诊断：肾病综合征、继发性癫痫；中医诊断：水肿、头痛。证候：脾肾亏虚，瘀血内阻，风阳上扰，风痰结喉。治法：健脾益肾，活血化瘀，熄风潜阳，利咽化痰。拟肾炎方加减，处方：乌梅 4g，防风 3g，柴胡 5g，五味子 4g，金钱草 7g，黄芪 10g，白花蛇舌草 7g，桃仁 5g，红花 5g，益母草 5g，生地 6g，熟地 6g，巴戟天 4g，桑螵蛸 4g，党参 7g，炒白术 5g，升麻 3g，川芎 5g，僵蚕 4g，白芍 4g，女贞子 4g，旱莲草 4g，川楝子 3g，青皮 3g，天麻 3g，钩藤 5g，珍珠母 7g，石决明 7g，黄连 3g，木香 3g，吴茱萸 4g，荜茇 4g，秦皮 5g，赤石脂 5g，桔梗 3g，山豆根 7g，马勃 7g，千层纸 4g，

仙灵脾5g，菟丝子5g，灵芝5g，水蛭4g，紫河车4g，白茅根7g，甘草2g。水煎服，日1剂。其他治疗：强的松20mg/d。

二诊：（2007年10月13日）：服药后，咽干，喉中痰已少。大便1次/日，不成形。头痛一日发作数次，程度较前为轻，尚能忍受，偶有睡中可因头痛发作而痛醒。舌淡红舌苔白，脉弦细。理化检查：尿常规全部转阴。一诊方减川楝子、青皮、天麻、钩藤、石决明，加元参4g，麦冬4g，诃子4g，炙龟版5g，磁石5g，黄连4g，木香3g，吴茱萸4g，萆薢4g，秦皮5g，赤石脂5g，土鳖虫5g。水煎服，日1剂。强的松已停一周。

三诊：（2008年2月23日）：尿常规转阴已逾4个月，肾病综合征当属基本治愈，改用粉剂继续巩固治疗。头痛依旧剧烈，治头痛为主。二诊方减生地、巴戟天、桑螵蛸、元参、麦冬、桔梗、山豆根、马勃、诃子、千层纸，加马齿苋7g，川楝子3g，青皮3g，元胡5g，白芷4g，藁本5g，石决明7g，蜈蚣2条，全虫2g。10剂，研面，每次2g，温水冲服。强的松已停用。加服咽炎I号。

按：肾病综合征病程绵长，复发率高，单纯西药治疗往往不能取得理想效果，尤其是一些难治性肾病综合征，临床治疗常较为棘手。而采用中西医综合的治疗方案，往往能取得意想不到的效果。本例患者是肾病综合征伴继发性癫痫，用激素治疗虽然能够控制，但却很难痊愈。患者求助朱老，朱老用过敏煎（肾炎方）为主方，对咽炎、胃肠炎等隐性感染进行清除，待肾病综合征痊愈后，再治疗继发性癫痫。朱老认为，两种疾病伴发，有时是互不相关的两个疾病同时发生，而绝大多数两种疾病的发生都有内在的联系，所以在治疗时可以用"一元论"的观点，找出其共同的原因。故此例患者癫痫的治疗，是以健脾补肾、活血化瘀为基础，再加上一些引经药，使药到病所。

7. 健脾补肾、活血通络治疗难治性肾病

赵某，男，52 岁，2000 年 9 月 12 日初诊。

主诉：反复下肢水肿 4 年余。

初诊：患者于 4 年前无明显诱因出现全身浮肿，尤以双眼睑双下肢为主，伴少尿，在当地医院和内蒙古医学院附属医院均被诊断为肾病综合征，予以西药对症治疗，症状反复发作。今年 8 月病情复发加重，经西医治疗，强的松 60mg/d，症状无明显改善，遂来朱老处就诊。就诊时症见：下肢水肿，腹胀，大便干，咽红，舌黯苔白。检查 B 超：双肾轻度弥漫性损害，左肾上极外生性囊肿，右肾下极囊肿伴钙化，肾盂扩张伴结石。血脂：CHO：11.4 mmol/L，TG：3.74 mmol/L，白蛋白 28g/L，球蛋白 31.30g/L；尿常规：PRO（＋＋＋＋），BLD（＋），RBC：1－2/HP。西医诊断：难治性肾病；中医诊断：水肿。证候：脾肾亏虚，瘀血阻滞，热毒上炎。治法：健脾补肾，活血化瘀，清热利咽。处方：乌梅 4g，防风 5g，柴胡 5g，五味子 4g，雷公藤 7g，白花蛇舌草 7g，黄芪 10g，桃仁 5g，红花 5g，益母草 5g，生熟地各 6g，补骨脂 4g，桑螵蛸 4g，党参 5g，炒白术 4g，升麻 3g，元参 4g，麦冬 4g，桔梗 3g，山豆根 5g，蒲公英 7g，川芎 4g，僵蚕 4g，蝉蜕 3g，水蛭胶囊 4 粒，白茅根 7g，甘草 2g。水煎服，日 1 剂。

二诊（2001 年 8 月 9 日）：患者加减服药一年余，2 月后蛋白减至（＋），但不稳定，近 3 个月水肿已消退，尿蛋白时多时少，病情控制不稳定。在原方基础上减元参、麦冬、桔梗、山豆根、蒲公英，水煎服，日 1 剂。兼服通脉方，每次 3g，每日 2 次。（通脉方是朱宗元教授以当归四逆汤为基础而拟定的活血通络的方剂，制成散剂配合汤药一起服用。）

三诊（2003 年 8 月 20 日）：患者加减服药 2 年余，述服 4 月后，蛋白转阴，现尿蛋白稳定于（＋ ~ ±），初诊方基础上加当归 4g，桂枝 5g，赤芍 5g，川芎 5g，葛根 7g，地龙 6g，细辛 3g，通草 3g，水蛭胶囊 6 粒，土鳖虫胶囊 6 粒，紫河车胶囊 6 粒。水煎服，日 1 剂。

按：本案中医多归属"水肿""虚劳"范畴。朱老认为其病理机制主要是由体内隐形病灶引发人体免疫功能失调而致，以脾肾亏虚、瘀血阻滞于内为病变之本，以湿热、热毒等外邪引动为病变之标，新邪引动宿疾，容易复发，病情多缠绵难愈。治疗宜据澄源培本的原则，祛除诱发因素，增强脾肾功能。西医多采用激素疗法，但在撤减激素的过程中病情容易反复，治疗痊愈后也容易复发。本案是复发病例，经西医用激素近两月未能控制病情，为难治性肾病综合征。初诊辨证为脾肾亏虚、瘀血阻滞、热毒炎上，治以补脾益肾、活血化瘀、清热解毒，病情有所改善，但控制不稳定。一年后继以补脾益肾、活血化瘀、温经通络为主要治则，加以当归四逆汤，加强活血化瘀、温经通络的力量，遂显效，继服效果稳定。

朱老认为此例患者可能有肾血管动脉血栓形成，影响肾脏血供，所以清除热毒外邪后仍久治不愈，加大活血化瘀、温经通络之力遂见效。全方体现朱老辨病与辨证相结合、西医与中医融会贯通的组方思路，收到良效。

8. 补益脾肾、活血化瘀、燥湿止带治疗水肿

崔某某，女，37 岁，2000 年 11 月 16 日就诊。

主诉：腰酸、乏力、身肿一年余。

初诊：患者于 1 年前无明显诱因出现乏力，腰困发凉，时有身肿，经期身肿加重伴有少腹疼痛。在内蒙古医学院附属医院进行相关检查（具体不详），诊断为"肾病综合征"，予以西药治疗，症状有所缓解，时轻时重，蛋白尿、血尿控制不理想，遂来朱老处就诊。刻下症：反复身肿，腰困重，倦怠乏力，纳差，胃脘不适，大便干，咽红。舌黯苔白，脉沉。慢性胃炎、胆囊炎病史 6 年余。B 超：双肾未见异常。尿常规：PRO（＋＋＋），ERY（＋＋＋＋）BLD（＋＋），RBC：2 - 4/HP，WBC：3 - 5/HP，上皮细胞：8 - 10/HP。西医诊断：肾病综合征；中医诊断：水肿。

证候：脾肾亏虚，瘀血阻滞，热毒上炎。治法：健脾补肾，凉血化瘀，解毒利咽。拟过敏煎（肾炎方）加减，处方：乌梅4g，防风3g，柴胡5g，五味子4g，雷公藤7g，白花蛇舌草7g，黄芪10g，桃红各5g，益母草5g，生地4g，元参4g，麦冬4g，桔梗3g，山豆根5g，蒲公英7g，川芎5g，僵蚕4g，蝉蜕3g，黄柏5g，蒲黄碳4g，水蛭胶囊4粒，白茅根7g，甘草2g。水煎服，日1剂。加服咽炎方。

二诊（2000年12月17日）：患者加减服药1月，后下肢水肿明显消退，胃脘不适减轻，仍腰困重，有时小腹疼痛，月经前期腰腹疼痛，月经量少，白带量多，色黄，尿略频。咽略红，舌黯苔白，脉沉弱。尿常规检查：PRO（＋＋），BLD（＋－），RBC：0－2/HP，WBC：3－6/HP。初诊方减生地、元参、麦冬、桔梗、山豆根、蒲公英、蝉蜕、蒲黄碳，加苍术3g，生苡仁4g，炙附子3g，败酱草7g，土茯苓7g，苦参7g，仙灵脾5g，韭子5g，蛇床子5g，扁豆4g，莲须4g，芡实4g，乌贼骨5g。7剂，水煎服，日1剂。仍加服咽炎方2g/次，2次/日，汤药送服。

三诊（2001年9月29日）：加减服药10个月，患者述水肿消退，右胁下胀闷不适，后背酸困，月经前期腰腹痛，月经量少，仍白带量多，色黄，尿略频。舌黯，苔白，脉沉弱。尿常规检查：PRO（＋），RBC：0－1/HP。二诊方减苍术、苦参、仙灵脾、韭子、蛇床子、扁豆、莲须、芡实、乌贼骨，加紫河车胶囊4粒，鹿角胶囊4粒。7剂，水煎服，日1剂。同时兼服利胆方（朱老师以大柴胡汤为主加减组成，研制成散剂）28g，2g/次，每日 2 次。

四诊（2002 年 8 月 29 日） 加减服药调治 11 个月，患者精神佳，周身无明显不舒，小便量较前稍增多。舌质略黯，苔白，脉沉，几次肾功能及尿常规检查全部正常。三诊方减生薏苡仁、炙附子、败酱草、土茯苓、苦参，加菟丝子5g，灵芝5g。7 剂，水煎服，日 1 剂。

随访至今未复发。

按：中医"水肿"所属范围广泛，许多疾病都可以出现水肿。肾病综合征所引起的水肿，最为顽固，病情缠绵，时轻时重，中医辨证脾肾两虚、血脉瘀滞是水肿的基本病因，但久病正虚邪恋新感易引动宿疾，机体免疫功能紊乱，脏气失调则病情反复。病性为本虚标实，寒热错杂，而标实之证，成为疾病反复不愈的根源。该案例初起患者虽属正虚水肿为主，健脾补肾、调理开阖为治疗大法，但尿蛋白、血尿明显，反复咽痛责之于邪热伤络，虚火邪毒上扰，标实证较急，故朱老以凉血化瘀、解毒利咽急则治标，仍以肾炎方为主加减。但根据患者病情侧重清热凉血、化瘀止血，利尿通淋，兼用养阴利咽解毒，诸药相合，患者病情明显减轻。二诊后，患者病情迁延，朱老再审病因，认为女性育龄期患者，顽固的带下、月经病为临床主要伴见症，如小腹疼痛，白带量多，色白或色黄，月经量少。病机为湿浊内停，气滞血瘀，脉络不通，而湿为阴邪，既易伤阳气，也重着黏滞不易速去，阻滞气机而化热留恋，成寒热错杂，故在补虚大法不变的情况下，去解毒滋阴之品，取《金匮要略》治肠痈之薏苡仁附子败酱散，虚实并治，直入下焦变通以治疗妇女病属胞脉的带下、月经不调及小腹疼痛。仙灵脾、韭子、蛇床子、苍术、扁豆、莲须、芡实、乌贼骨性温之品助炙附子加强温通脾肾，并可收涩止带；土茯苓、苦参辅助苡仁、败酱草清热渗利，燥湿杀虫止带，直指病机，控制了患者病情。三、四诊，虑肾病患者病程已长，去苦寒之药，加用鹿角片、菟丝子、灵芝以补肾固本培元。由于朱老临证中丝丝紧扣病机，施以正确治疗，而使痼疾得以尽除。

9. 健脾补肾、活血化瘀、平肝熄风治疗水肿

肖某某，男，27 岁，2000 年 11 月 16 日初诊。

主诉： 反复浮肿伴头晕、乏力半年余。

初诊： 患者于半年前无明显诱因出现全身浮肿，尤以双眼睑、双下肢为主，伴少尿，当地医院化验检查后诊断为"肾病综合征"，予以西药对症治疗，症状有所缓解。之后病情时轻时重，迁延反复，尿常规等理化检查无明显好转。遂来朱老处就诊。刻下症：眼睑、下肢浮肿，头晕，自觉全身发热，倦怠乏力，脘腹不适，纳呆，大便秘结，2～3 日一行，小便不利，咽中异物感。查：双下肢压痕（＋），舌质黯，苔白，脉沉细数。化验检查：尿常规：PRO（＋＋），URO（±0.5mg/dl），RBC：7－11/HP，WBC：0－5/

HP。西医诊断：肾病综合征；中医诊断：水肿、头晕。证候：脾肾亏虚，瘀血阻滞，阴虚阳亢。治法：健脾补肾，活血化瘀，平肝熄风。自拟肾炎方加减，处方：乌梅 4g，防风 3g，柴胡 5g，五味子 4g，雷公藤 7g，白花蛇舌草 7g，黄芪 10g，桃仁 5g，红花 5g，益母草 5g，生地 6g，熟地 6g，补骨脂 4g，桑螵蛸 4g，党参 5g，炒白术 4g，升麻 3g，元参 4g，麦冬 4g，桔梗 3g，山豆根 5g，蒲公英 7g，川芎 4g，僵蚕 4g，蝉蜕 3g，水蛭胶囊 4 粒，白茅根 7g，甘草 2g。水煎服，日 1 剂，连服 2 周。同时兼服降压 I 号平肝熄风方（朱老以夏枯草、豨莶草、黄芩、石决明、珍珠母、代赭石各药等分研磨制散，2g/每次，药汤送服）和胃肠 II 号方（朱老以升阳益胃汤为基础加减组成，制成水丸）。

二诊（2000 年 12 月 21 日）：患者加减服药一月余，水肿消退，胃脘不适减轻，大便日一次。仍精神不振，面色无华，咽中不适，有时轻微恶心，舌质黯苔白略腻，脉沉。尿常规：PRO（+），RBC：0-2/HP，WBC：0-5/HP。一诊方减雷公藤、生地、桔梗、山豆根、蝉蜕，加金钱草 7g，茵陈蒿 5g，车前子 4g（包），藿香 4g。水煎服，日 1 剂，连服 2 周。兼服咽炎 I 号方。

三诊（2001 年 11 月 22 日）：患者经辨证加减用药治疗近一年，现精神、面色明显好转，仅偶有小腹不适。二便调，眠安，舌紫黯苔白，脉略沉。尿常规化验检查：正常。处方：二诊方减茵陈蒿、车前子、藿香，加炙附子 3g，败酱草 7g，土茯苓 7g，苦参 7g，韭子 5g，蛇床子 5g，仙灵脾 4g，灵芝 5g，紫河车胶囊 4 粒。水煎服，日 1 剂，继服 1 周。

按：该青年男性罹患肾病综合征，无明显诱因，多究之素体脾肾不足，肾虚气化不利，脾虚健运失司，机体水液代谢失调，泛溢肌肤而成水肿。病情迁延不愈，新病易引发宿疾，导致机体免疫功能紊乱，脏气失调，气血不畅，瘀血内阻。久病伤正，脾肾益损，肾虚开阖不利，精气外泄，则尿少、尿中蛋白；脾胃虚弱，升降失常，气机阻滞，则腹胀、纳差；气血生化无源，见乏力倦怠。肝肾同源，精血外泄，阴精耗伤，虚热内生，则自觉身热；阴虚阳亢，肝阳上扰，则见头晕；津不布散上乘则咽干，湿聚成痰则咽中异物感；津失濡润则见大便秘结，数日一行。由此可见，上热下寒、虚实错杂是其病机特点。故立法仍以健脾补肾、活血化瘀为大法，以肾炎方加减为主。针对患者头晕、自觉周身发热等阳亢之症，而施平肝熄风、养阴等治标之法。一诊治疗，亢阳得制，郁热得解，头晕、发热诸症解。二诊患者水肿消，腹胀、纳差、恶心为主，辨证属脾胃虚弱，湿浊内停，气机阻滞，肝胃失和，因此减去生地、桔梗、山豆根、蝉蜕、雷公藤等品，加用金钱草、茵陈、车前子、藿香利湿清热疏利气机。三诊患者病已解十之八九，但终属顽疾，病在下焦，故减茵陈、车前子、藿香，加用温补下元、利湿清热的炙附子、败酱草、土茯苓、苦参、韭子、蛇床子、仙灵脾、灵芝、紫河车寒热并用、补泻兼施，以获全效。

该类病患，多由新病引发宿疾，导致免疫功能紊乱逐渐加重，脏腑功能失调，容易出现病情反复，因此要注重辨证与辨病、微观辨证与宏观辨证相结合。时刻注意引起病情反复的各种诱因，即便取效，不可疏忽，需培补正气长期调治，方可绝除病根。

（四）氮质血症

1. 温补脾肾、化瘀通脉、调理开阖、攻下邪毒治疗萎缩性肾炎、慢性肾功能不全

毕某某，女，69 岁，2008 年 11 月 29 日就诊。

主诉： 萎缩性肾炎病史 2 年余，伴血肌酐升高。

初诊： 患者述 2006 年 3 月行甲状腺肿瘤切除术时，在内蒙古医院理化检查肾功能异常。于 2006 年在内蒙古医学院附属医院复查，肾脏 B 超示：左 $8.7 \times 3.5cm^2$，皮质厚 1.0cm，右 $8.2 \times 2.9cm^2$，皮质厚 $0.7 \sim 0.8cm$，双侧萎缩性肾炎；肝肾功示：血肌酐 Cr：$251.8 \uparrow \mu mol/L$（53 - 115），尿素氮 BUN：$12.5 \uparrow mmol/L$（1.7 - 8.3），肌酐清除率 $\downarrow 52ml/min$（80 - 120）；血常规：血红细胞 $\downarrow 3.32 \times 10^9/L$，红细胞压积 34.1%，诊断为"萎缩性肾炎"。患者愿求中医药治疗，经人介绍于 2006 年 4 月 20 日起开始服用朱老中药，目前已服药二年余，病情稳定。现症见：患者面色略暗黄，咽干，有时腰困，夜尿 3 ~ 4 次，大便稀

溏，纳食一般，有时胃痛，眠差，手足心发热。理化检查：肾功能：尿素氮 BUN：14.5↑mmol/L（2.1-7.2），肌酐 Cr：354.↑μmol/L（53-115），CO_2CP：18↓。舌红黯苔白，脉沉细。西医诊断：萎缩性肾炎、慢性肾功能不全；中医诊断：虚劳。证候：脾肾亏虚，开阖失司，瘀毒内阻。治法：温补脾肾，化瘀通脉，调理开阖，攻下邪毒。拟肾炎方加减治疗，处方：乌梅4g，防风3g，柴胡5g，五味子7g，金钱草7g，黄芪15g，白花蛇舌草7g，桃仁7g，红花7g，益母草7g，生地8g，熟地8g，巴戟天6g，桑螵蛸6g，党参10g，炒白术7g，升麻5g，川芎7g，白僵蚕6g，玄参4g，麦冬4g，桔梗3g，诃子4g，山豆根7g，马勃7g，木蝴蝶4g，当归6g，桂枝7g，赤芍7g，地龙6g，麻黄4g，细辛4g，通草4g，吴茱萸6g，荜茇6g，鸡血藤7g，炙附子25g（先煎），炙大黄15g（后下），枸杞6g，秦皮7g，马齿苋7g，仙灵脾7g，蛇床子7g，韭子7g，灵芝7g，藿香4g，水蛭胶囊4粒，土鳖虫胶囊4粒，紫河车胶囊4粒，白茅根10g，甘草3g。7剂，水煎服，日1剂。加服胃肠Ⅰ号120g，30粒/次，2次/天。加用灌肠方：生大黄30g，煅牡蛎30g，红花15g，秦皮15g，芒硝5g。7剂，1日1剂。

二诊（2009年7月18日）：患者加减服药8个月，病情稳定，有时咽干，鼻塞，腰困，有时胃脘不舒，大便溏泄，自觉灌肠后，病情减轻，余无不适。舌淡黯苔白，脉细弱。一诊方减麻黄、藿香，加辛夷5g，苍耳子4g，露蜂房7g，黄连4g，木香3g，白芍

4g。14 剂，水煎服，日 1 剂。加服胃肠 I 号 120g，30 粒/次，3 次/天。加用灌肠方：生大黄 30g，煅牡蛎 30g，红花 15g，秦皮 15g。7 剂，1 日 1 剂。

三诊（2010 年 3 月 30 日）：患者间断加减服药 8 个月，自述病情稳定，精神可，平素化验血肌酐基本在 380 ~ 430μmol/L 之间波动，有时劳累后，双下肢略有浮肿，余未述。舌红黯苔白，脉沉细。拟肾炎方加减治疗，二诊方不变。7 剂，水煎服，日 1 剂。加用灌肠方：生大黄 30g，煅牡蛎 30g，红花 15g，秦皮 15g。7 剂，1 日 1 剂。

按：朱老认为该患者大病之后，加之年老，又罹患"萎缩性肾炎、肾功能不全"，判断病情深重难治，按照该病的中医病机特点及症状表现，可归属"虚劳"范畴。辨证病因病机主要为久病劳损，脾肾亏虚，肾不气化，脾不升清，湿浊停留，小便不能正常排泄；邪毒内蕴，浊气不降，致使代谢产物不能排泄，蓄积成毒留滞血中，表现为肌酐、尿素氮等升高；久病正虚邪实，脏腑气机失调，免疫功能紊乱；气血失常，瘀血内阻，后天气血化生无源，因病致损，因损致劳，则肾脏病变进一步加重，终致肾衰。

治疗中朱老主张首先要以固本、澄源、截流为大法，再以补益脾肾，调节免疫功能，纠正开阖失司，活血化瘀，仍取肾炎方加减为主。其次，重用炮附子合炙大黄温肾振阳，化浊泄毒，延缓肾衰，寒热攻补兼施。在邪毒较重时，加用外治灌肠法，以内外同施，标本兼顾，尽快导邪毒从下而解，保存正气。再次，还要及时有效的控制病情，对患者病变过程中表现出的局部症状，如咽干、腹泻、腰痛等进行针对性治疗，以清源截流，阻断这些感染因素加重病情。患者坚持用药治疗近 4 年，有效阻止了病情进展，理化指标基本稳定，改善了生活质量，患者对目前的疗效较为满意。

2. 温补脾肾、化瘀通脉、调理开阖、攻下邪毒治疗慢性肾功能损害

贾某某，女，65 岁，2008 年 10 月 10 日就诊。

主诉： 慢性肾病史 30 余年，病情加重出现肾功能损害 3 年。

初诊： 患者自述 35 岁时始出现反复间断性水肿，腰痛，2005 年 3 月 6 日因病情加重，在内蒙古医院就诊。理化检查：肾脏 B 超示：左肾 $8.3 \times 3.4cm^2$，右肾 $6.5 \times 2.8cm^2$，双肾慢性损害；肝肾功示：血肌酐 Cr：313 ↑ μmol/L（53 - 92），尿素氮 BUN：15.8 ↑ mmol/L（2.1 - 7.2），血尿酸：350μmol/L（142 ～ 416）；血常规：血红蛋白 HGB↓80（110 - 150），尿常规：PRO（+）、潜血（+），WBC：0 - 1/HP，RBC：0 - 1/HP，血糖 GLU：6.48↑mmol/L。诊断为"慢性肾功能损害、氮质血症"。患者愿求中医药治疗，经人介绍求诊朱老开始服用中药，目前已服药三年余，病情稳定。刻下症：乏力倦怠，劳累后明显，面色略暗黄，纳食一般，大便溏泄，时有腰痛、腿疼、足跟疼。舌质淡黯，舌苔白腻，脉弦滑。理化检查：

2008 年 10 月 10 日内蒙古医院检查：肾脏 B 超示：左肾 $5.1 \times 3.0 cm^2$，右肾 $4.9 \times 2.7 cm^2$，双肾明显变小，内部回声偏高。肾功能：尿素氮 BUN：17.9↑mmol/L（2.1－7.2），肌酐 Cr：321↑μmol/L（53－92），血尿酸：352μmol/L（142～416）。既往有胆结石、胆囊炎 7 年。西医诊断：慢性肾功能损害；中医诊断：虚劳。证候：脾肾阳虚，开阖失司，瘀毒内阻。治法：温补脾肾，化瘀通脉，调理开阖，攻下邪毒。拟肾炎方加减，处方：乌梅 4g，防风 3g，柴胡 5g，五味子 7g，金钱草 7g，白花蛇舌草 7g，黄芪 15g，桃仁 7g，红花 7g，益母草 7g，熟地 8g，巴戟天 6g，桑螵蛸 6g，党参 10g，炒白术 7g，升麻 5g，川芎 7g，白僵蚕 6g，当归 6g，桂枝 7g，赤芍 7g，地龙 6g，细辛 4g，通草 4g，吴茱萸 6g，荜茇 6g，炙附子 25g（先煎），炙大黄 20g（后下），黄连 4g，木香 3g，白芍 4g，秦皮 7g，仙灵脾 7g，蛇床子 7g，韭子 7g，灵芝 7g，水蛭胶囊 4 粒，土鳖虫胶囊 4 粒，甘草 4g，紫河车胶囊 4 粒，白茅根 10g。7 剂，水煎服，日 1 剂。其他治疗：灌肠方：生大黄 30g，煅牡蛎 30g，红花 15g，秦皮 15g。7 剂，1 日 1 剂。

二诊（2009 年 9 月 8 日）：患者加减服药近一年，病情稳定，仍有时腰痛，双膝关节发凉，大便稀溏，近日有时牙疼，近期未进行化验检查，余不适未述。舌质黯淡，舌苔白，脉细弱。初诊方加苏叶 7g，生地 8g，元参 4g，麦冬 4g，生石膏 5g，知母 5g，山栀子 5g，丹皮 5g，磁石 5g，赤石脂 7g，马齿苋 7g。14 剂，水煎服，日 1 剂。灌肠方：同初诊。

三诊（2009 年 12 月 7 日）：患者间断加减服药 3 个月，自述病情稳定，精神可，但有时乏力倦怠，左腋下疼痛，右胯痛。近期未作化验检查，余未述。二诊方减生地、元参、麦冬、生石膏、知母、山栀子、丹皮、磁石，加夏枯草 7g。7 剂，水煎服，日 1 剂。灌肠方：同初诊。另服颈椎 Ⅲ 号 120g，30 粒/次，3 次/日。

按：患者老年，以乏力倦怠为主，伴有大便溏泄、腰痛、腿疼、足跟疼等，临床已确诊为慢性肾功能损害、氮质血症。病机主要责之于脾肾阳虚、开阖失司、瘀毒内阻，此病情较为深重难治，宜温补脾肾、化瘀通脉、调理开阖、攻下邪毒为主，以肾炎方加减，重用炮附子合炙大黄温肾振阳，化浊泄毒，延缓肾衰，寒热攻补兼施，加强"培本、澄源"之力；针对患者病变过程中表现出的局部症状，如腹泻、腰痛、牙疼等进行针对性治疗，以清源截流，阻断这些感染因素加重病情；采用内、外治法同用，加用灌肠方，以标本兼治，有效控制病情发展。

人体的毒素主要通过尿液排出体外，除此之外，还可以通过皮肤、肠道、呼吸等排出。当肾功能衰竭时，从尿中排出毒素受阻，导致体内毒素聚集，损伤人体。因此，以大黄为主要药物的中药灌肠方直接作用于结肠，促进肠道蠕动，起到通腑降浊的作用，促使体内毒素从肠道直接排出，是一种有效的辅助治疗方法。

3. 健脾补肾，活血通络、攻下浊毒治疗慢性肾炎
   肾功能不全

林某，女，42岁，2008年7月7日初诊。

主诉： 乏力、腰困反复发作10年余，加重1月。

初诊： 患者于10年前无明显诱因出现身疲乏力，偶有腰困，未引起注意，近日症状加重，小便灼热疼痛，后背及小腹疼痛，咽干，大便干，3～5日1行。查肾功能示：尿素氮11.32mmol/L，肌酐241μmol/L，尿酸460μmol/L，均高于正常水平，经某医院诊断为慢性肾炎、氮质血症。患者不愿透析治疗，遂来朱师处就诊。刻下症：身疲乏力，腰困，小便灼热疼痛，后背及小腹疼痛，咽干，大便干，3～5日一行。舌质黯，苔白，脉沉弱。西医诊断：慢性肾炎肾功能不全；中医诊断：虚劳。证候：脾肾亏虚，瘀血阻络，浊毒内蕴。治法：健脾补肾，活血化瘀，攻下浊毒。处方：乌梅4g，防风5g，柴胡5g，五味子4g，金钱草7g，白花蛇舌草7g，黄芪10g，桃仁5g，红花5g，益母草5g，熟地8g，巴戟天4g，桑螵蛸6g，党参10g，炒白术7g，升麻5g，川芎4g，僵蚕4g，当归6g，桂枝7g，赤芍7g，地龙6g，细辛4g，通草4g，吴萸6g，萆薢6g，炙附子20g，炙大黄15g，黄连4g，木香3g，白芍4g，秦皮5g，仙灵脾7g，韭子7g，蛇床子7g，灵芝7g，水蛭胶囊4粒，土鳖虫胶囊4粒，紫河车胶囊4粒，白茅根7g，甘草2g，枸杞6g，鸡血藤7g。7剂，水煎服，1天1剂。

二诊（2009年3月20日）：患者以初诊方为主方加减间断服药半年，自述病情控制稳定，肌酐控制在200μmol/L左右，尿素氮控制在10mmol/L左右，尿酸控制在460μmol/L左右。近日感冒症见咳嗽、咽痛、尿频、白带多，舌质黯，苔白，脉沉弱。在初诊方基础上减黄连、木香、白芍、枸杞、鸡血藤。调整方中药物剂量：仙灵脾5g，韭子5g，蛇床子7g，秦皮7g。加元参4g，麦冬4g，桔梗3g，山豆根7g，马勃7g，诃子4g，木蝴蝶4g，败酱草7g，土茯苓7g，红藤7g，乌贼骨5g，椿根皮5g，鸡冠花5g，小茴香6g，荔枝核6g，乌药5g，赤芍5g，竹叶3g，通草3g，伸筋草7g，元明粉5g（冲服）。7剂，水煎服，1日1剂。

三诊（2009年10月23日）：上方加减服用半年，病情稳定，现症见腰痛、后背凉、出汗、白带多，夜尿2次。舌紫黯，苔白，脉沉弱。尿常规化验：PRO（＋~±）。二诊方减元参、麦冬、桔梗、山豆根、马勃、诃子、木蝴蝶、赤芍、竹叶、通草、元明粉，加茯苓6g，泽泻6g，黄连4g，木香3g，白芍4g，赤石脂7g。30剂，水煎服，1日1剂。以上为主方加减服药1年，肾功能基本保持稳定。

按：慢性肾炎常起病隐匿，许多病人因无明显临床症状而忽视治疗，最终发展为肾功能不全。本案患者为慢性肾炎、氮质血症，以肾炎方为主方加减治疗，在补益脾肾、活血化瘀、调理开阖的同时，大剂量运用炙附子和炙大黄，补虚泻实，标本兼顾，使肌酐、尿素氮均在一年内保持稳定水平，达到有效控制病情发展的效果。而且，由于患者常有便秘，阻碍毒素从肠道的排出，故加用元明粉以通腑泄毒，达到排除浊毒的效果。

4. 补脾温肾、化瘀通脉、攻下浊毒治疗慢性肾病

张某某，男，48 岁，2009 年 9 月 25 日就诊。

主诉：双下肢水肿、肉眼血尿半年余。

初诊：患者 2009 年初反复感冒不愈，出现腰困、双下肢水肿、肉眼血尿遂就诊于在内蒙古医学院附属医院，进行相关检查（具体不详），诊断为"慢性肾小球肾炎、急性肾损害、慢性肾病 3 期"。住院治疗，给予抗生素、环磷酰胺、强的松及改善微循环等药物。经住院治疗，症状有所缓解出院。病情时轻时重，蛋白尿、血尿控制不理想，经人介绍来朱老处就诊。刻下症：面肿，腰困，乏力，心慌，寐差，咽干、鼻干、小便有泡沫、夜尿 3 次。舌黯苔白，脉沉。理化检查肾功：Cr：174μmol/L，UA：501μmol/L。尿常规：PRO（＋＋），BLD（＋＋＋），RBC：50－60/HP，WBC：3－5/HP，透明管型：1－3/HP，颗粒管型：3－6/HP。西医诊断：慢性肾小球肾炎、急性肾损害、慢性肾病 3 期；中医诊断：水肿、血尿。证候：脾肾亏虚，瘀血内阻，浊毒内蕴，热毒炎上。治法：补脾温肾，活血化瘀，攻下浊毒，养阴利咽。拟过敏煎（肾炎方）加减，处方：乌梅 4g，防风 3g，柴胡 5g，五味子 4g，金钱草 7g，白花蛇舌草 7g，黄芪 15g，桃仁 7g，红花 7g，益母草 7g，生地 8g，熟地 8g，巴戟

天6g，桑螵蛸6g，党参10g，炒白术7g，升麻5g，川芎7g，僵蚕6g，元参4g，麦冬4g，桔梗3g，山豆根7g，马勃7g，诃子4g，千层纸4g，辛夷5g，苍耳子4g，露蜂房7g，龙眼肉4g，炒枣仁4g，仙鹤草7g，旱莲草4g，茜草5g，紫草5g，赤芍5g，丹皮5g，败酱草7g，土茯苓7g，红藤7g，仙灵脾5g，韭子5g，蛇床子5g，九香虫5g，刺猬皮5g，雄蚕蛾5g，小茴香4g，荔枝核4g，乌药3g，当归6g，桂枝7g，地龙4g，细辛4g，通草4g，吴茱萸6g，荜茇6g，炙附子20g，炙大黄15g，灵芝7g，水蛭胶囊4粒，土鳖虫胶囊4粒，紫河车胶囊4粒，白茅根10g，甘草3g。14剂，水煎服，日1剂。

二诊（2010年1月22日）：患者加减服药4个月，面肿明显消退，腰困、寐差明显好转，仍感乏力、心慌，咽中有痰，小便有泡沫，夜尿3次。舌黯苔白，脉沉。肾功：CO_2CP：31.5mmol/L，UREA：7.46mmol/L，Cr：125μmol/L。尿常规：PRO（＋－），BLD（＋＋），RBC：8－10/HP。初诊方减元参、麦冬、桔梗、山豆根、马勃、诃子、千层纸，加秦皮7g，伸筋草7g，部分药物更改剂量：当归4g，桂枝5g，细辛3g，通草3g，灵芝5g，白茅根7g，甘草2g。7剂，水煎服，日1剂。

三诊（2010年3月5日）：加减服药2月余，腰困重、寐差、乏力缓解，仍心慌、小便有泡沫，夜尿3次。舌黯苔白，脉沉。尿常规：PRO（＋），RBC：0－1/HP。二诊方减辛夷、苍耳子、露蜂房、秦皮、伸筋草，部分药物更改剂量：当归6g，桂枝7g，地龙

6g，细辛4g，通草4g。7剂，水煎服，日1剂。

四诊（2010年4月9日）：加减服药1月余，腰困重、寐差、乏力、心慌缓解，小便泡沫减轻，夜尿1次，舌黯苔白，脉沉。尿常规检查全部正常。三诊方加：黄连4g，木香3g，白芍4g，秦皮7g，赤石脂7g，马齿苋7g。部分药物更改剂量：当归4g，桂枝5g，地龙4g，炙附子15g，炙大黄10g。7剂，水煎服，日1剂。

按：本案患者当属中医水肿、血尿范畴，西医已给予规范化治疗方案，施以抗生素、激素、免疫抑制剂及改善微循环等药物，病情得以暂时控制，然病情时轻时重，肌酐、蛋白尿、血尿控制不理想，病情反复迁延。中医认为病因在于脾肾亏虚，肾失气化，水液代谢失调，封藏不固，精血外泄为主，湿浊内停，蕴结化热成毒。故以补脾温肾、活血化瘀、调理开阖、攻下浊毒为治疗大法。该患者反复感冒，咽干、鼻干责之于邪热伤络，虚火邪毒上扰，标实证较急，故朱老以凉血化瘀、解毒利咽、祛风通窍急则治标。另外，慢性肾病患者，由于正气不足，脾肾阳虚，寒湿流注下焦，导致气化失司，肾不封藏，出现小便有泡沫、夜尿频的症状亦不能忽视，要及时治疗。针对血肌酐、尿素氮升高，要重用炮附子合炙大黄温肾振阳，化浊泄毒，延缓肾衰；并加当归、桂枝、地龙、细辛、通草加大活血通经、行气散寒之力。诸药相合，寒热并用，补泻兼施，服药后患者病情明显减轻。

5. 温补脾肾、化瘀通脉、调理开阖、攻下邪毒治
   疗药源性肾损害

刘某某，女，62 岁，2008 年 3 月 27 日就诊。

主诉： 乏力、心悸、头晕 2 年余。

初诊： 患者述 2006 年 11 月，因面色晦暗无华、乏力，前往内蒙古医院化验检查，发现肾功能异常（具体数据已不详），遂住内蒙古自治区中蒙医医院诊治。据患者自述因患冠心病经常服用冠心苏合香丸，诊断为"药源性肾功能衰竭"，给予各种中西药及中药灌肠治疗，病情缓解。以后病情时轻时重，经人介绍求诊朱老。刻下症：周身乏力倦怠，面色黧黄无华，四肢不温，经常鼻塞、咽干不适，纳食一般。舌质淡黯中间裂纹，舌苔白腻，脉弦滑。理化检查：内蒙古自治区中蒙医医院双肾 B 超示：双肾弥漫性病变。肾功能：尿素氮 BUN：20.33↑mmol/L（2.1 - 7.2），肌酐 Cr：336.8↑μmol/L（53 - 92），尿常规：PRO（++），潜血（++++），GLU（+）。血常规：HGB：107 g/L↓（110 - 150）。既往冠心病病史 5 年。西医诊断：药源性肾损害；中医诊断：虚劳。证候：脾肾阳虚，开阖失司，瘀毒内阻。治法：温补脾肾，化瘀通脉，调理开阖，攻下邪毒。拟肾炎方加减，处方：乌梅 4g，防风 3g，柴胡 5g，五味子 7g，金钱草 7g，黄芪 15g，白花蛇舌草 7g，桃仁 7g，红花 7g，益母草 7g，熟地 8g，巴戟天 6g，桑螵蛸 6g，党参 10g，炒白术 7g，升麻 5g，川芎 7g，白僵蚕 4g，当归 6g，赤芍

7g，地龙6g，细辛4g，通草4g，吴茱萸6g，荜茇6g，炙附子20g（先煎），炙大黄15g（后下），仙灵脾7g，蛇床子7g，韭子7g，灵芝7g，白茅根10g，水蛭胶囊4粒，土鳖虫胶囊4粒，紫河车胶囊4粒，甘草3g。7剂，水煎服，日1剂。

二诊（2008年6月12日）：患者加减服药近3个月，病情稳定，几次化验尿素氮、肌酐、尿蛋白、潜血等指标有所减低，甚至低于今日就诊时的指标。现仍精神较差，时头晕，自觉身热，咽干，余不适未述。舌质红，舌苔白，脉细弱。理化检查：内蒙古医院检查肾功能：尿素氮 BUN：17.72 ↑ mmol/L（2.1 - 7.2），肌酐 Cr：315.9 ↑ μmol/L（44 - 133），CO_2CP：15.7↓（22 - 34）；尿常规：PRO（＋＋），潜血（＋＋），GLU（＋）。一诊方加生地8g，元参4g，麦冬4g，桔梗3g，山豆根7g，马勃7g，千层纸4g，诃子4g，桂枝7g，败酱草7g，土茯苓7g，红藤7g，小茴香4g，荔枝核4g，乌药3g，枸杞6g，鸡血藤7g，黄连5g，木香3g，白芍4g，秦皮5g。14剂，水煎服，日1剂。

三诊（2009年6月18日）：患者间断加减服药1年，自述病情稳定，精神尚好，但有时乏力倦怠，经常咽干，近几日视物模糊，有时腹胀，纳食一般，大便干，余未述。舌质黯淡，舌苔白，脉弦细滑。理化检查：（2008.12.11 内蒙古自治区中蒙医医院检查）肾功能：尿素氮 BUN：16.6 ↑ mmol/L（2.1 - 7.2），肌酐 Cr：297.3 ↑ μmol/L（44 - 133），ALP 186 ↑（42

－128）；尿常规：PRO（＋＋），潜血（＋＋＋＋）。二诊方减枸杞、鸡血藤、黄连、木香、白芍、秦皮，加龙眼肉4g，炒枣仁4g，仙鹤草7g，旱莲草4g，茜草5g，紫草5g，赤芍5g，丹皮5g，乌贼骨5g，椿根皮5g。7剂，水煎服，日1剂。

四诊（2009年9月17日）：患者加减服药3个月，自述病情稳定，精神尚好，有时有乏力感，颈项不舒，纳食一般，余未述。舌质黯淡，舌苔白根腻，脉弦细滑。理化检查：内蒙古自治区中蒙医医院检查：肾功能：尿素氮BUN：17.4↑ mmol/L（2.1－7.2），肌酐Cr：295.6↑ μmol/L（53－97）；尿常规：PRO（＋＋），潜血（＋＋＋），GLU（＋＋）；血常规：HGB：109 g/L↓（110－150），RBC计数3.38↓（4.00－5.50）。三诊方加苏叶7g，夏枯草7g。7剂，水煎服，日1剂。

按：患者乏力、心悸、头晕为主，西医诊断为药源性肾损害，此病引起的肾功能衰竭近年来广泛被临床所重视，患者如果能够早期获得有效治疗，多能控制病情进展。中医认为病机仍应责之于脾肾阳虚、开阖失司、瘀毒内阻，故以温补脾肾、化瘀通脉、调理开阖、攻下邪毒为主，拟肾炎方加减。朱老认为用炮附子合炙大黄温肾振阳，化浊泄毒，延缓肾衰，寒热攻补兼施；并针对患者病变过程中表现出的局部症状，如咽痛、咽干、腹胀等进行治疗，以清源截流，阻断加重病情的感染因素，以保护肾脏避免加重病情。

（五）IgA 肾病

1. 健脾益肾、凉血化瘀、利咽解毒治疗 IgA 肾病

李某，男，10 岁，1998 年 6 月 8 日就诊。

主诉：血尿半年余。

初诊：患者于半年前无明显诱因突然出现肉眼血尿，就诊当地医院，化验检查后诊断为"肾小球肾炎"，给予抗生素、激素治疗，肉眼血尿消退，尿检 BLD 在 4 + ~ 5 + 间波动不降，镜下 RBC 经常满视野。又去内蒙古自治区医院检查，确诊为"IgA 肾病"，予免疫抑制剂对症治疗。尿检 BLD 仍在 4 + ~ 5 + 间波动，镜下 RBC 时多时少，多则可增至 40 ~ 50/HP。欲求中医药治疗，故来朱老师门诊就诊。刻下症：反复镜下血尿、隐血不消，平时经常咽干，有痰，大便溏泻，日 3 ~ 4 次，无尿频、尿急、尿痛等症状，纳眠皆可。舌质红，舌苔白，脉沉细。理化检查：尿常规：BLD（＋＋＋＋），PRO（－），RBC：30 – 35/HP，WBC：0 – 1/HP，颗粒管型：0 – 1/HP。西医诊断：IgA 肾病；中医诊断：尿血。证候：脾肾亏虚，瘀血内阻，脾湿不运，痰热结喉。治法：健脾益肾，凉血化瘀，利咽解毒。拟肾炎方加减，处方：乌梅 4g，防风 3g，柴胡 5g，五味子 5g，雷公藤 7g，黄芪 10g，白花蛇舌草 7g，仙鹤草 7g，桃仁 5g，红花 5g，益母草 5g，生地 4g，黄连 3g，木香 3g，白芍 4g，玄参 4g，麦冬 4g，木蝴蝶 5g，山豆根 5g，马勃 5g（包），诃子

4g，黄柏5g，蒲黄炭5g，桔梗3g，白茅根7g，甘草2g，茜草4g，土鳖虫4g。14剂，水煎服，日1剂。

二诊（1998年7月17日）：镜下血尿好转，咽干缓解，但仍有痰，大便日1~2次，仍不成形，小便无异常，纳眠皆可。理化检查：尿常规：PRO（－），BLD（－），RBC：5－7/HP，WBC：0－3/HP。一诊方减仙鹤草、玄参、麦冬、木蝴蝶、诃子，加熟地6g，补骨脂4g，桑螵蛸4g，党参5g，炒白术4g，茯苓4g，水蛭4g，黄芪改为7g。30剂，水煎服，日1剂。

三诊（1999年9月10日）：患者服药年余，中间曾有5~6次感冒。每遇感冒，病情即有反复，血尿加重，甚则出现尿蛋白。近3个月病情趋于稳定，未再感冒，大便日一次，不成形，纳眠皆可。理化检查：尿常规：BCD（＋－），PRO（－）。二诊方减雷公藤，加金钱草7g，巴戟天4g，升麻3g，元参4g，麦冬4g，蒲公英7g，川芎5g，僵蚕4g，蝉蜕3g，山药4g，扁豆4g，黄芪改为10g。10剂，研末，每次2g，日3次，温水冲服。

按：IgA肾病临床以反复血尿为主症，好发于青少年，男性多见。黏膜免疫与IgA肾病发病机制相关。西医对于单纯性血尿或（和）轻微蛋白尿一般无特殊治疗，治愈非常困难，病情多反复迁延。本案患者久治不愈，正虚邪恋，感冒、慢性咽炎、肠炎成为加重病情的重要诱因。详审诱因，尽快"澄源"便成为治疗关键，故以玄参、麦冬、桔梗、木蝴蝶、山豆根、马勃利咽解毒；肾络瘀阻，血不归经是血尿不止的重要原因，以桃仁、红花、黄柏、蒲黄炭、白茅根、茜草、土鳖虫、水蛭凉血化瘀；而培补脾肾是治疗肾病之本，故加入熟地、补骨脂、桑螵蛸、巴戟天、党参、炒白术、升麻、山药、扁豆。在临证时需分清缓急，标本兼顾，并且耐心守方，方能取效。

2. 健脾益肾、活血化瘀、清热止泻治疗 IgA 肾病

李某，男，32 岁，2009 年 6 月 19 日就诊。

主诉：血尿 3 月余。

初诊：患者半年前感冒后出现肉眼血尿，去内蒙古自治区医院诊断为"IgA 肾病"，予改善肾脏微循环对症治疗 3 个月后，肉眼血尿转为镜下血尿。经治疗虽可缓解，但经常反复，平素咽痛，大便不成形已多年，欲求中药治疗，故来朱老师门诊求诊。刻下症：反复镜下血尿，咽干，大便不成形，小便正常。舌质淡黯，舌苔黄白相间，脉沉。理化检查：尿常规：PRO（＋），BLD（＋＋＋＋＋），RBC：70－80/HP。西医诊断：IgA 肾病；中医诊断：尿血。证候：脾肾亏虚，瘀血内阻。治法：健脾益肾，活血化瘀，利咽解毒，清热止泻。拟肾炎方加减，处方：乌梅 4g，防风 3g，柴胡 5g，党参 7g，炒白术 5g，升麻 3g，川芎 5g，白僵蚕 4g，元参 4g，麦冬 4g，桔梗 3g，山豆根 4g，马勃 4g，诃子 4g，木蝴蝶 4g，龙眼肉 4g，炒枣仁 4g，仙鹤草 7g，莲草 4g，茜草 5g，紫草 5g，赤芍 5g，丹皮 5g，败酱草 7g，土茯苓 7g，红藤 7g，仙灵脾 5g，韭子 5g，蛇床子 5g，九香虫 5g，刺猬皮 4g，雄蚕蛾

5g，小茴香4g，荔枝核4g，乌药3g，黄连4g，木香3g，白芍4g，吴茱萸4g，荜茇4g，秦皮7g，赤石脂7g，马齿苋7g，灵芝5g，水蛭1.5g，土鳖虫1.5g，紫河车1.5g，白茅根7g，甘草2g。14剂，水煎服，每日1剂，分2次温服。

二诊（2009年7月3日）：复查尿常规镜检红细胞减少，蛋白尿消失，偶有咽干，大便稀，有时乏力，小便正常，睡眠一般。理化检查：尿常规：BLD（＋＋＋＋＋），RBC：30/HP。原方去元参、麦冬、桔梗、山豆根、马勃、诃子、木蝴蝶，加竹叶3g，通草3g。21剂，水煎服，每日1剂，分2次温服。

三诊（2009年8月28日）：复查尿常规镜下血尿明显缓解，仍大便有时不成形，小便正常。二诊方加伸筋草7g。14剂，水煎服，每日1剂，分2次温服。

按：IgA肾病引发病常为上呼吸道感染，其次为消化道、肺部和泌尿道感染。朱老认为脾肾亏虚为发病之本，腹泻多责之脾虚湿盛，咽炎为邪毒阻滞，久病致使脏腑功能紊乱，引发本病。治疗首重澄源，以肾炎方为主，加入治疗咽炎常用方、腹泻常用方；其次是培补脾肾，扶助正气，恢复脏腑功能，加入温补肾阳、补中益气的药物；再次是活血化瘀，以祛瘀滞之因。

3. 补益脾肾、调理开阖、化瘀止血、清热止带治疗慢性肾小球肾炎、IgA 肾病

李某某，女，37 岁，2009 年 8 月 19 日就诊。

主诉： 反复血尿 5 月余。

初诊： 患者述 2009 年初反复感冒不适，3 月份无明显诱因出现尿频、尿急、血尿，当地医院诊断为"泌尿系感染"，自服氟哌酸后病情有所缓解，后症状时轻时重，血尿反复不止。8 月前往北京军区总医院就诊，化验检查诊断为"肾小球肾炎、IgA 肾病"，给予"氯沙坦、阿魏酸哌嗪片、海昆肾喜、金水宝"等中西药物治疗，无明显疗效，经人介绍求诊朱老。刻下症：时腰困痛，劳累后加重，白带量多，色白，阴痒，乏力倦怠，纳可，眠可，余不适未述。舌质红舌尖红，舌苔根部黄腻，脉细滑。理化检查：2009 年 8 月 17 日，包头中心医院尿常规化验：PRO（微量），尿潜血（＋＋＋），RBC：形态畸形，RBC＞20/HP，WBC：0－1/HP。西医诊断：慢性肾小球肾炎、IgA 肾病；中医诊断：血尿。证候：脾肾亏虚，开阖不利，瘀血阻络。治法：补益脾肾，调理开阖，化瘀止血，清热止带。拟肾炎方加减，处方：乌梅 4g，防风 5g，柴胡 5g，五味子 4g，金钱草 7g，黄芪 10g，白花蛇舌草 7g，桃仁 5g，红花 5g，益母草 5g，生地 6g，熟地 6g，巴戟天 4g，桑螵蛸 4g，党参 7g，炒白术 5g，升麻 3g，川芎 5g，白僵蚕 4g，龙眼肉 4g，炒枣仁 4g，仙鹤草 7g，旱莲草 4g，茜草 5g，败酱草 7g，土茯苓 7g，

红藤 7g，仙灵脾 5g，韭子 5g，蛇床子 5g，乌贼骨 5g，椿根皮 5g，鸡冠花 5g，藿香 5g，黄精 5g，地肤子 5g，小茴香 4g，荔枝核 4g，乌药 3g，灵芝 5g，紫草 5g，丹皮 5g，赤芍 5g，茅根 7g，甘草 2g，水蛭胶囊 4 粒，土鳖虫胶囊 4 粒，紫河车胶囊 4 粒。14 剂，水煎服，日 1 剂。

二诊（2009 年 12 月 31 日）：患者加减服药 4 个月，自觉精神转佳，倦怠乏力减轻，但久行后腰困痛，经期前痛经明显，时肠鸣，大便溏泄，2～3 次/日，余不适未述。舌质红，舌苔薄白，脉细滑。理化检查：尿常规：BLD（＋＋），RBC：4－6/HP。一诊方减旱莲草、茜草，加黄连 4g，木香 3g，白芍 4g，吴茱萸 6g，萆薢 6g，秦皮 7g，赤石脂 7g，马齿苋 7g，白蔹 5g，五倍子 5g。28 剂，水煎服，日 1 剂。

三诊（2010 年 2 月 4 日）：患者加减服药 1 月余，精神好，乏力感消失，腰痛减轻，但怕凉，肠鸣增加，大便成形，每天 1～2 次，月经量少，白带量多，色淡黄，时咽干，余不适未述。舌质淡红，舌苔白，脉细。理化检查：尿常规：潜血（＋＋）。二诊方减白蔹、五倍子，加山药 4g，白扁豆 4g，芡实 4g。28 剂，水煎服，日 1 剂。

按：患者以反复血尿为主，伴腰困痛，白带量多，倦怠等，临床已确诊为慢性肾小球肾炎、IgA 肾病，朱老认为主要以改善肾脏血液微循环为主进行辨证治疗。病机主要责之于脾肾亏虚，瘀血内阻，精血外泄为主，故在治疗上补肾健脾、调理开阖、活血化瘀贯穿始终，拟肾炎方加减。针对育龄期女性肾病患者，多为脾肾不足，湿浊停留于下焦，最容易影响胞宫，出现脉络不通，湿热内蕴、脾肾虚寒的顽固带下，故酌加清热利湿之药，寒热并用，针对性治疗而获效，经验用方薏苡仁、败酱草、土茯苓、苦参、淫羊藿、韭子、蛇床子、小茴香、荔枝核、乌药等加减。二诊因痛经去寒凉活血药，并见肠鸣腹泻加治疗肠炎常用方。三诊因腰部怕凉去白蔹、五倍子两味性寒之品，加山药、白扁豆、芡实补益脾肾、除湿止带。

4. 健脾补肾、调理开阖、凉血化瘀、清热通淋治疗血尿

李某，男，28 岁，2009 年 6 月 25 日就诊。

主诉： 肉眼血尿 1 月余。

初诊： 患者 1 月前因劳累后出现乏力，肉眼血尿，伴腰酸、腰困，无浮肿、高血压、紫癜，在内蒙古医学院附属医院住院，进行相关检查尿白蛋白 ALB ＞16.0 ↑ug/ml，尿免疫球蛋白 IgG17.42 ↑ug/ml，尿常规：尿潜血（＋＋＋），尿蛋白（＋＋），RBC 满视野，100% 畸形。诊断为"慢性肾小球肾炎"，"IgA 肾病？"予以肾穿刺诊断，患者拒绝。给以抗生素等治疗近一月，紫癜、高血压控制，症状缓解出院。现病情时轻时重，蛋白尿、血尿化验检查无改变，经人介绍遂来朱老处就诊。刻下症：倦怠乏力，汗出，腰酸困重，纳差、胃脘不适，大便干，咽红，反复口腔溃疡。舌质黯，舌苔白，脉沉数。理化检查：B 超：前

列腺囊肿，膀胱三角区增厚，双肾未见异常。尿常规：PRO（＋＋＋＋），BLD（＋＋），RBC 满视野，大小不等，100% 畸形，部分残破；WBC：2－4/HP，上皮细胞：8－10/HP；24 小时尿蛋白定量 3.96g，透明管型：0－1 个。西医诊断：肾小球肾炎、IgA 肾病；中医诊断：血尿。证候：脾肾亏虚，瘀血阻滞，邪热内盛，迫血妄行。治法：健脾补肾，调理开阖，凉血化瘀，清热通淋。拟肾炎方加减，处方：乌梅4g，防风5g，柴胡5g，五味子4g，金钱草7g，黄芪10g，白花蛇舌草7g，桃仁5g，红花5g，益母草5g，生地6g，熟地6g，巴戟天4g，补骨脂4g，桑螵蛸4g，党参7g，炒白术4g，升麻3g，川芎5g，白僵蚕4g，肉桂4g，炒枣仁4g，仙鹤草7g，旱莲草4g，茜草5g，紫草5g，赤芍5g，仙灵脾5g，水牛角5g，败酱草7g，土茯苓7g，红藤7g，丹皮5g，韭子5g，蛇床子5g，九香虫5g，炙刺猬皮5g，竹叶4g，通草4g，荔枝核4g，秦皮7g，伸筋草7g，雄蚕蛾5g，小茴香4g，灵芝胶囊5粒，白茅根7g，甘草2g，水蛭胶囊4粒，土鳖虫胶囊4粒，紫河车胶囊4粒。14 剂，水煎服，日1剂。

二诊（2009 年 7 月 30 日）：患者加减服药一月余，现腰酸困重症状减轻，口腔溃疡已解，仍汗出多，尿频，口干，咽干，大便溏泄，不成形，1～2 次/日，余不适未述。舌质红，舌苔薄黄，脉沉数。理化检查：PRO（＋＋＋），BLD（＋＋＋），RBC：35－40/HP。一诊方减伸筋草、竹叶、通草，加元参4g，麦冬4g，桔梗3g，山豆根7g，马勃7g，诃子4g，木蝴蝶4g，乌药 3g，黄连 5g，木香 3g，白芍 4g，吴茱萸 4g，萆薢 6g，马齿苋 7g。14 剂，水煎服，日 1 剂。

三诊（2010 年 1 月 4 日）：患者加减用药 5 月余，自己感觉精神转佳，在本地医院化验尿常规等改善明显有时 PRO（+），BLD（+），但每次来就诊需乘车较长时间，可能由于患者劳累后在我院化验的结果均较本地为高。现小便时小腹抽痛感，大便每日一次，成形，但矢气较多，饮食尚可，余无不良主诉。舌质边尖略红，舌苔薄白，脉沉细。理化检查：PRO（++），BLD（++），RBC：5-13/HP，WBC：0-1/HP。二诊方减水牛角、元参、麦冬、桔梗、山豆根、马勃、诃子、木蝴蝶，加苏叶 7g，夏枯草 7g，黄柏 5g，蒲黄炭 4g。7 剂，水煎服，日 1 剂。

按：患者年青男性，以肉眼血尿为主，伴腰酸、腰困等，朱老认为本病病程长，病变过程复杂，病机主要责之于脾肾亏虚，瘀血阻滞，邪热内盛，迫血妄行，以健脾补肾、调理开阖、凉血化瘀、清热通淋为主，拟肾炎方加减。根据不同病理阶段的病症表现，分别辨证采用清热凉血止血、利咽解毒、调理肠胃、滋阴润燥等治法，有效控制了病情。

5. 健脾益肾、活血化瘀、调理开阖、燥湿止带治
   疗慢性肾小球炎、IgA 肾病

李某某，女，37 岁，2009 年 4 月 11 日就诊。

主诉：腰酸困痛，伴小腹冷痛、乏力半年余。

初诊：患者述年轻时曾做个体裁缝，劳累过度，

平素体质较弱。2008年冬，无明显诱因出现乏力，腰酸困，在内蒙古医学院附属医院化验检查，尿常规：BLD（＋＋＋），RBC：30/PH，PRO（＋），"肾小球肾炎?"，"IgA肾病?"，不能明确诊断，给予抗生素静点治疗一月余，略有缓解。尿化验检查持续潜血，时轻时重，蛋白时有时无，建议肾穿诊断，患者拒绝，遂来朱老处求中医药诊治。刻下症：腰酸困痛，小腹冷痛，以脐周为甚，乏力，大便溏薄，2次/日，不成形，咽干、咳痰，鼻部不适，白带不多，色黄，余无不适。舌质淡，舌苔白，脉沉弱。理化检查：2009年4月8日尿常规化验：BLD（＋＋＋），RBC：30/HP。2009年4月10日检查：PRO（＋），BLD（＋－），RBC：0－2/HP，WBC：3－4/HP，扁平上皮细胞：8－10/HP。既往亚甲炎病史3年，已治愈。西医诊断：慢性肾小球炎、IgA肾病；中医诊断：腰痛、血尿。证候：脾肾亏虚，瘀血阻络，湿热蕴结。治法：健脾益肾，活血化瘀，调理开阖，燥湿止带。拟肾炎方加减，处方：乌梅4g，防风5g，柴胡5g，五味子4g，金钱草7g，白花蛇舌草7g，黄芪10g，桃仁5g，红花5g，益母草5g，生地6g，熟地6g，巴戟天4g，补骨脂4g，桑螵蛸4g，党参7g，炒白术4g，升麻3g，元参4g，麦冬4g，桔梗3g，山豆根7g，马勃7g，诃子4g，木蝴蝶4g，双花5g，川芎5g，白僵蚕4g，辛夷5g，苍耳子4g，露蜂房7g，龙眼肉4g，茜草5g，炒枣仁4g，仙鹤草7g，旱莲草4g，败酱草7g，土茯苓7g，红花7g，仙灵脾5g，韭子5g，蛇床子5g，乌贼骨5g，椿根皮5g，鸡冠花5g，小茴香6g，荔枝核6g，乌药5g，黄连4g，木香3g，白芍4g，吴茱萸6g，萆薢6g，秦皮7g，赤石脂7g，马齿苋7g，灵芝5g，水蛭胶囊4粒，土鳖虫胶囊4粒，紫河车胶囊4粒，茅根7g，甘草2g。7剂，水煎服，日1剂。

二诊（2009年4月18日）：患者述服药后，纳食可。仍咽痛、颈痛。舌质淡，舌苔白，脉沉弱。理化检查：尿常规：PRO（+－），BLD（+－），RBC：7－8/HP，WBC：0－4/HP。一诊方加藿香5g，黄精5g，竹叶4g，通草4g，14剂，水煎服，日1剂。兼服颈椎Ⅲ号方（为朱老经验方由葛根汤和斑龙丸加减化裁而成，制散装胶囊。）

三诊（2009年9月23日）：患者已服药近半年，病情较稳定，从5月底开始，尿常规正常，患者精神转佳，纳可，仍腰困，大便日1次，已成形，仍有咽干，近期有时手臂麻木。理化检查：尿常规：（－）。二诊方减竹叶、通草，7剂，水煎服，日1剂。兼服咽炎Ⅱ号方（为朱老经验方由增液汤加减化裁而成，制散剂，2g/次）。

按：患者腰酸困痛为主，伴小腹冷痛、乏力等，虽然没有明确诊断是慢性肾小球炎、IgA肾病，但朱老认为可以按照肾炎的方药来进行辨证治疗。病机主要责之于脾肾亏虚、瘀血阻络、湿热蕴结，治法以健脾益肾、活血化瘀、调理开阖、燥湿止带为主，拟肾炎方加减。考虑到女性育龄期肾病患者，由于脾肾不足，湿浊停留于下焦，影响胞宫，见到脉络不通，寒热错杂的顽固的带下、月经病多可成为病情反复不愈的病因，并在临床表现上出现以腰痛、小腹疼痛、带下不止、小便不利涩痛等标实之证，临证必须要标本同治，审证求因，针对性治疗才能获得疗效。

6. 健脾益肾、活血止血化痰利咽治疗 IgA 肾病、上呼吸道感染

徐某某，女，31 岁，2008 年 12 月 11 日就诊。

主诉：IgA 肾病 2 年余。

初诊：患者于 2006 年 11 月因外感后出现腰困腰痛，小便不利，劳累后加重，就诊于内蒙古医学院第一附属医院，诊断为"增生性 IgA 肾病"，予免疫抑制剂对症治疗后症状缓解出院。自出院至今一直有肉眼或镜下血尿，多次检查尿常规，尿蛋白均在 2 + ~4 + 之间波动，现口服激素量为每日三片半。刻下症：小腹痛，小便时尿道偶有疼痛感，大便两日一行，咽痛，咽干，有痰难咳，纳眠皆可。舌质红边尖有齿痕，舌苔白，脉右寸脉细滑，关脉略弦，尺脉较沉。肾脏活检穿刺示：肾小球局灶性节段性改变。理化检查：尿常规：BLD（＋＋＋＋＋），PRO（＋＋），RBC：高倍电镜下满视野。西医诊断：IgA 肾病、上呼吸道感染；中医诊断：尿血、喉痹。证候：脾肾亏虚，瘀血内阻，痰热结喉。治法：健脾益肾，凉血止血。拟肾炎方加减，处方：乌梅4g，防风3g，柴胡5g，五味子5g，金钱草7g，白花蛇舌草7g，黄芪10g，桃仁5g，红花5g，益母草5g，熟地6g，巴戟天4g，桑螵蛸

4g，党参 7g，炒白术 5g，升麻 3g，川芎 5g，僵蚕 4g，
龙眼肉 4g，炒枣仁 4g，仙鹤草 7g，旱莲草 4g，茜草
5g，紫草 5g，牡丹皮 5g，赤芍 5g，水牛角 5g，败酱草
7g，土茯苓 7g，红藤 7g，淫羊藿 4g，韭子 4g，蛇床子
5g，小茴香 4g，荔枝核 4g，乌药 3g，黄连 3g，木香
3g，白芍 4g，吴茱萸 4g，荜茇 4g，秦皮 5g，灵芝 5g，
水蛭 4g，土鳖虫 4g，紫河车 4g，白茅根 7g，甘草 2g。
14 剂，水煎服，日 1 剂。其他治疗：嘱其口服激素用
量从即日起每隔两周减服半片。

二诊（2009 年 1 月 8 日）：镜下血尿好转，咳痰
消失，咽干缓解，仍有小腹痛，小便时尿道偶有疼痛
感，大便三日一行，近三日稍有便溏，现口服激素量
两片半，纳眠皆可。舌质淡红，舌苔白，脉右寸脉细
滑，关脉弦，尺脉仍较沉。理化检查：尿常规：PRO
（＋），BLD（＋＋＋）。一诊方减牡丹皮、赤芍、水
牛角，加生地 6g，玄参 4g，麦冬 4g，桔梗 3g，山豆
根 7g，马勃 7g，诃子 4g，木蝴蝶 4g，赤石脂 5g。30
剂，水煎服，日 1 剂。

按：大多数 IgA 肾病患者于上呼吸道感染后发生，
本案由外感后诱发所致，且病程较长，迁延日久，脾肾
亏虚，而久病必有瘀，故属虚实夹杂。调理开阖，培补
脾肾是肾病之本；肾络瘀阻，血不归经，精血外泄而见
持续的血尿及蛋白尿，活血化瘀即成治疗中的重要环
节。故选用凉血止血及化瘀止血之品，朱老更善用水
蛭、土鳖虫等虫类活血破瘀之品。现代药理研究证明水
蛭水煎剂对肾缺血有明显的保护作用，能降低血清尿素

氮、肌酐水平。培本之时不忘澄源，故选用针对胃肠系统及妇女生殖系统炎症之品组方。二诊血尿好转，便稍减凉血止血之品，又虑其咽部不适，加入养阴清热利咽的经验方，截断诱发因素，以巩固疗效。

7. 补益脾肾、活血化瘀、调理开阖、调和胃肠治疗 IgA 肾病、肾病综合征

张某某，男，42 岁，2009 年 1 月 8 日就诊。

主诉：倦怠乏力半年余。

初诊：患者述，2005 年单位体验时，尿常规检查示：尿蛋白（＋＋＋），血压增高，遂求诊于北京大学医院。进行肾穿刺诊断为 IgA 肾病（Ⅳ），代谢综合征，并给予相关的西药及中药治疗 2 年余，病情无明显好转。2008 年 6 月，经人介绍求诊朱老，目前已加减服药半年余，尿蛋白已减为（＋），乏力感减轻。刻下症：近期因寒凉劳累，出现腰痛，阴囊潮湿，受凉后恶心，易乏力，余未述。舌质淡略黯，舌苔薄白，脉沉。理化检查：BLD：蛋白（＋），隐血（－），PRO（＋＋），血脂分析 TG：2.24mmol/L，血糖（－）。西医诊断：IgA 肾病（Ⅳ）、肾病综合征；中医诊断：虚劳。证候：脾肾亏虚，瘀血阻络，胃肠失和。治法：补益脾肾，活血化瘀，调理开阖，调和胃肠。拟肾炎方加减，处方：乌梅 4g，防风 3g，柴胡 5g，五味子 4g，金钱草 7g，黄芪 10g，白花蛇舌草 7g，桃仁 5g，红花 5g，益母草 5g，生地 6g，熟地 6g，巴戟天 4g，桑螵蛸 5g，党参 7g，炒白术 5g，升麻 3g，川芎 5g，天蝎 4g，黄连 4g，木香 4g，白芍 4g，吴茱萸 4g，荜茇 4g，秦皮 7g，赤石脂 7g，马齿苋 7g，淫羊藿 5g，菟丝子 5g，灵芝 5g，白茅根 7g，水蛭胶囊 4粒，土鳖虫胶囊 4粒，紫河车胶囊 4粒同，甘草 2g。14 剂，水煎服，日 1 剂。

二诊（2009 年 4 月 9 号）：患者加减服药 2 月余，腰痛、阴囊潮湿已消失，仍易疲劳。其他不适未述。舌质淡红，舌苔白，脉沉。理化检查：BLD：PRO（＋），BLD（－）。一诊方减黄连、木香、吴茱萸、荜茇、秦皮、赤石脂、马齿苋、淫羊藿、菟丝子，加炙龟版 5g，炙鳖甲 5g，女贞子 4g，旱莲草 4g，姜黄 5g，葫芦巴 5g，豨莶草 7g，夏枯草 7g，黄芩 7g，杜仲 7g，代赭石 7g，珍珠母 7g，石决明 7g。7 剂，水煎服，日 1 剂。

按：患者以倦怠乏力为主，经诊断为"IgA 肾病""肾病综合征"。此病属痼疾，治疗棘手，病情缠绵，时轻时重。病机主要责之于脾肾亏虚、瘀血阻络、胃肠失和，以补益脾肾、活血化瘀、调理开阖、调和胃肠为治法，拟肾炎方加减，临床上根据症状的变化可随证加减用药。

（六）狼疮肾

1. 健脾益肾、活血化瘀、利咽润喉治疗系统性红斑狼疮（狼肾）

安某某，女，30 岁，2007 年 12 月 7 日就诊。

主诉：系统性红斑狼疮病史两年半，伴双下肢反复浮肿。

初诊：患者两年半前因脱发、关节痛、发热，在内蒙古医学院附属医院确诊为"系统性红斑狼疮"，伴有肾脏损伤，给予激素冲击疗法、免疫抑制剂及改善肾脏微循环等对症治疗，病情未能控制。肾脏损害有加重趋势，欲求中药治疗，故来朱老师门诊。刻下症：双下肢浮肿，少尿，腰困，乏力，咳嗽痰多，咽痛，纳食可，大便调，小腹坠胀且凉，带下色白量多。舌质黯，苔白，脉沉。其他：双下肢压痕（＋＋），咽不红。理化检查：尿常规：PRO（＋＋＋＋），BLD（＋），RBC：230/HP（0－25），WBC：62.60/HP（0－25），上皮细胞：27.50/HP（0－10），抗SSA抗体（＋＋），抗rRNP抗体（＋＋），ds－DNA（＋），血沉：83mm/h，BUN：4.32mmol/L，Cr：72.4μmol/L，UA：568mmol/L。现强的松每日30mg。西医诊断：系统性红斑狼疮；中医诊断：虚劳。证候：脾肾亏虚，瘀血内阻。治法：健脾益肾，活血化瘀，利咽润喉。拟过敏煎加减，处方：乌梅4g，防风3g，柴胡5g，五味子4g，金钱草7g，红花5g，黄芪10g，桃仁5g，炒白术5g，熟地6g，生地6g，巴戟天4g，桑螵蛸4g，党参7g，僵蚕4g，升麻3g，川芎5g，白花蛇舌草7g，元参4g，麦冬4g，桔梗3g，山豆根7g，马勃7g，诃子4g，千层纸4g，败酱草7g，土茯苓7g，红藤7g，仙灵脾4g，韭子4g，蛇床子5g，山药4g，扁豆4g，芡实4g，小茴香4g，荔枝核4g，乌药3g，白茅根7g，甘草2g，灵芝胶囊4粒，水蛭胶囊4粒，土鳖虫胶囊

4粒，紫河车胶囊4粒。30剂，水煎服，日1剂。其他治疗：强的松30mg/d。

二诊（2008年9月8日）：患者服药后，双下肢浮肿消失，偶有腰困、乏力，无咳嗽、咯痰，白带色黄，阴痒，二便正常，眠可，纳可，咽不红。舌淡黯，舌苔黄白相间，脉沉。理化检查：尿常规检查：PRO：（＋－），BLD（＋＋），RBC：5－8个/HP，扁平上皮细胞：8－10个/HP。一诊方减生地、元参、麦冬、桔梗、山豆根、马勃、诃子、千层纸、山药、扁豆、芡实，加益母草5g，乌贼骨5g，椿根皮5g，鸡冠花5g，藿香5g，黄精5g，地肤子5g，白蔹5g，五倍子5g，干姜4g，黄连4g，木香3g，白芍4g，吴茱萸4g，萆薢4g，秦皮7g。30剂，水煎服，日1剂。其他治疗：强的松10mg/d。

三诊（2009年2月16日）：双下肢浮肿消失，偶有乏力，无腰困、咳嗽，白带量少色白，二便正常，眠可，纳可，咽不红。舌淡红，舌苔白。尿常规各项均正常。ANA抗体1：80。二诊方减藿香、黄精、地肤子、白蔹、五倍子、干姜、黄连、木香、白芍、吴茱萸、萆薢、秦皮。将原方中水蛭、土鳖虫、紫河车胶囊剂量调整为5粒。10剂，研末温开水冲服，每次2g，日3次。其他治疗：强的松5mg/d。

按：患者系统性红斑狼疮继发肾损害，病属虚劳，病因在于正虚邪气直中，因虚致损，因损致劳，遵仲景治虚劳"甘温扶阳、补益脾肾"及"久漏必瘀"，立其大法，补益脾肾、活血化瘀贯穿疾病始终。必须辨证与辨病结合，标本同治。虽脾肾亏虚，瘀血阻络是基本病机，但新病引发宿疾，机体免疫功能紊乱，致脏气失调，故在病变过程中，经常见到上热下寒的咽痛及下肢水肿，小腹坠胀发凉，带下色白量多等错杂症，故要随证施以利咽解毒、散寒燥湿、止带杀虫、清利湿热之品，以急则治标，阻止病情进展。系统性红斑狼疮不易治愈，但狼疮所引起的肾损害却是可以控制的。

2. 健脾益肾、活血化瘀、清痰利咽治疗系统性红
  斑狼疮、狼疮肾

柴某，女，19岁，1998年1月22日就诊。

主诉：确诊系统性红斑狼疮、狼疮肾1年余。

初诊：患者于1996年10月因发热，关节疼痛，在厦门某医院（具体不详）经化验检查，确诊为"系统性红斑狼疮、狼疮肾"。当时给予强的松60mg/d、雷公藤多苷6片/日治疗，症状缓解不明显。欲求中医治疗，故求朱老诊治。刻下症：饮食尚可，眠安，咽红充血。舌质黯红苔白，脉沉。理化检查：尿常规：PRO（＋＋＋），RBC：10－15/HP，颗粒管型：2－3/HP，C3：0.81，C4：0.26，ANA抗体：80倍（＋），CIC：700，IgG：7.2，IgA：1.14，IgM：0.96，肾功：BUN：4.89，Cr：76.2μmol/L。西医诊断：系统性红斑狼疮、狼疮肾；中医诊断：虚劳、喉痹。证候：脾肾亏虚，瘀血内阻，痰热结喉。治法：健脾益肾，活血化瘀，清痰利咽。拟肾炎方加减，处方：乌

梅 4g，防风 3g，柴胡 5g，五味子 4g，雷公藤 7g，黄芪 10g，白花蛇舌草 7g，桃仁 5g，红花 5g，益母草 5g，生地 6g，熟地 6g，补骨脂 4g，桑螵蛸 4g，党参 7g，炒白术 4g，玄参 4g，麦冬 4g，桔梗 4g，木蝴蝶 4g，山豆根 7g，茜草 4g，水蛭 7g，紫河车 7g，白茅根 7g，甘草 2g。30 剂，水煎服，日 1 剂。强的松 20mg/d，雷公藤多苷 6 片/日。

二诊（1998 年 4 月 17 日）：服药 3 月余，现今晨起咽痛，大便一日 2 次，便溏，便前腹痛，时有腰痛，双下肢不浮肿，睡眠一般。舌质红，舌苔白，脉沉细涩。理化检查：尿常规：PRO（+），RBC：2 - 3/HP。一诊方减木蝴蝶、茜草、紫河车，加胖大海 4g，黄芩 5g，木香 3g，白芍 4g，诃子 4g，半枝莲 7g。30 剂，水煎服，日 1 剂。口服强的松 10mg/d，雷公藤多苷 3 片/日。

三诊（1998 年 10 月 21 日）：服药半年，激素减至 7.5mg/d，雷公藤已停，月经已来，尿蛋白转阴，仍咽干，喉中有痰，大便每日 1～2 次，时腰痛，纳可，眠佳。理化检查：尿常规：PRO（-）。二诊方减补骨脂、胖大海、黄芩、木香、白芍、诃子、半枝莲，加巴戟天 4g，僵蚕 4g，蝉蜕 3g，生石膏 7g，知母 4g，肉桂 1g，升麻 3g，威灵仙 5g，络石藤 5g，磁石 5g，怀牛膝 4g，蜈蚣 2 条。30 剂，水煎服，日 1 剂。

按：患者明确诊断系统性红斑狼疮、狼疮肾，但朱老经辨证与辨病后认为可以用肾炎方进行治疗。该患者就诊时，服用激素、雷公藤病情虽有所控制，但持续尿蛋白对肾脏损害较大，且形体改变严重、闭经等副作用已经突显。朱老认为其证属脾肾亏虚、瘀血阻络、精气失固，治疗始终以健脾益肾、活血化瘀、固精止泻为主；而病情反复则多属正虚易感外邪，内外同病，导致机体免疫功能紊乱所致，临证根据患者具体症状，针对性选用养阴清痰利咽、调理肠腑、通经活络等法，从而获取满意疗效。

（七）紫癜肾

1. 健脾益肾、凉血活血、清利下焦湿热治疗过敏性紫癜、紫癜肾

冀某，女，7岁，2008年9月8日就诊。

主诉： 反复镜下血尿5月余。

初诊： 患者2007年腊月初八因感冒出现全身出血点，并融合成片。在内蒙古医院确诊为"过敏性紫癜"，予抗过敏、改善毛细血管脆性药物对症治疗，症状消失。以后每喝牛奶或感冒，上述症状即复发。在内蒙古中蒙医院服蒙药治疗，尿中蛋白消失，但镜下血尿依然。欲求中医治疗，故来朱老门诊就诊。刻下症：阴痒，尿床，镜下血尿，纳眠皆可。舌质淡红，舌苔白，脉沉缓。理化检查：尿常规：BLD（+），PRO（+++），RBC：10/HP。西医诊断：过敏性紫癜、紫癜肾；中医诊断：尿血、紫斑。证候：脾肾亏虚，下焦湿热，瘀血内阻。治法：健脾益肾，凉血活

血，清利下焦湿热。拟肾炎方加减，处方：乌梅2g，防风1.5g，柴胡2.5g，五味子2g，金钱草3.5g，吴茱萸2g，白花蛇舌草3.5g，桃仁5g，红花2.5g，益母草2.5g，熟地3g，党参3.5g，巴戟天2g，桑螵蛸2g，炒白术2.5g，升麻1.5g，川芎2.5g，茜草2.5g，白僵蚕2g，龙眼肉2g，炒枣仁2g，仙鹤草3.5g，墨旱莲2g，红藤3.5g，败酱草3.5g，土茯苓3.5g，仙灵脾2.5g，白芍2g，芡实2g，山药2g，荔枝核2g，白扁豆2g，甘草1g，小茴香2g，椿根皮2.5g，鸡冠花2.5g，乌贼骨2.5g，灵芝2.5g，乌药1.5g，黄连2g，木香1.5g，韭子2.5g，黄芪5g，萆薢2g，白茅根3.5g，水蛭2.5g，土鳖虫2.5g，紫河车2.5g，蛇床子2.5g。7剂，水煎服，日1剂。

二诊（2008年10月11日）：服药3周，阴痒消失，复查两次尿常规BLD均为（－），仍有尿床，饮食可，二便调，睡眠一般。尿常规：BLD（－）。一诊方减芡实、山药、荔枝核、白扁豆，加秦皮3.5g，山茱萸2g，益智仁2g，覆盆子2g，更改药量水蛭2g，土鳖虫2g，紫河车2g。7剂，水煎服，日1剂。

三诊（2009年4月7日）：尿检均已转阴，吃奶制品后，尿检出现血尿、蛋白。理化检查：各项正常。守二诊方，10剂，研末水冲服每日3次，每次2g。

按：本案患者年幼，肾气未充，因外感和饮食因素而致血络受损，出现肌肤紫斑，进而导致肾脏血络受损，出现血尿、蛋白尿及管型尿。虽对症治疗控制了病情，但余邪未尽，正气已伤。患者肾气不足，封藏无权，故见本应肾气盛之时仍见尿床；精气失于约束而外泄，故致蛋白尿；免疫功能紊乱导致脏腑气血失调，血不归经，留而成瘀，瘀血内阻，则尿血不止。调理开阖，培补脾肾，活血化瘀，以纠正机体调节免疫功能紊乱，恢复脾肾气化功能乃治病之本，故选用"培本"的几组药物。虽经治疗，现仍有血尿，故选用龙眼肉，炒枣仁、仙鹤草、旱莲草、茜草等以加强凉血止血、养血之功效，以便控制体内精微物质的流失。脾肾不足，郁热未散，更迫下焦，而致下焦湿热不清，下阴瘙痒。其隐形病灶为生殖系统炎症，故以败酱草、土茯苓、红藤、乌贼骨、椿根皮、鸡冠花等利湿化浊；仙灵脾、韭子、蛇床子温助肾阳散寒湿；小茴香、荔枝核、乌药行气止痛，温肾散寒；同时加入扁豆、山药、芡实以健脾益肾，共治下焦湿热。二诊阴痒消失故减渗湿止带之品，而加强健脾益肾之功。效不更方，三诊故将方药改为散剂冲服，以巩固疗效，药证相合，故取良效。

2. 清热凉血、止血化瘀、利咽解毒、调补脾肾治疗过敏性紫癜、紫癜肾、上呼吸道感染

李某，女，13 岁，2004 年 2 月 7 日就诊。

主诉：血尿、下肢散在分布皮下出血点或出血斑 1 月。

初诊：患者 2004 年 1 月，原因不明突然出现肉眼血尿，随后下肢出现皮下出血点或斑，并伴有腹痛、腹泻。在当地检查，诊断为"过敏性紫癜、紫癜性肾

炎"，予抗过敏，改善毛细血管脆性等对症治疗。以后症状时轻时重，未能控制。欲服中药治疗，故求朱老诊治。刻下症：双下肢散在出血斑点，伴有咽干咽痛，纳可，腹痛，大便每日1～2次，不成形。睡眠一般，咽红、充血，扁桃体肿大。舌质红舌苔白，脉浮滑。理化检查：尿常规：BLD（＋＋＋＋），PRO（＋），RBC：6－8/HP。既往史：慢性扁桃腺炎、慢性腹泻病史。西医诊断：过敏性紫癜、紫癜肾、上呼吸道感染；中医诊断：血尿、紫癜。证候：邪毒未尽，热伤脉络，脾肾亏虚。治法：清热凉血，止血化瘀，利咽解毒，调补脾肾。拟过敏煎加减，处方：乌梅4g，防风3g，柴胡5g，五味子4g，金钱草7g，黄芪10g，白花蛇舌草7g，桃仁5g，红花5g，益母草5g，生地4g，赤芍5g，丹皮5g，水牛角5g，黄连4g，木香3g，白芍4g，高良姜4g，香附4g，吴茱萸4g，萆薢4g，炮姜4g，黄柏5g，蒲黄炭4g，仙鹤草4g，墨旱莲4g，地榆4g，玄参4g，麦冬4g，桔梗3g，山豆根7g，蒲公英7g，诃子4g，千层纸4g，灵芝5g，水蛭4g，土鳖虫4g，紫河车4g，白茅根7g，甘草2g。36剂，水煎服，日1剂。

二诊（2004年7月5日）：咽痛减轻，仍干有痰，双下肢紫癜近日未起，乏力，有时腰困，大便日1～2次，基本成形，纳可，睡眠一般。尿常规：BLD（＋），PRO（＋－），RBC：1－3/HP。一诊方减黄连、木香、白芍、高良姜、香附、吴茱萸、萆薢、炮姜、墨旱莲、玄参、麦冬、桔梗、山豆根、蒲公英、千层纸，加熟地 6g，紫草 5g，巴戟天 4g，桑螵蛸 4g，党参 7g，炒白术 5g，升麻 3g，川芎 4g，白僵蚕 4g，山药 4g，白扁豆 4g，茯苓 4g，藿香 3g，仙灵脾 5g，菟丝子 5g。21 剂，水煎服，日 1 剂。

三诊（2005 年 1 月 14 日）：服药半年，双下肢出血点已 4 个月未发，蛋白尿转阴也有 3 月余，血尿在微量与阴性间波动，腰困消失，二便正常，纳可，眠可。理化检查：尿常规各项正常。二诊方加龙眼肉 4g，炒枣仁 4g，旱莲草 4g，芡实 4g，吴茱萸 4g，荜茇 4g，陈皮 3g，木香 3g，白豆蔻 2g，川厚朴 3g，半夏 4g。10 剂，研面，日 3 次，每次 2g，温水冲服。

按：过敏性紫癜是血管变态反应性疾病，不同部位血管受累会引起多种典型临床表现。本例患者临床表现为腹型和肾型，朱老辨证认为病机是邪毒未尽、热伤脉络、脾肾亏虚，采用清热凉血、止血化瘀、利咽解毒、调补脾肾之法进行治疗，采用过敏煎（肾炎方）进行加减治疗。本案的辨治特点在于：腹泻、腹痛、慢性扁桃体炎均可机体免疫功能失调，故而在调补脾肾之时，更要着重治疗局部病灶，防治感染；用药培补脾肾，切断诱因，控制腹泻；调理脏腑之气，条畅气血，恢复阴阳平衡，提高机体免疫功能；活血化瘀，引血归经，根除阻碍本病痊愈的主要因素，全面兼顾，即可治愈本病。

3. 健脾益肾、化瘀止血、清热解毒、养阴利咽治疗过敏性紫癜、紫癜肾

李某某，女，26 岁，2005 年 8 月 22 日就诊。

主诉：双下肢散在出血点 10 个月，血尿、蛋白尿半年。

初诊：患者于 2004 年底，无明显诱因突然出现全身出血点，色红，伴痒。在内蒙古医院经化验检查（具体不详），确诊为"过敏性紫癜"，予抗过敏和改善毛细血管脆性对症治疗。症状缓解后，后每遇饮食不当或感冒劳累后，上述症状复发。一直西医治疗，病情未见缓解。半年前查尿常规发现镜下血尿、蛋白尿，内蒙古医院确诊"紫癜肾"。予以对症治疗，症状缓解不明显。欲求中医治疗，故来朱老门诊。刻下症：双下肢散在出血点，色红，无紫斑，咽痛，咳嗽，咳痰，痰黄，腰痛，手足心热，二便尚可，咽部充血。舌质淡红，苔白，脉浮缓。理化检查：尿常规：BLD（＋＋），PRO（＋－），RBC：3 － 6/HP，WBC：5 － 10/HP。西医诊断：过敏性紫癜、紫癜肾；中医诊断：紫斑、血尿。证候：脾肾亏虚，瘀血内阻，风热结喉。治法：健脾益肾，化瘀止血，清热解毒，养阴利咽。拟肾炎方加减，处方：乌梅 4g，防风 3g，柴胡 5g，五味子 4g，金钱草 7g，白花蛇舌草 7g，黄芪 10g，桃仁 5g，红花 5g，益母草 5g，生地 6g，熟地 6g，巴戟天 4g，桑螵蛸 4g，党参 7g，炒白术 4g，升麻 3g，川芎 5g，白僵蚕 4g，玄参 4g，麦冬 4g，桔梗 4g，山豆根

7g，马勃7g，诃子4g，蝉蜕3g，木蝴蝶4g，石韦5g，车前子4g，鱼腥草7g，黄芩7g，黄连3g，木香3g，白芍4g，吴茱萸4g，萆薢4g，龙眼肉4g，炒枣仁4g，仙鹤草7g，旱莲草4g，黄柏5g，蒲黄炭4g，仙灵脾5g，菟丝子5g，灵芝5g，水蛭4g，土鳖虫4g，紫河车4g，白茅根7g，甘草2g。21剂，水煎服，日1剂.

二诊（2005年9月23日）：双下肢散在出血点消失，咽痛咳嗽消失，仍腰困，手足心热缓解，小腹胀满，白带量多色黄，饮食可，二便调，睡眠一般。舌质红，舌苔黄，脉浮缓。理化检查：尿常规：BLD（＋），PRO（－），RBC：1－3/HP，WBC：40－50/HP，扁平上皮细胞：（＋）。一诊方减生地、玄参、麦冬、桔梗、山豆根、马勃、诃子、蝉蜕、木蝴蝶、石韦、车前子、鱼腥草、黄芩、黄连、木香、白芍、吴茱萸、萆薢、菟丝子，加煅龙骨7g，煅牡蛎7g，败酱草7g，土茯苓7g，苦参7g，韭子5g，蛇床子5g，山药4g，白扁豆4g，芡实4g，乌贼骨5g，椿根皮5g，鸡冠花5g，小茴香4g，荔枝核4g，乌药3g。30剂，水煎服，日1剂。

三诊（2005年12月2日）：尿蛋白已转阴，小腹仍胀，带下已明显减少，色白，余无明显不适。理化检查：尿常规（－）。二诊方减山药、白扁豆、芡实。10剂，研面，每次2g，1日3次温开水送服。

按：本案例为过敏性紫癜由于治不彻底，而诱发形成紫癜肾。辨证治疗中，一定要审证求因，采取针对性治疗，清除感染源，才能消除诱因，获得显效。

详审该患病情迁延加重，主要是由呼吸系炎症如反复咽痛、咳痰等，及生殖系炎症如反复的腹痛、带下等，致使肾脏损害加重，血尿、蛋白尿反复，不能好转，一旦辨证准确，治疗得当，病情便很快减轻，直至临床症状消失。

4. 健脾益肾、活血化瘀、清热利咽治疗过敏性紫癜、紫癜肾

李某，女，7 岁，2009 年 6 月 13 日就诊。

主诉：双下肢现出血点 1 周，确诊紫癜肾 2 天。

初诊：患者 1 周前因感冒出现双下肢出血点，色红伴痒。在内蒙古医学院附属医院确诊"过敏性紫癜"，予抗过敏改善毛细血管脆性对症治疗，症状明显缓解。2 天前化验尿常规有白蛋白，潜血，在内蒙古医学院附属医院确诊为"紫癜肾"。欲求中药治疗，故求朱老诊治。刻下症：双下肢散在出血点，咽干，饮食可，二便正常。舌质红，舌苔白，脉沉。理化检查：尿常规：BLD（＋＋），PRO（＋），RBC：6－8/HP。西医诊断：过敏性紫癜—紫癜肾；中医诊断：紫斑。证候：脾肾亏虚，瘀血内阻。治法：健脾益肾，活血化瘀，清热利咽。拟肾炎方加减，处方：乌梅 2g，防风 1.5g，柴胡 2.5g，五味子 2g，金钱草 3.5g，白花蛇舌草 3.5g，黄芪 5g，桃仁 2.5g，红花 2.5g，生地 3g，熟地 3g，川芎 2g，白僵蚕 2g，党参 3.5g，炒白术 2.5g，升麻 1.5g，巴戟天 2g，桑螵蛸 2g，龙眼肉 2g，炒枣仁 2g，仙鹤草 3.5g，旱莲草 2g，茜草 2.5g，

紫草 2.5g，赤芍 2.5g，丹皮 2.5g，败酱草 3.5g，土茯苓 3.5g，红藤 3.5g，黄连 4g，木香 1.5g，白芍 2 g，吴茱萸 4g，萆薢 4g，仙灵脾 5g，韭子 2.5g，蛇床子 3.5g，九香虫 3.5g，刺猬皮 2.5g，雄蚕蛾 2.5g，小茴香 2g，荔枝核 2g，乌药 1.5g，秦皮 3.5g，灵芝 2.5g，水蛭 0.7g，土鳖虫 0.7g，紫河车 0.7g，白茅根 3.5g，甘草 1g。21 剂，水煎服，日 1 剂。

二诊（2009 年 7 月 4 日）：双下肢散在出血点消失，咽不利，饮食可，二便正常。理化检查：尿常规：BLD（＋），PRO（＋），RBC：8－12/HP。一诊方加元参 2g，麦冬 2g，桔梗 1.5g，山豆根 2.5g，马勃 3.5g，诃子 2g，木蝴蝶 2g，辛夷 2.5g，苍耳子 2g，露蜂房 3.5g。80 剂，水煎服，日 1 剂。

三诊（2009 年 9 月 26 日）：咽有时不利，饮食可，二便正常。理化检查：尿常规：BLD（＋－），PRO（－）。二诊方减辛夷 2.5g，苍耳子 2g，露蜂房 3.5g。14 剂，水煎服，日 1 剂。

按：患者年幼，因感冒引起过敏性紫癜、紫癜肾，详审病因，针对性治疗，清除感染源，才能消除诱因，获得显效。该患者主要由感冒引起发病，进而肾脏毛细血管受损，血尿、蛋白尿反复，不能好转。辨证脾肾亏虚、瘀血内阻为主，治疗健脾以益肾、活血化瘀、清热利咽为法，方药以"澄源"为主，着力消除感染因素，对呼吸道炎症、胃肠道炎症、泌尿系炎症有针对性治疗，治病和预防感染灶转移同时进行，病情便很快减轻，直至临床症状消失。

5. 健脾益肾、活血化瘀、清热固肠、凉血止血治
疗过敏性紫癜、紫癜性肾病

宋某，女，17岁，2005年4月29日就诊。

主诉： 皮肤出现紫癜4月余，尿中出现隐血、红细胞2月余。

初诊： 患者于今年一月初突然腹痛，其后数日即全身出现出血点，有的融合成片，色鲜红。内蒙古医院确诊"过敏性紫癜"，予抗过敏、改善毛细血管脆性等对症治疗，稍有缓解。两月后，小便出现肉眼血尿、蛋白尿，诊断为"紫癜性肾炎"，即予强的松75mg/d，症状随即缓解。一周后强的松减至60mg/d，一月后减至30mg/d。尿蛋白消失，但血尿仍未控制，隐血（3＋~4＋），RBC：40－60/HP。现激素20mg/d，病情不见缓解。欲求中医治疗，故来朱老师门诊求诊治。刻下症：现腹痛偶作，大便一日2~3次，不成形，其它无明显不适。舌质淡红，舌苔白，脉沉弱。尿常规：PRO（＋－），BLD（3＋），RBC：60－65/HP。西医诊断：过敏性紫癜—紫癜性肾病；中医诊断：血尿。证候：脾肾亏虚，瘀血内阻，热伤血络。治法：健脾益肾，活血化瘀，清热固肠，凉血止血。拟肾炎方加减，处方：乌梅4g，防风3g，柴胡5g，五味子4g，金钱草7g，黄芪10g，白花蛇舌草7g，桃仁5g，红花5g，益母草5g，生地6g，熟地6g，巴戟天4g，桑螵蛸4g，党参5g，炒白术4g，升麻3g，川芎4g，白僵蚕4g，炒枣仁5g，龙眼肉4g，旱莲草4g，丹

皮 5g，紫草 5g，赤芍 5g，仙鹤草 5g，水牛角 5g，黄柏 5g，蒲黄炭 4g，黄连 4g，木香 3g，白芍 4g，吴茱萸 4g，萆薢 4g，仙灵脾 5g，菟丝子 5g，灵芝 5g，水蛭 4g，土鳖虫 4g，紫河车 7g，白茅根 7g，甘草 2g。30 剂，水煎服，日 1 剂。其他治疗：强的松 20mg/d。

二诊（2005 年 8 月 11 日）：服药 4 月，腹已不痛，大便日 1～2 次，仍不成形，血尿明显缓解，纳可。尿常规：PRO（－），BLD（＋），RBC：0－2/HP。一诊方减生地、升麻、紫草、赤芍、水牛角、木香、白芍，加葛根 5g，诃子 4g，黄芩 5g，秦皮 5g，马齿苋 7g。30 剂，水煎服，日 1 剂。强的松停服。

三诊（2006 年 9 月 18 日）：服药 10 月，大便日一次，成形，腹不痛。小便正常，隐血消失已 4 月，4 月中未再出隐血，病情基本稳定。病属顽疾，仍当注意，防止复发。二诊方减葛根、诃子、黄芩、黄柏、蒲黄炭、马齿苋，加茜草 5g，木香 3g，白芍 4g，赤石脂 5g。10 剂，研面，每次 2g，温水冲服，日 3 次。

按：朱老经诊治认为该案患者日久不愈的原因是脾肾亏虚日久，肠道湿热之邪留恋不去，引发脏腑气机失调，气血失常，瘀血内阻，致使升降失常，开阖失司，出现大便异常、血尿等症状。因此，在健脾益肾、活血化瘀、凉血止血的基础上，清利肠道湿热，成为本例病案的治疗关键。

6. 凉血化瘀、解毒利咽、健脾益肾治疗过敏性紫癜、紫癜肾

孙某，男，9岁，2006年8月7日就诊。

主诉： 确诊为紫癜肾近1月，病情不能控制。

初诊： 患者于2006年6月13日因感冒，发热，体温达39℃，伴咽痛，双下肢散在红色斑点，就诊当地医院，诊断为"感冒，扁桃体化脓，过敏性紫癜"，给予抗生素等治疗后，发热等症缓解。7月15日在当地医院复诊，尿常规化验尿蛋白阳性，遂诊断为"紫癜肾"。欲求中医治疗，故来朱老师门诊求治。刻下症：双下肢散在出血性斑疹，伴咽干痛，咳嗽，咳痰，色白，咽红充血，扁桃体Ⅲ度肿大，大便日1~2次，不成形，小便正常。舌质红，舌苔白黄相间，脉浮滑。理化检查：（2006年6月13日）血常规：LYMPH%（淋巴细胞比率）：49.9，NEUT%（中性粒细胞比率）：43.8。（2006年8月7日）尿常规：BLD（＋＋＋），PRO（＋＋），RBC：5-7/HP。血常规：血小板：340×10^9/L。西医诊断：（1）过敏性紫癜、紫癜肾，（2）上呼吸道感染；中医诊断：感冒、血尿。证候：风热袭肺，热伤血络，脾肾亏虚。治法：凉血化瘀，解毒利咽，健脾益肾。拟肾炎方加减，处方：乌梅4g，防风3g，柴胡5g，五味子5g，金钱草7g，白花蛇舌草7g，黄芪10g，桃仁5g，红花5g，益母草5g，生地6g，熟地6g，巴戟天4g，桑螵蛸4g，党参7g，炒白术5g，升麻3g，川芎5g，白僵蚕4g，玄参4g，麦冬4g，桔梗

3g，山豆根 7g，马勃 7g，木蝴蝶 4g，诃子 4g，金银花
5g，蒲公英 7g，龙眼肉 3g，炒枣仁 4g，仙鹤草 5g，旱
莲草 5g，茜草 5g，黄柏 5g，蒲黄炭 4g，丹皮 5g，赤芍
5g，紫草 5g，水牛角 5g，黄连 4g，木香 3g，白芍 4g，
吴茱萸 4g，荜茇 4g，秦皮 7g，赤石脂 7g，仙灵脾 5g，
菟丝子 5g，灵芝 5g，水蛭 4g，土鳖虫 4g，紫河车 4g，
白茅根 7g，甘草 2g。30 剂，水煎服，日 1 剂。

二诊（2007 年 12 月 3 日）：上方加减服用一年
余，腿部紫癜消失半年，未再出现。血尿虽有好转，
但未能控制，时轻时重。详细询问，患者平素常鼻塞、
喷嚏，时有鼻痒，大便 1~2 次/日，成形。理化检查：
尿常规：BLD（＋＋），PRO（－），RBC：1－3/HP。
一诊方减生地、玄参、麦冬、桔梗、山豆根、马勃、
千层纸、金银花、蒲公英、黄柏、蒲黄炭、丹皮、紫
草、水牛角，加葛根 5g，桂枝 3g，赤芍 3g，辛夷 5g，
苍耳子 4g，细辛 3g，白芷 4g，露蜂房 7g，马齿苋 7g。
30 剂，水煎服，日 1 剂。

三诊（2008 年 6 月 2 日）：服药半年，每遇过敏
性鼻炎犯病，血尿即加重。过敏性鼻炎控制，则血尿
减轻或转阴。其他已无明显异常。理化检查：尿常规：
BLD（－），PRO（－）。同二诊方，10 剂，研面，每
次 2g，温水冲服，1 日 3 次。

按：本病例是由外感、过敏性紫癜迁延失治后形成
的"紫癜肾"，初起病机在于脾肾亏虚、热伤血络、毒热
壅喉而致，治以健脾益肾，凉血化瘀，解毒利咽，病情
得到缓解。但在病变过程中血尿反复不愈，时轻时重，

本着中医"审证求因"之原则，细查患者久病缠绵不愈、正虚邪实、脏腑功能紊乱之因。正虚易感外邪，新感引动宿疾，内外合邪，气血郁滞亦甚，则病进，故每遇鼻窍阻塞，而尿血加重，长期往复，则成恶性循环。在治疗伊始，走了很多弯路，后标本兼顾，针对性用药控制了过敏性鼻炎，切断了诱因，最终得以治愈。

7. 健脾益肾、清热凉血、止血化瘀治疗过敏性紫癜、紫癜肾

吴某，男，17 岁，2000 年 11 月 20 日就诊。

主诉：反复双下肢现出血点 1 年，确诊紫癜肾 7 月。

初诊：患者述 1 年前因感冒出现双下肢出血点，有的融合成片，色红。内蒙古医院确诊"过敏性紫癜"，予抗过敏改善毛细血管脆性，对症治疗后，病情反复。2000 年 4 月进一步确诊为"紫癜肾"，给予西药治疗，效果不显。欲求中药治疗，故来朱老师门诊求诊。刻下症：双下肢散在出血点，色红，腰困，乏力，二便调，睡眠一般，双下肢散在出血点，色红，压之不褪色。舌质淡红，舌苔白，脉沉稍涩。理化检查：BLD：PRO（＋＋），BLD（＋＋＋），RBC：40－50/HP。西医诊断：过敏性紫癜、紫癜肾；中医诊断：紫癜。治法：健脾益肾，清热凉血，止血化瘀。拟肾炎方加减，处方：乌梅 4g，防风 3g，柴胡 5g，五味子 4g，雷公藤 7g，黄芪 10g，白花蛇舌草 7g，党参 7g，炒白术 7g，升麻 3g，桃仁 5g，红花 5g，益母草 5g，生地 4g，熟地 4g，川芎 5g，白僵蚕 4g，蝉蜕 4g，

蒲黄炭 4g，石膏 7g，玄参 4g，麦冬 4g，水蛭 4g，紫河车 4g，甘草 2g。14 剂，水煎服，日 1 剂。

二诊（2001 年 3 月 10 日）：患者用药一月余，双下肢散在出血点消失，腰困减轻，仍身倦乏力，大便正常，睡眠一般。理化检查：尿常规：PRO（＋），BLD（＋＋），RBC：10－12/HP。一诊方减石膏，加补骨脂 4g，桑螵蛸 4g。14 剂，水煎服，日 1 剂。

三诊（2001 年 6 月 10 日）：继续加减服药 3 个月，腰困消失，精神好转，仍大便溏泄，每日 2 次，小便调，睡眠一般。理化检查：尿常规：PRO（－），BLD（＋），RBC：4－6/HP。二诊方加秦皮 5g，赤石脂 5g，马齿苋 5g。10 剂，水煎服，日 1 剂。

按：紫癜肾大多是由于过敏性紫癜失治或误治所形成，病程长，机体阴阳气血失调，免疫功能紊乱，瘀血内阻。治疗应标本同治，以补益脾肾、活血化瘀为主，同时针对性治疗局部的标实之证。本案例患者初起在补虚的基础上，加用清热凉血、止血化瘀之品及时控制了血尿、蛋白尿；其后要注意加强固肾涩精、调理气血，改善症状；而湿邪为病，黏腻易于化热，不宜速去，因此虽病情已明显好转，但为进一步根除湿邪，需要继续巩固用药，以获全效。

8. 健脾益肾、凉血止血、清热止泻治疗过敏性紫癜、紫癜肾

党某，男，25 岁，2008 年 11 月 17 日初诊。

主诉：镜下血尿，蛋白尿，腰困痛半年。

初诊：患者于 9 个月前无明显诱因出现全身出血点，有的融合成片，色红伴痒，在内蒙古医院确诊"过敏性紫癜"，予抗过敏改善毛细血管脆性对症治疗，症状缓解。以后每遇饮食不当或感冒劳累后上述症状复发，一直西药治疗。半年前感冒后出现腰困痛，查尿常规有蛋白、红细胞，内蒙古医院确诊"紫癜肾"予对症治疗，症状缓解不明显。刻下症：镜下血尿，蛋白尿，腰困痛，二便正常，睡眠一般。舌淡红有紫气，脉沉。尿常规：PRO（＋＋＋），BLD（＋＋＋＋），RBC：150/HP。西医诊断：紫癜肾；中医诊断：尿血。证候：脾肾亏虚，瘀血内阻。治法：健脾益肾，活血化瘀，凉血止血。处方：乌梅 4g，防风 3g，柴胡 5g，五味子 4g，金钱草 7g，白花蛇舌草 7g，黄芪 10g，桃仁 5g，红花 5g，益母草 5g，熟地 6g，巴戟天 4g，桑螵蛸 4g，党参 7g，炒白术 5g，升麻 3g，川芎 5g，白僵蚕 4g，龙眼肉 4g，炒枣仁 4g，仙鹤草 7g，旱莲草 4g，茜草 7g，紫草 5g，丹皮 5g，赤芍 5g，水牛角 5g，败酱草 7g，土茯苓 7g，红藤 7g，淫羊藿 5g，韭子 5g，蛇床子 5g，九香虫 5g，刺猬皮 5g，雄蚕蛾 5g，小茴香 4g，荔枝核 4g，乌药 3g，黄连 4g，木香 3g，白芍 4g，吴茱萸 6g，萆薢 6g，灵芝 5g，土鳖虫 1.5g，水蛭 1.5g，紫河车 1.5g，白茅根 7g，甘草 2g。28 剂，水煎服，日 1 剂。

二诊（2008 年 12 月 15 日）：服药后查尿常规，蛋白和潜血均明显减少，腰困痛，大便不成形。舌淡红苔白，脉沉。根据症状辨证，脾肾亏虚之象渐有恢复，瘀血渐化，故血尿、蛋白尿已有缓解，腰为肾之府，肾虚无以濡养腰脊，故见腰困。脾失健运，湿从内生，湿胜则大便不成形。原方加秦皮7g，赤石脂7g，马齿苋7g。30剂，日1剂。

三诊（2009年8月1日）　患者加减服药7月余，蛋白、潜血均消失，偶有尿频，大便不成形。舌淡红苔白，脉沉。处方：二诊方加白蔹5g，五倍子5g。30剂，日1剂。化验正常，症状消失，目前未复发。

按：紫癜肾是在皮肤紫癜基础上，因肾小球毛细血管样炎症反应而出现血尿、蛋白尿，偶见水肿、高血压及肾衰竭等表现。中医归属为"尿血""水肿"范畴。朱老认为其病理机制主要是由体内隐形病灶引发人体免疫功能失调而致，以脾肾亏虚、瘀血阻滞于内为病变之本，以湿热、热毒等外邪引动为病变之标，新邪引动宿疾，容易复发，病情多缠绵难愈，治疗宜采用澄源培本的原则，祛除诱发因素，增强脾肾功能。初诊辨证为脾肾亏虚、瘀血内阻，治疗以健脾益肾、活血化瘀、凉血止血为主，病情有所改善，但不稳定，1月后，以健脾益肾、活血化瘀、凉血止血、清热止泻为主要治则，症状消失，病情稳定。朱老师认为此患者治疗时宜兼顾"久漏宜通"原则，用活血化瘀之品，使瘀化血行，血气调和，其血自止。

（八）糖尿病肾病

1. 补益脾肾、活血化瘀、滋阴清热治疗糖尿病肾病

云某某，男，50岁，2008年10月30日就诊。

主诉：糖尿病史13年，伴见眼睑浮肿4月。

初诊：糖尿病史13年，于今年6月开始，经常出现眼睑浮肿，眼痛，视物模糊，视力下降，尿化验检查，尿蛋白（＋）。现在每日早、中、晚用胰岛素各8u，另用18u长效胰岛素，但症状时轻时重，反复发作。经人介绍在朱师门诊求服中药治疗2个月，尿蛋白已转阴。近日因饮酒病情再次加重，患者愿服中药治疗。现症见：眼睑浮肿，乏力，余症未述。理化检查：空腹血糖10 mmol/L，餐后11～12 mmol/L。舌红苔少，脉沉略细滑。西医诊断：糖尿病肾病、高血压；中医诊断：水肿、消渴。证属：肾阴亏虚，阴损及阳，气化失司，虚火上炎。治法：补益脾肾，活血化瘀，滋阴清热。以肾炎方加减治疗，处方：乌梅4g，防风3g，柴胡5g，五味子4g，金钱草7g，黄芪10g，白花蛇舌草7g，桃仁5g，红花5g，益母草5g，生地6g，熟地6g，巴戟天4g，桑螵蛸4g，党参7g，炒白术5g，升麻3g，川芎5g，僵蚕4g，元参4g，麦冬4g，生石膏10g，知母6g，生薏苡仁6g，黄连4g，地骨皮7g，荔枝核10g，鬼箭羽10g，淫羊藿5g，水蛭4g，菟丝子5g，土鳖虫4g，紫河车4g，白茅根7g，甘草2g。7剂，水煎服，日1剂。

二诊（2008年11月27日）：服药20余天，诸症好转，偶有腰痛，余未述。舌红苔薄白，脉沉。原方继服，14剂，水煎服，日1剂。

按：中医认为消渴病阴虚为本，燥热为标，但久病肾阴亏虚，阴损及阳，肾阳亏虚，气化不利，水液代谢失调，津液不能布散，阴虚内热，水热相搏，故见眼睑浮肿；久病入络，血脉瘀滞，眼目失养，故见视力下降；虚火上炎，故眼目疼痛；气血化生无力，则乏力。朱老认为该案患者，虽属消渴继发之"水肿"，但其病机根本仍属本虚标实，故治病求本，施以补益脾肾、活血化瘀为主，兼以滋阴清热，阴阳并补，气血兼调，体现中医"异病同治"的辨证论治精髓。

2. 健脾补肾、调理开阖、活血化瘀治疗糖尿病肾病

白某某，女，48 岁，于 2009 年 11 月 17 日就诊。

主诉：糖尿病肾病 10 年，复发半月。

初诊：患者 10 年前无明显诱因出现视物模糊，全身浮肿，尤以双下肢为主，伴少尿，在内蒙古自治区医院诊断为"糖尿病肾病"，予以西药（具体用药不详）住院治疗一月余后出院，病情稳定，未曾复发。近半月因工作劳累，加之饮食不节，发现肉眼血尿，遂就诊于内蒙古医院。经化验检查，血糖、尿常规异常，考虑病情复发，欲服中药治疗，故前来就诊。刻下症：头晕，腰困，烦渴，偶有夜尿 1~2 次，大便正常，饮食佳，睡眠一般，肾区叩击痛（＋），双下肢压痕（＋）。舌质黯红，舌苔薄白，脉细数。2009 年 11 月 15 日内蒙古医院化验：空腹血糖：12.5mmol/L，尿常规：PRO（＋＋＋），RBC（＋＋＋＋），WBC：（＋），GU：（＋＋＋）。既往糖尿病史十余年。西医诊断：糖尿病肾病；中医诊断：消渴、水肿。证候：脾肾亏虚，开阖失司，瘀血阻滞。治法：健脾补肾，

调理开阖，活血化瘀。拟过敏煎加减，处方：乌梅4g，防风5g，柴胡5g，五味子4g，金钱草7g，白花蛇舌草7g，黄芪10g，桃仁5g，红花5g，益母草5g，生地6g，熟地6g，补骨脂4g，桑螵蛸4g，党参7g，炒白术5g，升麻3g，玄参4g，麦冬4g，生石膏15g，知母8g，生薏苡仁8g，黄连7g，地骨皮10g，荔枝核15g，鬼箭羽15g，桑叶15g，淫羊藿5g，菟丝子5g，川芎5g，白僵蚕4g，水蛭胶囊4粒，白茅根7g，甘草2g。7剂，水煎服，日1剂。

二诊（2009年12月1日）：停药4天，在内蒙古医院再次化验，血糖、尿常规等各项指标较初诊前明显减轻。近几日下腹稍有胀痛，偶有阴痒，饮食可，睡眠一般，咽红，舌质红，舌苔白，脉细数。理化检查：尿常规：PRO（＋＋），RBC：（＋＋），WBC：（＋＋），鳞状上皮细胞（＋＋），空腹血糖：9.0mmol/L。初诊方加：败酱草7g，土茯苓7g，红藤7g，仙灵脾5g，韭子5g，蛇床子5g，乌贼骨5g，椿根皮5g，鸡冠花5g，小茴香4g，乌药3g。7剂，水煎服，日1剂。

按：糖尿病肾病为糖尿病的常见并发症之一。朱老总结多年临床实践，概括得出健脾益肾、滋阴润燥、活血化瘀以治其本，调节免疫功能紊乱和降血糖以治其标，且应标本同治方能奏效。单纯治本则血糖难以速降，可能引发他疾；单降血糖，停药后诸症复发且并发之症会逐渐顽固，难以根治。就此病而言，朱老处方用药种类多，且单味药用量大小主次分明，服药时间须长；用药组方思路周全，结合现代中药药理学的研究成果（据现代研究发现桑叶水煎剂的主要成分能明显促使胰岛细胞逐渐恢复功能），及民间良方（鬼箭羽、荔枝核均为民间治疗糖尿病的良方）合于一身；因属再次诱发，故朱老一再强调病情的严重程度，再三叮嘱日常饮食起居等方面的注意事项。

3. 温补心阳、化瘀通络、利水消肿治疗冠心病、糖尿病肾病

拉某，男，67岁，2009年11月5日就诊。

主诉：双下肢水肿3月余，加重1月。

初诊：患者自述糖尿病史20余年，使用胰岛素治疗5年，冠心病病史10年。近半年无明显诱因开始出现双下肢轻度水肿，未予重视，后逐渐加重，在内蒙古医院进行双下肢彩超检查（－），患者愿服中药治疗，经人介绍求诊朱老。刻下症：眼睑、双下肢浮肿，按之凹陷，时头晕，偶有心慌、胸闷，四肢麻木，腿痛，精神不振，乏力倦怠，余症未述。舌质淡胖大齿痕，舌苔薄白，脉沉细。理化检查：2009年11月3日内蒙古医院检查，双下肢彩超（－）。既往糖尿病史20余年，冠心病病史10年余，脂肪肝，两年前糖尿病引起眼底出血。西医诊断：冠心病、心衰、糖尿病肾病；中医诊断：水肿、消渴、胸痹。证候：肾阴亏虚，阴损及阳，气化失司，邪毒内蕴。治法：温补心阳，化瘀通络，利水消肿。拟心脏Ⅰ号加减，处方：黄芪15g，桂枝7g，桃仁7g，红花7g，川芎7g，葛根

9g，毛冬青7g，地龙6g，细辛4g，通草4g，吴茱萸6g，萆薢6g，生薏苡仁7g，赤小豆7g，茯苓皮6g，大腹皮6g，泽泻6g，甘草3g，车前子6g（包）。其他治疗：诺和平36u，每日1次。

二诊（2009年11月19日）：患者服药20天，颜面及下肢水肿时轻时重，仍头晕，四肢麻木不适，心前区偶有闷痛，时腿疼，余未述。舌质淡红，舌苔薄白，脉沉细。理化检查：2009年11月18日内蒙古医院检查尿常规示：GLU（＋＋＋），尿蛋白（＋＋＋），BLD（＋－），RBC：0－1/HP，空腹血糖（FPG）：7.5mmol/L。拟肾炎方加减，处方：乌梅4g，防风3g，柴胡5g，五味子7g，金钱草7g，黄芪15g，白花蛇舌草7g，桃仁7g，红花7g，益母草7g，生地8g，熟地8g，巴戟天6g，桑螵蛸6g，党参10g，炒白术7g，升麻5g，川芎7g，白僵蚕6g，元参6g，麦冬6g，生石膏20g，知母12g，生薏苡仁12g，黄连7g，地骨皮10g，荔枝核15g，鬼箭羽15g，桑叶15g，当归6g，桂枝7g，赤芍7g，地龙6g，细辛4g，通草4g，吴茱萸6g，萆薢6g，赤小豆7g，川椒6g，茯苓皮6g，大腹皮6g，泽泻6g，车前子6g（包），仙灵脾7g，菟丝子7g，灵芝7g，水蛭胶囊4粒，土鳖虫胶囊4粒，紫河车胶囊4粒，白茅根10g，甘草3g。7剂，水煎服，日1剂。其他治疗：心脏Ⅰ号120g，30粒/次，3次/日。

三诊（2009年12月3日）：患者加减服药半月，自觉症状较前减轻，头晕、下肢水肿减轻，大便干，小便不畅，自测血糖正常，血压平稳，余未述。舌质黯红，舌苔薄黄，脉弦细。理化检查：近1周自测血糖（－）。二诊方加：豨莶草10g，夏枯草10g，黄芩10g，杜仲10g，珍珠母10g，石决明10g。7剂，水煎服，日1剂。其他治疗同二诊。

四诊（2009年12月10日）：患者述头晕不适加重，下肢水肿时轻时重，偶有胸闷，有时四肢麻木，腿疼，余未述。舌质淡红，舌苔薄白，脉沉略细。理化检查：尿常规化验：GLU（＋），尿蛋白（＋＋＋），BLD（＋－），RBC：0－1/HP。处方：三诊方改黄芪10g，桃仁5g，红花5g，益母草5g，生地6g，熟地6g，巴戟天4g，桑螵蛸4g，党参7g，炒白术5g，升麻5g，川芎5g，白僵蚕4g，元参6g，减车前子、菟丝子，加猪苓6g，韭子7g，蛇床子7g。7剂，水煎服，日1剂。

按：患者以眼睑、双下肢浮肿为主，伴有心慌、胸闷、四肢麻木、腿痛等，根据相关检查，临床已确诊为冠心病和糖尿病肾病。病机主要责之于肾阴亏虚、阴损及阳、气化失司、邪毒内蕴，以温补心阳、化瘀通络、利水消肿治疗为主，拟心脏Ⅰ号加减。此病情迁延日久，继而以补益脾肾、化瘀通络、利湿消肿、滋阴清热为主，拟肾炎方加减，酌加温阳利水、平肝潜阳之品巩固治疗。

4. **补益脾肾、化瘀通络、滋阴清热、攻下瘀毒治疗糖尿病肾病**

王某某，女，66岁，2009年11月24日就诊。

主诉：糖尿病10年，近1月眼睑浮肿。

初诊：糖尿病史10余年，近1月无明显诱因，经常乏力倦怠，大便溏泄，晨起眼睑浮肿。当地医院化验检查，尿常规：GLU（＋＋），尿蛋白（＋）；肾功能：BUN↑10.92 mmol/L（2.8－7.8），Cr：↑100.6μmol/L（44－98），FDG：↑10.10 mmol/L（3.9－6.1）；血脂：甘油三酯：4.25 mmol/L↑（0.56－1.7），低密度脂蛋白：↑5.69 mmol/L（＜3.37）；ECG：ST段改变。诊断为"糖尿病肾病""冠心病""脂肪肝"，愿服中药治疗。现症见：精神不振，乏力倦怠，大便溏泄，晨起眼睑浮肿，余症未述。舌红黯苔少，脉沉略细。西医诊断：糖尿病肾病、冠心病；中医诊断：虚劳、消渴。证候：肾阴亏虚，阴损及阳，气化失司，邪毒内蕴。治法：补益脾肾，化瘀通络，滋阴清热，攻下瘀毒。拟肾炎方加减，处方：乌梅4g，防风3g，柴胡5g，五味子7g，金钱草7g，黄芪15g，白花蛇舌草7g，桃仁7g，红花7g，益母草7g，生地8g，熟地8g，巴戟天6g，桑螵蛸6g，党参10g，炒白术7g，升麻5g，川芎7g，白僵蚕6g，元参6g，麦冬6g，生石膏15g，知母12g，生薏苡仁12g，黄连7g，地骨皮10g，荔枝核15g，鬼箭羽15g，桑叶15g，当归6g，桂枝7g，赤芍7g，地龙6g，细辛4g，炙大黄10g（后下），通草4g，吴茱萸6g，萆薢6g，炙附子10g（先煎），蛇床子7g，白芍4g，秦皮7g，赤石脂7g，马齿苋7g，仙灵脾7g，韭子7g，木香3g，灵芝7g，水蛭胶囊4粒，白茅根10g，紫河车胶囊4

粒，土鳖虫胶囊 4 粒，甘草 3g。7 剂，水煎服，日 1 剂。

二诊（2009 年 12 月 15 日）：患者服药 20 天，诸症好转，精神转佳，近日时头痛，下午自觉身冷不舒，仍大便溏泄，余未述。理化检查：尿常规（-），空腹血糖（FPG）：6.43mmol/L。舌黯红，苔薄白，脉沉细。原方继服，7 剂，水煎服，日 1 剂。兼服颈椎Ⅱ号 120g，30 粒/次，3 次/日。

三诊（2010 年 1 月 5 日）：患者加减服药 20 天，自觉症状较前减轻，头痛、身冷等症已解，有时胃脘不舒，大便溏泄，余未述。理化检查：空腹血糖（FPG）：7.6mmol/L。舌黯红苔薄白，脉沉。二诊方加肉桂 6g，14 剂，水煎服，日 1 剂。胃炎Ⅲ号 240g，30 粒/次，3 次/日。

四诊（2010 年 1 月 26 日）：患者连续加减服药 20 余剂，自觉诸症好转，精神好，有力气，大便成形，每日一次。理化检查：尿常规（-），肾功能（-），空腹血糖（FPG）：6.70mmol/L。舌黯苔白，脉沉弱。三诊方不变，7 剂，水煎服，日 1 剂。颈椎Ⅱ号 120g，30 粒/次，3 次/日。

按：该案例患者年老多病，消渴、胸痹、中风久病之后，累及于肾，阴损及阳，血脉瘀滞，气化不利，水液代谢失调，瘀毒内停为病之根本。朱老认为该案例患者，临床见证如此复杂，治疗时务必抓住重点。第一，肾病初起，思仲景"夫病痼疾加以卒病，常先治其卒病，后乃治其痼疾"之意，当先治疗肾病，补益脾肾，调理开阖，活血化瘀。第二，瘀毒内阻，为防它变，必攻补兼施，以炙附子、炙大黄同用。第三，辨证准确，药后见效，故要守方治疗，病变中患者虽有其他兼加症状不断出现，临证可随时加用成药对症施治，大法不变。

（九）尿路感染

1. 益气健脾、利水通淋治疗淋证

史某某，女，60 岁，2006 年 5 月 26 日初诊。

主诉： 尿频、尿少，伴尿后痛。

初诊： 患者反复出现尿频、尿急，尿量少，夜尿多等，中西医多方治疗无明显效果，经人介绍，来朱老处就诊。刻下症：面色㿠白，尿频、尿少，尿后疼痛，伴阴痒。舌淡苔黄腻，脉虚细无力。痛风病史。理化检查：肾功能（－），血尿酸（UA）：510 IU/L（150－430 IU/L）。西医诊断：膀胱炎、阴道炎；中医诊断：淋证。证候：脾虚气陷，湿热蕴结。治法：益气健脾，利水通淋。拟补中益气汤合导赤散加减，处方：黄芪 15g，党参 10g，炒白术 6g，当归 6g，升麻 5g，柴胡 5g，枳实 10g，生地 4g，赤芍 5g，竹叶 3g，通草 3g，吴茱萸 4g，萆薢 4g，益智仁 4g，覆盆子 4g，乌药 3g，秦皮 7g，伸筋草 7g，白茅根 7g，甘草 2g。14 剂，水煎服，日 1 剂，连服 2 周。

二诊（2006 年 6 月 9 日）： 患者加减用药半月，述服药后憋尿时间持续时间较前增长，尿频、尿后疼痛减轻，阴痒也减轻，但变天后加重，时腰骶痛。舌淡苔白腻，脉虚细。初诊方减秦皮、伸筋草，加藿香5g，黄精5g，地肤子5g。7剂，水煎服，日1剂。

三诊（2006年7月14日）：患者用药期间，痛风发作，查肾功：血尿酸510 IU/L，尿频加重，足踝关节肿痛，行走穿鞋受限。舌淡，苔黄腻，脉虚细无力。二诊方减藿香、黄精、地肤子，加萆薢5g，萹蓄5g，小茴香4g，荔枝核4g，秦皮7g，伸筋草7g。14剂，水煎服，日1剂。

四诊（2006年7月28日）：患者服药痛风红肿症状消除，仅穿鞋时疼，尿频、尿急仅变天时发作，夜尿3次/晚。舌淡苔腻，脉虚细无力。查肾功：血尿酸380IU/L。三诊方继服。

按：膀胱炎、泌尿系感染，属中医"淋证"，多责之湿浊及湿热留恋，临床多以清热利湿通淋为主。该案例患者老年女性，由于久病正虚，湿邪易于伤脾，导致脾虚气陷，湿邪久郁化热，酿生邪毒，互为因果，则见病情迁延难愈，形成虚实、寒热错杂之症。治疗用补中益气，以扶助根本，朱老认为土旺则能运化水湿，脾健则能升降气机，脾气健运，气机调达，则湿浊自去；而利湿通淋用于治标，寒热、标本同治，故见效较快。据中医"同气相求"之理，痛风之痼疾与淋证之湿邪交结不解，常常可使病情加重。因此，一旦痛风发作，必须要及时加强利湿温经通络，宣痹止痛，控制病情，巩固既往疗效。

2. 补肾滋阴、利湿通淋、温补下元治疗劳淋

王某某，男，26 岁，2008 年 11 月 13 日初诊。

主诉：尿频、尿急、尿不尽、会阴痛 2 月余。

初诊：患者述 2 月前，无明显诱因，出现尿频、尿不尽、会阴痛有便意，久坐、劳累后病情加重，经人介绍，求诊于朱老师。刻下症：尿频、尿急，会阴部疼痛，余不适未述。舌淡边尖红，舌苔白，脉沉细。前列腺 B 超：未见异常。西医诊断：前列腺炎；中医诊断：劳淋。证候：湿热内停，膀胱气化无权。治法：补肾滋阴，利湿通淋，温补下元。拟滋肾通关散加减，处方：肉桂 3g，黄柏 5g，知母 5g，生薏仁 4g，炙附子 4g，败酱草 7g，土茯苓 7g，苦参 7g，淫羊藿 5g，韭子 5g，蛇床子 5g，九香虫 5g，刺猬皮 5g，雄蚕蛾 5g，小茴香 4g，荔枝核 4g，乌药 3g，三棱 5g，莪术 5g。7 剂，水煎服，日 1 剂。

二诊（2008 年 11 月 20 日）：服药后尿频症状减轻，但会阴部仍不适。舌淡边尖红，舌苔白，脉沉细。初诊方减苦参，加红藤 7g，姜黄 5g。7 剂，水煎服，日 1 剂。

三诊（2008 年 12 月 28 日）：尿频、憋尿症状消失，会阴部疼痛症状明显减轻。二诊方加：桃仁 5g，红花 5g。7 剂，水煎服，日 1 剂。

按：患者以尿频、尿急、尿不尽、会阴痛并劳累后复发为主，病机主要责之于湿热内停、膀胱气化无权，以补肾滋阴、利湿通淋、温补下元为主，以滋肾

通关散加减，酌情加入活血化瘀之品，达到辨病与辨证相结合的效果。败酱草、土茯苓、苦参、淫羊藿、韭子、蛇床子、九香虫、刺猬皮、雄蚕蛾、小茴香、荔枝核等清热利湿和温补肾阳之品是朱老临床治疗男性泌尿系感染摸索出的经验方，在其他疾病中见到泌尿系炎症情况时，均可加减应用。

3. 健脾补肾、利尿通淋治疗慢性泌尿系感染

耿某，女，9 岁，2010 年 3 月 11 日初诊。

主诉：小便不利、尿频 1 月余。

初诊：患者于 1 月前无明显诱因，出现尿频，尿急，每日 6~8 次，量少，无明显尿痛，无腹痛、腰痛等，有时小腹下坠。在内蒙古医学院附属医院检查：尿常规（-），诊断为："慢性泌尿系感染?"，给予抗生素治疗，患儿家长不愿用，欲求中药治疗，经介绍来朱老处就诊。刻下症：尿频，尿急，尿少，每日 6~8 次，无明显尿痛，无腹痛、腰痛等。有时小腹下坠，纳食可，余不适未述。舌质淡红，苔薄白，脉细弱。尿常规：BLD（+），脓细胞：2-3/HP。西医诊断：慢性泌尿系感染；中医诊断：尿频。证候：脾肾亏虚，下焦不利。治法：健脾益气，利水通淋。拟补中益气汤合导赤散加减，处方：黄芪 15g，党参 10g，炒白术 7g，当归 7g，柴胡 5g，升麻 5g，生地 4g，赤芍 5g，竹叶 4g，通草 4g，吴茱萸 6g，萆薢 6g，白茅根 7g，甘草 2g。7 剂，水煎服，日 1 剂。

二诊（2010 年 3 月 18 日）：患者服药后，症状减

轻，无尿急，小便通畅，小腹下坠已解，仍尿次偏多，每日3~5次。治以温肾固摄、化气行水，拟金匮肾气丸加减，处方：熟地8g，山茱萸4g，山药4g，茯苓3g，丹皮3g，泽泻3g，桂枝3g，炙附子3g，桑螵蛸4g，芡实4g，煅龙骨7g，煅牡蛎7g。7剂，水煎服，日1剂。

按：小儿为纯阳之体，易寒易热，患病迅速，若用药对症，祛病也快。慢性泌尿系感染多责之脾肾，脾虚中气下陷，肾虚下元不固，而致尿频、尿急。本案患者先用补中益气汤健脾益气，佐以导赤散利尿通淋，待脾气恢复后，用金匮肾气丸固护肾气，循序治之，取得良效。导赤散方中白芍改用赤芍，以活血利尿；木通改用通草，因木通中的马兜铃酸容易引起肾脏损害，取其意而祛其弊。

4. 益气升阳、利尿通淋、温补下元、燥湿止带治疗泌尿系感染急性发作

梁某，女，37岁，2009年6月10日初诊。

主诉：反复泌尿系感染六七年，加重半月余。

初诊：患者自述反复泌尿系感染六七年，既往每2~3年因劳累复发一次，自服抗生素缓解。半月前无明显诱因复发，病情加重，抗生素治疗效果不理想。刻下症：尿急，尿不尽，排尿后小腹胀痛，白带量多，色白，外阴痒，纳可，余不适未述。舌质红，舌苔白根腻，脉沉滑。理化检查：尿常规：BLD（＋＋＋），WBC满视野，RBC：5－7/HP，脓细胞：4－6/HP，

吞噬细胞：2－3/HP，尿胆原（＋－）。西医诊断：泌尿系感染急性发作；中医诊断：淋证。证候：中气不足，湿浊内蕴，寒热错杂，膀胱气化失司。治法：益气升阳，利尿通淋，温补下元，燥湿止带。拟补中益气汤合薏苡附子败酱散加减，处方：黄芪15g，党参10g，炒白术7g，当归7g，柴胡5g，升麻5g，生薏仁4g，炙附子3g，败酱草7g，土茯苓7g，红藤7g，仙灵脾5g，韭子5g，蛇床子5g，乌贼骨5g，椿根皮5g，鸡冠花5g，藿香5g，黄精5g，地肤子5g，小茴香6g，荔枝核6g，乌药5g，生地4g，赤芍5g，竹叶4g，通草4g，吴茱萸6g，萆薢6g，白茅根7g，甘草2g。11剂，水煎服，日1剂。

　　二诊（2009年6月17日）：患者服药后，仍有尿不尽感，小便黄，带下黄，外阴痒。舌质红，舌苔白，脉沉滑。拟过敏煎加减，处方：乌梅4g，防风3g，柴胡5g，五味子4g，金钱草7g，白花蛇舌草7g，黄芪10g，桃仁5g，红花5g，益母草5g，生地6g，熟地6g，巴戟天4g，桑螵蛸4g，党参7g，炒白术5g，升麻3g，川芎5g，僵蚕4g，龙眼肉4g，炒枣仁4g，仙鹤草7g，旱莲草4g，茜草5g，紫草5g，赤芍5g，丹皮5g，败酱草7g，土茯苓7g，红藤7g，仙灵脾5g，韭子5g，蛇床子5g，乌贼骨5g，椿根皮5g，鸡冠花5g，小茴香4g，荔枝核4g，乌药3g，竹叶4g，通草4g，吴茱萸4g，萆薢4g，白茅根7g，甘草2g。7剂，水煎服，日1剂。

　　三诊（2009年7月15日）：患者加减服药1月

余，小便无不适感，有时小腹凉胀，带下色黄，夜尿1次，余不适未述。舌质红，舌苔白，脉沉。理化检查：尿常规：WBC：0－2/HP，RBC：1－3/HP。一诊方减龙眼肉、炒枣仁、仙鹤草、旱莲草、茜草、紫草、丹皮、鸡冠花，加川朴5g，药量变更黄芪15g，党参10g，炒白术7g，升麻5g。7剂，水煎服，日1剂。

按：患者以反复泌尿系感染为主，中医诊断为淋病。此病初起多实证易治，久病虚实夹杂者难治，多数患者反复使用抗生素多已产生耐药，西医目前无针对性强的治疗药物。朱老认为育龄期妇女的泌尿系感染与妇科炎症相互影响为病，要想根治，必须二者兼治，方可获效。患者久病伤正，正虚无力驱邪外出，下焦湿热留恋不解，新感引动残存之邪而发。虽有湿热症，但单纯采用清热利湿通淋之法难取佳效，必须扶正祛邪并用。故病虽在下焦但取意在中，补中益气，健脾升阳，恢复清阳升腾，气化则水湿自化，治病求本，方取补中益气汤和导赤散加减。病在下焦，膀胱气化无权，必然影响于肾，使封藏固摄失司，伤及脉络，瘀血内阻，则临床也可见血尿，故治疗中必须顾及脾肾，既病防变，因此二、三诊，改用加味过敏煎为主加减，加强补益脾肾、活血化瘀通络之功，寒热并用，攻补兼施，针对血尿而取清热利尿通淋必用。湿浊流注下焦，清浊不分，故加用祛湿化浊、散寒通络、温暖下元之品，可脾肾并补，助膀胱恢复气化。

5. 补中益气、健脾升阳、温肾固涩治疗肾盂肾炎

师某，女，48 岁，2006 年 9 月 19 日就诊。

主诉：尿频反复发作 4 年，加重 1 年。

初诊：患者 4 年前无明显诱因出现尿频，日十余次，不伴尿急、尿痛。当地诊所给予消炎药（具体用药不详）治疗，症状缓解。后虽有复发，但间隔时间较长，自服消炎药即得缓解。以后发作间隔时间逐渐缩短。尤其近一年来频频发作，稍有劳累或受凉即犯病，自服消炎药不能缓解，当地医院诊断为"肾盂肾炎"。患者欲求中医药治疗，遂来朱老师门诊求治。刻下症：尿频，日十余次，夜尿尤甚，腰困，小腹坠胀发凉，带下量多色黄，无异味，大便如常，睡眠一般。舌质淡红，舌苔黄白相间，脉沉缓。理化检查：尿常规：PRO（＋），BLD（＋），肾区有压痛和叩击痛。西医诊断：肾盂肾炎；中医诊断：淋证（劳淋）。证候：脾肾亏虚，湿热留恋，蕴结下焦。治法：补中益气，健脾升阳，温肾固涩。拟补中益气汤合导赤散加减，处方：黄芪 15g，党参 10g，炒白术 6g，当归 6g，柴胡 5g，升麻 5g，生地 4g，赤芍 5g，吴茱萸 4g，通草 3g，竹叶 3g，萆薢 4g，土茯苓 7g，苦参 7g，韭菜子 5g，蛇床子 5g，山药 4g，扁豆 4g，乌贼骨 5g，芡实 4g，椿根皮 5g，鸡冠花 5g，小茴香 4g，荔枝核 4g，乌药 3g，白茅根 7g，甘草 2g。30 剂，水煎服，日 1 剂。

二诊（2006 年 10 月 18 日）：患者加减服药 1 个

月，自述尿频明显缓解，夜尿 2 次，腰困，白带量少，稍黄色，饮食减少。劳累后症状加重。理化检查：尿常规：PRO（－），BLD（＋－）。一诊方加白豆蔻 2g，木香 3g。7 剂，水煎服，日 1 剂。

三诊（2007 年 8 月 16 日）：患者加减服药 6 个月，述尿频基本消失，夜尿无，仍有时腰困，白带量少，稍黄色，饮食减少，纳可。理化检查：尿常规：PRO（－），BLD（＋－）。同二诊方，10 剂，研末温水冲服每次 2g，1 日 3 次。

按：淋病治疗初起多实证易治，久病虚实夹杂者难治，该病即属难治之例。临证初病若治不彻底，久病伤正，形成正气亏损，邪气留恋不解之证，单纯采用清热利湿之法难取佳效，必须扶正祛邪并用。方取补中益气汤益气健脾，升举清阳，兼用温补肝肾散寒祛湿之品，温暖下元，达到恢复膀胱气化之功，再合导赤散清热利湿通淋，标本同治，方证相合，故获良效。

6. 健脾补肾、活血通络、清热利湿治疗血尿

卜某某，女，34 岁，2010 年 1 月 5 日初诊。

主诉：反复血尿 6 年余，伴发尿频 1 月。

初诊：患者于 6 年前无明显诱因，出现尿频、尿急，当时医院检查尿常规：白细胞、红细胞升高（具体数值不详），潜血（＋＋＋），诊断为"泌尿系感染"、"慢性肾炎？"，予以西药对症治疗，症状缓解，但尿潜血始终在（＋＋）～（＋＋＋）之间波动，以

晨起明显症状反复发作。1月前患者自觉病情复发，出现双眼睑浮肿，并伴发尿频、淋漓不尽，白带稀薄量多，经西医抗感染治疗效果不佳，遂来我院就诊。刻下症：尿频、淋漓不尽，白带稀薄量多，眼睑微肿，手麻。舌质淡红，舌苔薄黄，脉沉细。查：尿常规：BLD（＋＋），RBC：6－8/HP。中医诊断：血尿、淋证；西医诊断：泌尿系感染。证候：脾肾亏虚，瘀血阻滞，湿热下注，火毒炎上。治法：健脾补肾，活血化瘀，清热利咽。处方：乌梅4g，防风5g，柴胡5g，五味子4g，金钱草7g，白花蛇舌草7g，黄芪10g，桃仁5g，红花5g，益母草5g，生地6g，熟地6g，巴戟天4g，桑螵蛸4g，党参7g，炒白术5g，升麻3g，川芎5g，僵蚕4g，龙眼肉4g，炒枣仁4g，仙鹤草7g，旱莲草4g，茜草5g，紫草5g，赤芍5g，丹皮5g，败酱草7g，土茯苓7g，红藤7g，仙灵脾5g，韭子5g，蛇床子5g，乌贼骨5g，椿根皮5g，鸡冠花5g，小茴香6g，荔枝核6g，乌药5g，竹叶4g，通草4g，吴茱萸6g，荜茇6g，炙附子6g，肉桂6g，灵芝5g，水蛭胶囊4粒，土鳖虫胶囊4粒，紫河车胶囊4粒，白茅根7g，甘草2g。7剂，水煎服，日1剂。

二诊（2010年2月4日）：患者加减服药一个月，服药后水肿消退，身体稍觉轻松，红细胞时多时少，病情控制不稳定。近日仍小便不利，尿频，新发咽干、音哑。查尿常规：BLD（＋）。在原方基础上加元参4g，麦冬4g，桔梗3g，山豆根7g，马勃7g，诃子4g，木蝴蝶4g。继服2周。

三诊（2010年3月18日）：药后咽干、音哑消失，尿频好转，白带量减少，晨起颜面肿。初诊方加藿香5g，黄精5g，地肤子5g。

按：患者慢性泌尿系感染反复发作，中医认为"淋证"，久病必然及肾，加之反复血尿，病程日久，身体虚弱，究其病理机制主要是以脾肾亏虚、瘀血阻滞于内为病变之本，以湿热、热毒等外邪引动为病变之标，新邪引动宿疾，容易复发，病情多缠绵难愈，最后非常容易导致肾脏损害。

朱师认为，不论西医诊断如何，只要病机相同，便可"异病同治"，朱师在立法健脾益肾、活血化瘀的基础上，加以清热利湿之法。拟以肾炎方加减，在此基础上加土茯苓、红藤、仙灵脾、韭子、蛇床子、乌贼骨、椿根皮、鸡冠花、小茴香、荔枝核、乌药清热利湿健脾止带，加生地、竹叶、通草、甘草清热利尿，针对妇科和泌尿系感染而设，达到新邪与宿疾同祛，标本皆顾的目的。二诊时病情不稳定，新发咽干、音哑，认为有毒火上攻所致，在初诊方基础上加元参、麦冬、桔梗、山豆根、马勃、诃子、木蝴蝶，以清热利咽。三诊时咽部症状已经消失，在初诊方的基础上加用藿香、黄精、地肤子，加强清热利湿之效。结果尿频和白带量多均缓解，尿常规检查 BLD 也由（＋＋＋）转为（＋），病情好转。

临床对于女性患者，因尿道和外阴相近，容易同时感染，在中医辨证中多同属湿热下注，久郁下焦，湿热蕴毒，侵袭机体，临床上妇科炎症和泌尿系感染常常同时存在，互相影响，需要一起治疗，避免反复。本案患者朱师考虑到这一点，因此在用药中加入治疗妇科炎症的药物，取得良效。

（十）紫癜

1. 补阳健脾、益气摄血、凉血止血治疗过敏性紫癜

潘某某，男，21岁，2009年9月2日就诊。

主诉：双下肢皮肤青紫斑点3月。

初诊：患者3个月前无明显诱因双下肢皮肤出现青紫斑点，并有痒感，伴小便量少，在部队医院诊断为"过敏性紫癜"。经治疗，紫斑已消退，痒感及尿少症状消失。近日病情复发，故再次就诊。刻下症：双下肢皮肤少量出血点斑点，面色㿠白，少气懒言，精神倦怠，肢体乏力，食欲欠佳，大便稀溏。唇舌淡红，舌苔薄白，脉象细弱。理化检查：血常规、凝血四项、尿常规、肾功能均正常。西医诊断：过敏性紫癜；中医诊断：紫斑。证候：脾阳亏虚，气不摄血，阴虚内热。治法：补阳健脾，益气摄血，凉血止血。拟归脾汤合犀角地黄汤方加减，处方：黄芪10g，党参7g，炒白术5g，龙眼肉4g，炒枣仁4g，仙鹤草7g，墨旱莲4g，茜草5g，生地4g，赤芍5g，紫草5g，丹皮5g，败酱草5g，土茯苓7g，红藤7g，仙灵脾5g，韭子5g，蛇床子5g，九香虫5g，刺猬皮5g，雄蚕蛾7g，小茴香4g，荔枝核4g，乌药3g，白茅根7g，甘草

2g。7 剂，水煎服，日 1 剂。

二诊（2009 年 10 月 8 日）：患者加减用药一个月，现紫斑消退，无痒感，再无新起斑点，面色白较前转佳、有光泽，精神尚可，无全身倦怠、少气懒言，食欲增加，二便正常。舌红，舌苔白，脉象细弦。效不更方，上方继服。7 剂，水煎服，日 1 剂。

三诊（2009 年 11 月 18 日）：患者诉加减服药 40 天，紫斑已经完全消退，再无新起皮疹，面色有光泽，精神可，二便正常，无其他明显不适。上方继服，14 剂，水煎服，日 1 剂。

按： 过敏性紫癜是由于机体发生变态（过敏）反应而引起的一种常见疾病，现代医学予止血、脱敏、改变血管脆性、肾上腺皮质激素、免疫抑制药物治疗，毒副作用较大。中医将其归属于"肌衄""葡萄疫"等范畴。

朱师采用中医药辨证治疗过敏性紫癜积累了较多的经验。该患者年轻男性，罹患此疾，多由素禀不足，脾肾不足，气虚不能摄血，而致血不归经以循行常道，溢于脉络之外，留于皮肤之下，血液瘀积而发为本病，但由于久病伤血必耗阴液，虚热内生，血分郁热，反复出血紫斑不愈。朱师在临床中将患者皮下有青紫斑点作为诊断的关键点，舌淡、脉细弱是作为辨证的关键点，反复出血是兼有阴虚内热。因此，立法补阳健脾、益气摄血、凉血止血，以归脾汤合犀角地黄汤加减治疗。以黄芪、党参、白术、龙眼肉、炒枣仁、甘草补中健脾益气，养血摄血止血；加仙灵脾、韭子、蛇床子、九香虫、雄蚕蛾、小茴香、荔枝核、乌药补肾温中助阳固本，益火补土；生地、丹皮、赤芍、仙鹤草、茜草、旱莲草、紫草、白茅根、刺猬皮凉血化瘀、滋阴清热，以止血治标；败酱草、土茯苓、红藤入下焦，清热利湿解毒以防治余邪累及于他脏（如累积肾脏引起紫癜肾）。全方标本兼顾，以补脾温阳益气为主，但寒热并用，注重辨证与辨病相结合，增强患者体质，防止紫斑再次反复，疗效显著。

2. 健脾补肾、凉血化瘀、解毒利咽治疗过敏性紫癜

葛某某，女，8 岁，2009 年 2 月 19 日初诊。

主诉：全身散在性出血点 2 月余，近日加重。

初诊：患者 2 月前曾患猩红热，在内蒙古医学院第一附属医院住院治疗 9 天，病情缓解出院。后出现全身皮肤散在性出血点，近日加重，在内蒙古医院给予维生素 C 及曲克芦丁等治疗，愿服中药治疗。现症见：四肢内侧、腹部散在小出血点。倦怠乏力，纳差，大便干。咽红，舌红苔白，脉沉。专科检查：双下肢散在小出血点。理化检查：2009 年 2 月 12 日尿常规：潜血（＋），镜检：RBC：1－2/HP，WBC：0－1/HP。西医诊断：过敏性紫癜；中医诊断：紫斑。证候：脾肾亏虚，瘀血阻滞，热毒炎上。治法：健脾补肾，凉血化瘀，解毒利咽。拟肾炎方加减治疗，处方：乌梅 4g，防风 3g，柴胡 5g，五味子 4g，金钱草 4g，白花蛇舌草 7g，黄芪 5g，桃仁 5g，红花 5g，益母草 6g，熟地 6g，巴戟天 5g，桑螵蛸 5g，党参 5g，炒白术 5g，

升麻 3 g，川芎 5g，僵蚕 4g，元参 4g，麦冬 4g，桔梗 3g，豆根 7g，马勃 7g，千层纸 4g，肉桂 4g，炒枣仁 4g，仙鹤草 7g，旱莲草 4g，茜草 5g，仙灵脾 5g，菟丝子 5g，灵芝胶囊 4 粒，水蛭胶囊 4 粒，土鳖虫胶囊 4 粒，紫河车胶囊 4 粒，白茅根 4g，甘草 2g。14 剂，水煎服，日 1 剂。

二诊（2009 年 2 月 26 日）：服药后无不适，咽干痛症状减轻。今天尿常规化验正常，前天游玩劳累后又有散在小出血点，时喷嚏。舌红苔白，脉沉弱。理化检查：尿常规正常。初诊方减千层纸，加辛夷 5g，苍耳子 4g，露蜂房 7g。14 剂，水煎服，日 1 剂。

三诊（2009 年 7 月 9 日）：牙龈肿痛一天、鼻塞，无咽痛。舌红苔白，脉沉弱。以归脾汤和犀角地黄汤加减治疗，处方：党参 5g，黄芪 3.5g，炒白术 2.5g，五味子 2g，煅龙骨 3.5g，煅牡蛎 3.5g，仙鹤草 3.5g，旱莲草 2g，阿胶 2g，生地 2g，赤芍 2.5g，丹皮 2.5g，蝉蜕 2.5g，石韦 2.5g，甘草 3g。14 剂，水煎服，日 1 剂。

按：该患儿由外感邪毒治未彻底而来，顾及年幼，至阴至阳之体，易虚易实。朱老认为辨证首先思病之根本在于邪伤脾肾，正气不足，为避免邪气进一步入里，以肾炎方健脾补肾、活血化瘀、解毒利咽，达到扶助正气、祛邪外出之目的，清除感染源；其次，按照不同病理阶段，病变表现不同，分别施以清热凉血、益气滋阴等，有的放矢，才能药到病除，获得痊愈。

3. 活血化瘀、温经通络、利湿通脉治疗紫癜

王某某，男，43 岁，2007 年 1 月 22 日初诊。

主诉：下肢皮肤紫斑 2 月余。

初诊：两月前无明显诱因双下肢膝下至脚踝出现褐色斑，伴咽干、咽痛，双下肢发困，全身多发脂肪瘤。经私人门诊治疗无效，遂来朱老处就诊。刻下症：双下肢褐色斑点或斑块，伴咽干、咽痛，双下肢发困。舌质黯，有瘀点、瘀斑，舌苔白，脉沉细。西医诊断：紫癜；中医诊断：脉痹、紫斑。证候：寒凝血瘀，经脉不通。治法：活血化瘀，温经活络，利湿通脉。拟当归四逆汤加减，处方：当归 4g，桂枝 5g，赤芍 5g，桃仁 5g，红花 5g，川芎 5g，地龙 4g，细辛 3g，通草 3g，生薏苡仁 4g，赤小豆 7g，白茅根 7g，吴茱萸 4g，荜茇 4g，甘草 2g，水蛭胶囊 4 粒，土鳖虫胶囊 4 粒，蜈蚣胶囊 2 粒。14 剂，水煎服，日 1 剂。兼服咽炎 Ⅰ 号方，2g/次，2 次/日。

二诊（2007 年 2 月 5 日）：服药后，双下肢紫斑有所减少，伴皮肤瘙痒，舌质黯，有瘀斑、瘀点，舌苔黄腻，脉沉细。一诊方减白茅根，加土茯苓 7g，花粉 5g，白薇 4g，白及 4g，白蔹 4g，白鲜皮 5g，地肤子 5g。7 剂，水煎服，日 1 剂。

三诊（2007 年 2 月 12 日）：服药后，双下肢紫斑有所减少，皮肤瘙痒减轻。二诊方减蜈蚣胶囊，加珍珠母 7g，石决明 7g。21 剂，水煎服，日 1 剂。兼服咽炎 Ⅰ 号方。

按：此病例为寒热错杂之证，内有里寒而外有湿热蕴结，所以治以温通与清热合用，取得良好疗效。患者褐色斑块形成的可能原因：一是瘀血滞于皮下，二是湿热蕴结形成黑色素的沉积。所以在活血化瘀的同时，辅以各种清热祛湿的颜色白的中药治疗，以中医特色的以药物之白而美皮肤之白。病情复杂患者，为使力专，对于局部的症状如咽干、咽痛，辅以针对局部药物分而治之即可。

4. 益气养血、收敛止血治疗过敏性紫癜

阎某某，女，8岁，2008年11月8日就诊。

主诉：皮肤反复出现出血点或斑块1年。

初诊：患者1年前因感冒后出现皮肤出血点，有的融合成斑块，在内蒙古医院就诊，诊断为"过敏性紫癜"。予抗过敏、改善毛细血管脆性对症治疗，效果甚微，病情反复发作，经朋友介绍来朱老师门诊求诊。刻下症：全身散在的出血点，有的融合成斑块，活动后乏力，纳可，二便调。舌质淡红，舌苔白，脉沉弱。理化检查：血常规各项均正常。西医诊断：过敏性紫癜；中医诊断：血证（肌衄）。证候：正气亏虚，气不摄血。治法：益气养血，收敛止血。处方：黄芪10g，党参7g，炒白术5g，龙眼肉4g，煅龙骨7g，煅牡蛎7g，炒枣仁4g，五味子4g，仙鹤草7g，旱莲草4g，甘草2g。28剂，水煎服，日1剂。

二诊（2008年12月6日）：全身散在的出血点再次出现的次数明显减少，原来部位出血点明显减少，无斑块，活动后乏力明显缓解，纳可，二便调。舌质淡红，舌苔白，脉沉弱。理化检查：血常规各项均正常。一诊方去五味子，加石斛4g。21剂，水煎服，日1剂。

三诊（2008年12月27日）：双下肢下垂时有散在的出血点，无乏力，纳可，二便调。理化检查：血常规各项均正常。二诊方去石斛，加当归5g，柴胡3g，升麻3g。21剂，水煎服，日1剂。

按：患儿属单纯型过敏性紫癜，小儿年幼，正气未充，久病体虚，经辨证病机为正气亏虚，气不摄血，血溢脉外。治疗以"治气""治血"为原则，补益脾气，收敛止血，同时注意养阴清热、升阳举气。

5. 凉血止血、补脾养血、调理开阖治疗肌衄

徐某，女，11岁，2009年2月12日就诊。

主诉：皮肤点、片状出血点1周。

初诊：患者1周前无明显诱因出现皮肤点状、片状出血点，斑块最大者约7~8cm，发作时伴有关节疼痛，在内蒙古医院进行相关检查，血尿常规正常。诊断为"过敏性紫癜"，予以西药抗生素、激素等治疗，患者不愿接受，紫癜时有出现。刻下症：全身皮肤散在点状、片状出血点，下腿、腹部多见，余无明显异常。舌尖红苔白，脉细数。化验检查：血、尿常规均正常。西医诊断：过敏性紫癜；中医诊断：血证、肌衄。证候：正虚感邪，灼伤血络，血溢脉外。治法：调理开阖，补益脾肾，凉血止血。拟肾炎方加减，处

方：乌梅4g，防风3g，柴胡5g，五味子4g，金钱草7g，白花蛇舌草7g，黄芪10g，桃仁5g，红花5g，益母草5g，生地6g，熟地6g，巴戟天4g，桑螵蛸4g，党参7g，炒白术5g，升麻3g，川芎5g，僵蚕4g，龙眼肉4g，炒枣仁4g，仙鹤草7g，茜草5g，旱莲草4g，紫草5g，赤芍5g，丹皮5g，水牛角5g，甘草2g。7剂，水煎服，日1剂，连服1周。

二诊（2009年2月19日）：服药后无明显变化，双下肢散在出血点、紫斑，患者述发作时伴有关节疼痛，肿胀，手足明显，可自行缓解，余症不显。舌边尖红，苔薄白，脉细数。尿常规化验正常。处方：生地5g，丹皮5g，赤芍5g，水牛角5g，生石膏7g，仙鹤草4，知母4g，甘草2g。7剂，水煎服，日1剂，连服1周。

三诊（2009年3月12日）：患者上方服用2周，现出血点数量明显减少，针尖大小，因劳累等皮疹有反复，偶有脐周疼痛，纳食略差。尿化验检查正常。处方：黄芪10g，党参7g，炒白术5g，龙眼肉4g，炒枣仁4g，五味子4g，煅龙骨7g，煅牡蛎7g，仙鹤草7g，旱莲草4g，阿胶4g（烊化），紫草5g，丹皮5g，赤芍5g，甘草2g。7剂，水煎服，日1剂，连服1周。

四诊（2009年5月14日）：患者加减服药30余剂，近期已无出血点等皮疹，精神可，无腹痛，纳可，便调。舌淡红苔白，脉略细。血、尿常规正常。处方：乌梅4g，防风3g，柴胡5g，五味子4g，金钱草7g，白花蛇舌草7g，黄芪10g，桃仁5g，红花5g，益母草

5g，熟地6g，巴戟天4g，桑螵蛸4g，党参7g，炒白术5g，升麻3g，川芎5g，僵蚕4g，龙眼肉4g，炒枣仁4g，仙鹤草7g，茜草5g，旱莲草4g，阿胶4g（烊化），煅龙骨7g，煅牡蛎7g，木香3g，白豆蔻2g，败酱草7g，土茯苓7g，淫羊藿5g，韭菜子5g，蛇床子5g，乌贼骨5g，椿根皮5g，鸡冠花5g，小茴香6g，荔枝核6g，乌药5g，大血藤7g，白茅根7g，甘草2g。7剂，水煎服，日1剂，连服1周。

按："过敏性紫癜"是近年来在内蒙古中、西部，如呼和浩特等地区儿童的常见病。许多患者由于病情迁延，或者治疗不彻底，导致"紫癜肾"，成为难治性疾病。该类病患大多急性发作，但总属本虚标实，临床表现轻重不一，阶段不同，病机侧重不同，临证要时时把握病机变化，才能稳步获效。朱师治疗此案例，初期时考虑患者年幼，避免病情发生传变入里伤肾，因此予以标本兼治、调理开阖、补益脾肾、凉血止血的肾炎方加减治疗，但治疗一周，效果不显。后朱师仔细考虑，辨证认为患者应属邪热较甚，热伤血络，破血妄行，故及时调整治法，急则治标。二诊时取力专效宏之犀角地黄汤加减凉血止血，立即控制了病情。三诊，虽出血止，但由于反复出血后，气血亏虚，脾虚不能统摄，气阴两伤为主，故改用用健脾益气、养血止血的归脾汤加减，调理气血，改善脾胃化生之源，稳定病情。四诊，由于患儿年幼正虚，亦为女性，故要特别注意余邪湿热流注下焦，以避免累及于肾，故再立补益脾肾、调理开阖、清利湿热的肾炎方加减，在初诊方基础上减清热凉血之品，加用败酱草、土茯苓、蛇床子、乌贼骨、椿根皮、鸡冠花、红藤等清热利湿解毒止带等药，以防治余邪累及于肾，标本兼顾，巩固疗效。

（十一）慢性前列腺炎

1. 健脾温肾、活血化瘀、调理开阖、清利湿浊治疗慢性前列腺炎、前列腺肥大

王某某，男，44 岁，2009 年 11 月 26 日初诊。

主诉：尿频、尿有余沥 3 年余。

初诊：患者述 3 年前无明显诱因出现尿频、尿有余沥，未予重视及诊治，后自觉症状逐渐加重。1 月前患者前往内蒙古自治区中蒙医医院化验检查，尿常规示：BLD（＋＋），RBC：20 个/HP。尿细胞形态学检查：RBC：10－15 个/HP，大小不等，多为变形，以膜损为主。前列腺液常规检查：WBC：5－20 个/HP，卵磷脂小体（＋＋）。B 超示：前列腺增生。心电图示：窦性心率，频发早搏，二联律，P 波高尖。诊断为："慢性前列腺炎"、"前列腺肥大"。给予中药治疗一周，效果不显，遂慕名而来求治朱老。刻下症：尿频、尿有余沥，时尿等待，胃脘痛，空腹痛甚，偶有泛酸，乏力倦怠，偶觉心慌，大便调。舌淡红略黯，苔白，脉弦细。西医诊断：慢性前列腺炎、前列腺肥大、慢性胃炎、频发早搏；中医诊断：淋证、胃痛、心悸。证候：脾肾阳虚，气化不利，下焦湿浊。治法：

温肾壮阳，散寒行气，兼清湿热。拟桂附汤合薏苡附子败酱散加减，处方：肉桂3g，黄柏5g，知母5g，炙附子3g，薏苡仁4g，败酱草7g，土茯苓7g，红藤7g，仙灵脾5g，韭子5g，蛇床子5g，九香虫5g，刺猬皮5g，雄蚕蛾5g，小茴香4g，荔枝核4g，乌药3g。7剂水煎服，日1剂，。加服胃肠Ⅰ号，120g，30粒/次，3次/日；心脏Ⅱ号120g，30粒/次，3次/日。

二诊（2009年12月3日）：患者述服药后无明显变化，仍尿频、尿等待，尿有余沥，胃脘疼痛不适，乏力倦怠，大便溏泄。舌淡红苔白，脉细弱。证属脾肾亏虚、瘀血阻络、湿邪内停，治以健脾温肾、活血化瘀、调理开阖、清利湿浊，以肾炎方加减治疗，处方：乌梅4g，防风3g，柴胡5g，五味子4g，金钱草7g，黄芪10g，白花蛇舌草7g，桃仁5g，红花5g，益母草5g，熟地6g，巴戟天4g，桑螵蛸4g，党参7g，炒白术5g，升麻3g，川芎5g，白僵蚕4g，龙眼肉4g，炒枣仁4g，仙鹤草7g，旱莲草4g，茜草5g，败酱草7g，土茯苓7g，红藤7g，仙灵脾5g，蛇床子5g，韭子5g，九香虫5g，刺猬皮5g，雄蚕蛾5g，小茴香6g，荔枝核6g，乌药3g，黄连4g，木香3g，白芍4g，吴茱萸6g，萆薢6g，秦皮7g，赤石脂7g，马齿苋7g，灵芝5g，水蛭胶囊4粒，白茅根7g，甘草2g，土鳖虫胶囊4粒，紫河车胶囊4粒。7剂，水煎服，日1剂。加服胃肠Ⅰ号120g，30粒/次，3次/日；心脏Ⅱ号120g，30粒/次，3次/日。

三诊（2009年12月25日）：患者述服药后自觉

精神转佳，胃脘疼痛已解，仅偶有泛酸，现仍腰困、僵硬不适，偶有心烦，平卧或者深呼吸时有心悸（早搏），大便溏泄，余未述。舌黯苔白，脉沉弱。二诊方加生地6g，紫草5g，赤芍5g，丹皮5g。7剂，水煎服，日1剂。加服胃肠Ⅰ号120g，30粒/次，3次/日；心脏Ⅱ号120g，30粒/次，3次/日。

四诊（2010年2月4日）：患者述加减服药一月余，自觉症状明显减轻，仍尿频、尿急，偶有胃脘不适，纳少，余不适未述。舌淡红略黯，苔白，脉细弱。三诊方减生地，7剂，水煎服，日1剂。加服胃肠Ⅰ号120g，30粒/次，3次/日；心脏Ⅱ号120g，30粒/次，3次/日。

按："慢性前列腺炎""前列腺肥大"患者近年来呈现逐年增加趋势，西医治疗无特效药物，可采取手术或激光等治疗，但许多患者不愿接受。一般患者没有尿常规的异常，多以小便不利为主。此案例患者虽年龄不大，但临床症状较为复杂，存在多脏腑功能失调的表现，而且出现了反复镜下血尿，尿常规异常。初起朱老按照常理从温补肾阳、清利湿热出发，方以桂附汤合薏苡仁附子败酱散加减，获得一定疗效。二诊，朱老考虑虽病不属肾炎，但针对此复杂病情，仍要突出中医脾肾亏虚的病机特点，遂立健脾益肾、活血化瘀、调理开阖之法，攻补兼施，并加以温补心阳、补脾和胃之成药，以加强疗效，病重用大方，诸药相合，很快见效，理化检查恢复了正常，阻止了病情进展。

2. 温阳化气、逐瘀通窍、理气散结治疗前列腺肥大

于某，男，44 岁，2009 年 10 月 15 日初诊。

主诉：尿有余沥不尽，尿等待 2 年余，加重 1 周。

初诊：近 2 年患者无明显诱因出现尿有余沥、尿不尽、尿等待。2007 年于内蒙古医学院附属医院查 B 超示："前列腺肥大"。现症状渐重，尿有余沥不尽，尿等待，夜尿频多，3 ~ 4 次/夜，略有尿痛。舌淡，苔白腻，脉沉细涩。西医诊断：前列腺肥大；中医诊断：小便不利。证候：肾阳亏虚，湿浊瘀阻，下焦气滞。治法：温阳化气，逐瘀通窍，理气散结。拟滋肾通关丸合薏仁附子败酱散加减，处方：肉桂 3g，黄柏 5g，知母 5g，生薏苡仁 4g，炙附子 3g，败酱草 7g，土茯苓 7g，苦参 7g，淫羊藿 5g，韭子 5g，蛇床子 5g，昆布 5g，九香虫 5g，刺猬皮 5g，雄蚕蛾 5g，荔枝核 4g，乌药 3g，莪术 5g，小茴香 4g，山慈姑 5g，炮穿山甲 5g，海藻 5g，生龙骨 7g，生牡蛎 7g。7 剂。水煎服，每日 1 剂。嘱畅情志，避风寒，勿劳累，低盐饮食。

二诊（2009 年 10 月 29 日）：服上方后，小便尿不尽、尿等待较前好转，夜尿 3 次/夜，略有会阴部疼痛，舌淡，苔白腻，脉沉细。患者病情有较大的改善，但上证仍在。故原方减玄参，加红藤 7g。煎服法同上方。

按：目前临床"前列腺肥大"患者呈现逐年增加趋势，西医治疗无特效药物，可采取手术或激光等治疗，但许多患者不愿接受。中医属"癃闭"范畴，该

案例患者症状较轻，尚不能归为"癃闭"，仅表现"小便不利"，临床多数早期及轻症患者愿意接受中医药治疗。

本患者年龄虽不高，但因长期的饮食不节，生活失度，又禀赋不足而致肾阳虚，湿浊瘀血内生，日久化热，蕴结下焦致肾与膀胱气化不利，而见尿有余沥不尽，尿频，略有尿痛。又肾阳虚不能蒸水化气，肾气不能固摄，故见夜尿频多。舌脉亦为肾阳虚之证。朱老认为该病治疗应主要从温补肾阳出发，观其脉证，随证治之。方以滋肾通关丸加九香虫、刺猬皮、雄蚕蛾等温补肾阳；以薏苡仁附子败酱散清利湿热合用活血化瘀、软坚散结之莪术、炮山甲、海藻，昆布；思"肝经过少腹，循阴器"，故再加温通肝经之乌药、小茴香、荔枝核等药。诸药相合，共奏温阳化气、逐瘀通窍、理气散结之效。亦体现了朱老抓主证，合用经方，传统而灵活的治疗方式。

（十二）高血压肾病

1. 健脾益肾、活血化瘀、调理开阖、平肝潜阳治疗高血压肾病

任某某，男，70 岁，2009 年 4 月 19 日就诊。

主诉：高血压病 40 余年，出现肾损害 1 年。

初诊：患者自述患高血压病 40 余年，间断服用降压药，血压不稳定，曾多次出现脑梗。去年在当地医院做尿常规等检查（具体不详），发现肾损害，尿蛋

白3＋~4＋之间波动。现口服强的松每次20mg，每天2次，疗效不佳。现头昏，头闷，颈项不舒，神疲乏力，手足麻木，愿服中药治疗。刻下症见：面色萎黄，头昏头闷，项部不适，神疲乏力，腿软，手及小腿麻木，纳可，夜尿略频，时尿等待。舌黯，苔白，脉沉细弦。理化检查：内蒙古医学院附属医院尿常规：PRO：（＋＋＋），WBC：2－3/HP。西医诊断：高血压肾病；中医诊断：虚劳。证候：肝肾亏虚，瘀血阻络，开阖失司，阴虚阳亢。治法：健脾益肾，活血化瘀，调理开阖，平肝潜阳。拟肾炎方加减，处方：乌梅4g，防风3g，柴胡5g，五味子4g，金钱草7g，黄芪10g，白花蛇舌草7g，桃仁5g，红花5g，益母草5g，熟地6g，巴戟天4g，桑螵蛸4g，党参7g，炒白术5g，升麻3g，川芎5g，僵蚕4g，当归6g，桂枝7g，赤芍7g，地龙4g，细辛4g，通草4g，吴茱萸6g，萆薢6g，白芍5g，女贞子6g，旱莲草5g，枸杞6g，豨莶草7g，夏枯草7g，杜仲7g，仙灵脾5g，菟丝子5g，灵芝7g，水蛭胶囊4粒，土鳖虫胶囊4粒，紫河车胶囊4粒，白茅根7g，石决明10g（先煎），珍珠母6g（先煎），葛根10g，甘草2g。7剂，水煎服，日1剂。加服强的松每次20mg，每日2次；倍他乐克每次25mg，每日1次。

二诊（2009年5月7日）：患者述服药半月，精神转佳，面色见好，仍手麻，今晨发现右眼睑出血斑，其他不适未述。舌红暗苔白根腻，脉沉细略弦。理化检查：尿常规：PRO（＋＋），隐血（－）。一诊方加代赭石 7g（先煎），山栀子 7g，丹皮 7g，药量变更石决明 7g（先煎），珍珠母 7g（先煎），葛根 7g。7 剂，水煎服，日 1 剂。加服强的松，15mg/次，2 次/日。

三诊（2009 年 5 月 21 日）：患者述服药半月，自觉病情好转，近二日因生气，则有时手、脚、颜面浮肿，现激素用量已减，近日由于未服降压药，现血压偏高，仍腿麻，纳呆，夜尿多，时尿等待。舌黯红苔白，脉沉细略弦。理化检查：尿常规：PRO（＋＋＋）。以肾炎方加减治疗，二诊方加黄芩 7g，鹿角片 7g，药量变更山栀子 5g，丹皮 5g。30 剂，水煎服，日 1 剂。加服强的松，15mg/次，2 次/日。

按：由于高血压病损伤靶器官出现的肾功能损害，临床并不少见，治疗颇为棘手，单纯应用激素治疗多无明显效果。中医属"虚劳"范畴，肝脾肾三脏虚损，因虚致损，因损之虚，病已甚成痼疾，非一时所能收功之病。朱老认为，治疗当补虚泻实并用，由于该患者病由肝脾肾俱虚，故补益肝肾、平肝潜阳、调理开阖应贯穿疾病始终，其次临床根据患者表现出的不同标证之轻重，而对症给予活血化瘀、清热重镇、通络止痛等法，病虽有效，但病证较重，故需坚持治疗，缓收其功，同时必须配合生活调摄、护养，才能最终获效。

第二章 心系病证

一、朱老对心系疾病的认识

朱老潜心钻研采用中医药治疗心肌病、冠心病、心绞痛、心律不齐等心系常见病证的渊源已久。早在1965年冬天，朱老作为内蒙古自治区卫生医疗队的一员，到呼伦贝尔市的莫力达瓦达斡尔族自治旗巡回医疗，这里是达斡尔族的聚集地，气候非常寒冷，是克山病（一种原因不明的地方性心肌病，以心肌损伤致功能衰退为主要表现，病理显示主要病变是心肌实质变性，坏死和纤维化交织在一起，心脏扩张，心室壁不增厚）的高发区，许多患者被疾病折磨，甚至丧失劳动能力。看到这样的情况，朱老非常焦急，在医疗队完成当日的临床工作后，朱老便开始潜心研究如何能够在简陋的条件下防治克山病。根据上海名医沈宝善治疗风心病的经验方，结合本地的实际情况，朱老经过反复思考研究，将桂枝、桃仁、红花各等分，研磨成散剂，每包10g，在居住的村庄（约100人），普遍投药，经服药防治后，竟取得了意想不到的效果。在医疗队给药的治疗点上发病人数明显下降，有些每冬要发作五六次的病人，现在明显减少，有的只发作一次，特别是较重的患者，已经出现慢性心衰、肝肿大的患者，服药治疗后居然能够到水井中挑水，从事一般劳动。这样的疗效大大增强了朱老对中医药治疗疑难病症的信心，同时也开启了朱老深入研究的思路，历经几十年，形成了对心系疾病独特的认识及治疗思路。

（一）益气通阳、活血化瘀为治疗基础

朱老认为，心在五行中属火，为君主之官，必须依赖于阳气的推动，才能维持全身血脉的正常循行。而心悸、胸痹之病初起多责之于心气虚，心阳亏虚，心阳不振、行血无力为疾病产生之根本。同时由于心主血脉、主神明，气血互根互用，阳损及阴，阴损及阳，因此在病变过程中，也可表现出心血不足、心脾两虚、心虚胆怯、气阴两虚、阴虚内热、阴阳两虚等证。由于脏腑相关，阳虚多以脾肾阳虚，甚或水饮凌心，而阴虚血亏，甚至虚火内扰、心肾不交也均为常见的病因病机。治疗用药务必抓住病根，以温通、复振心阳，活血化瘀为主，朱老根据自己数年的临床实践经验，自拟心脏方，以黄芪、桂枝、桃红为基础，使心气、心阳得复，瘀血得化；心气、心阳不得复，瘀血不化，则难以恢复。当虚寒之症较重时，根据肾藏真阳助心火的理论，可加黄芪、补骨脂增强桂枝的温通心阳之用。为加强活血化瘀、通经活络之功，加川芎、地龙、葛根、丹参等。

（二）益气养阴、安神复脉为治疗关键

心阳得以温通，但心主血脉，心血不足，心气亏虚，难以恢复心律，故取"生脉饮"（人参、麦冬、五味子）之益气滋阴复脉，并可加用黄芪助党参，使气血互根互用。而龙骨、牡蛎、远志为安敛心神的要药，合桂枝组成桂枝龙骨牡蛎汤调补阴阳、养心宁神。现代药理研究提示：苦参、毛冬青、仙鹤草具有确切的改善心脏血液循环，调节心率作用，诸药合用，中西合璧，则气血阴阳得养，心神得安，脉络畅通，心律得复。

上述方法临床应用几十年，在治疗一些有心脏器质性改变的疾病，如冠心病、心绞痛、心律不齐等疾病中获得了显著疗效。

二、医案举隅

（一）心律失常

1. 益气通阳、活血化瘀、养心宁神、调节心率治疗心悸

白某某，女，60岁，1999年4月15日初诊。

主诉： 心悸反复发作10余年，伴头痛、时夜里心脏骤停感2月。

初诊： 患者诉10余年前无明显诱因出现间断心

慌，心悸，遇劳累及精神紧张病情加重，休息后缓解或消失。近半年因工作劳累，症状明显加重，并伴有气短，心律不齐。在内蒙古自治区医院住院检查、治疗一个月，诊断为"心脏病、心律失常"，经治疗后病情有所好转。患者愿服中药治疗，经人介绍，来朱老处就诊。刻下症：心慌、心悸，夜里自觉有心脏骤停感，头晕头痛，眠差，乏力，精神不振，纳食一般，二便调。舌淡黯，苔白，脉结代而无力。内蒙古医院检查：心脏彩超示：（1）左室扩大，（2）轻度三尖瓣反流，（3）心室舒张功能降低，左室心指数下降；早搏室性为主，偶有房型。脑彩超示：（1）脑椎基底动脉弹性差，（2）RACA血管痉挛，（3）双基底动脉痉挛。西医诊断：心脏病、心律失常、颈椎病；中医诊断：心悸。证候：心阳不振，血脉瘀阻，心神失养。治法：益气通阳，养心宁神，活血复脉。以自拟方心脏Ⅱ号方加减，处方：黄芪10g，桂枝5g，桃仁5g，红花5g，川芎5g，葛根7g，地龙4g，党参4g，麦冬4g，五味子4g，炒酸枣仁4g，生龙骨7g，生牡蛎7g，苦参7g，甘草3g，水蛭胶囊4粒。7剂，水煎服，日1剂。

二诊：（1999年4月29日）患者服药后夜间心脏骤停感消失，心慌、心悸、气短等症好转，仍有时胸痛，服药期间仅2次早搏，头痛减，头晕、头巅顶部发闷，颈椎有弹响。舌淡，苔白，脉沉弱。初诊方加仙鹤草7g，7剂，水煎服，日1剂。

三诊：（1999年6月17日）患者加减服药2月

余，诸症明显减轻，仅晨起有时早搏。近日有时胃脘隐痛，舌淡红，苔白。考虑患者久病劳损，仍需要继续固本扶正，避免病情反复。处方：二诊方减仙鹤草，加丹参5g，檀香3g（后下），山萸肉4g，砂仁2g（后下），覆盆子4g，肉桂2g，土鳖虫胶囊4粒。7剂，水煎服，日1剂。

四诊：（1999年11月9日）患者加减服药近5个月，诸症较前明显好转，劳累后有时心慌、心前区疼痛，因情志不畅出现胸憋，偶有早搏。舌淡，苔白，脉沉细。三诊方减丹参、檀香、山萸肉、砂仁、覆盆子、肉桂、土鳖虫胶囊。加：炒白术4g，当归4g，柴胡3g，升麻3g，川楝子3g，元胡4g，金樱子4g。7剂，水煎服，日1剂。加服颈椎Ⅰ号100g，每次30粒，1日3次。

按：病人年老，罹患多种慢性疾病，久患心脏之疾，加之脑力劳动，思虑过度，耗伤心之气血，血虚心神失养，心阳、心气不足，无力推动血液，故致心不主神，发为心慌，心悸，眠差。血液不充脉道，心之阳气推动无力，则见脉结代而无力。夜间阴盛阳衰，心阳亏虚明显，故患者自觉有心脏骤停感，病情较重。

朱老认为该患者虽见证复杂，临床辨证务必考虑心之气血阴阳亏虚，其中心阳不振最为关键，脉络瘀阻为病之标，治疗一定要标本兼顾。故以黄芪、桃仁、红花、桂枝、葛根、川芎、地龙为主，温阳益气、活血化瘀；生龙骨、生牡蛎、炒枣仁镇静养心安神；人参、五味子、麦冬益气养阴复脉；桂枝加龙骨牡蛎汤养心宁神；苦参、仙鹤草现代药理研究均有调节心率之功，以加强通脉回复心律之功效。抓住主症，虽病在心，但一定要注意培补气血生化之源。其次，对病变中出现的头痛、胃痛、胸憋等症，要辨证论治，针对性治疗。总之，临证对于病情较重，见证复杂的病案，一定要能够执简驭繁，辨证求本，方能取效。

2. 益气通阳、养心宁神、活血复脉治疗心悸

张某某，女，69 岁，2009 年 12 月 3 日初诊。

主诉：阵发性心慌 10 余年，加重伴气短 2 月。

初诊：患者诉 10 余年前无明显诱因出现心慌、胸憋闷痛，遇劳及精神刺激加重，休息后缓解或消失。当时未予注意，也未进行系统检查及治疗。之后每遇劳累及情志刺激则诱发上述症状加重。近两个月来，上述症状明显加重，并伴有气短。在内蒙古中蒙医院做心电图发现心肌缺血，心律不齐，诊断为"冠心病""房颤"，经中西医治疗病情好转。近日再次因劳累致使上述症状加重，因数年前曾服朱老中药效果显著，故再次求诊。刻下症：阵发性心慌，气短，汗出湿衣，胸憋闷痛，气喘息粗，脸红，有时头痛，腰痛，小便热赤，胃脘怕凉不适，足底部感觉障碍。舌黯红，苔白，脉结代。2009 年 11 月内蒙古中蒙医院检查：心电图示："心肌缺血""心律不齐"。西医诊断：冠心病、房颤；中医诊断：心悸、胸痹。证候：心阳不振，血脉瘀阻，心神失养，下焦郁热。治法：益气通阳，养心宁神，活血复脉，清热通淋。以自拟方心脏

Ⅱ号方加减，处方：黄芪 15g，桂枝 7g，桃仁 7g，红花 7g，川芎 7g，丹参 7g，葛根 9g，毛冬青 7g，地龙 6g，党参 6g，麦冬 6g，五味子 6g，炒枣仁 6g，补骨脂 6g，生龙骨 10g，生牡蛎 10g，苦参 10g，仙鹤草 10g，赤芍 5g，竹叶 4g，通草 4g，水蛭胶囊 4 粒，土鳖虫胶囊 4 粒，甘草 2g。7 剂，水煎服，日 1 剂。

二诊：（2009 年 12 月 10 日）服药后，患者心慌，气短，息粗，头痛，胸憋闷痛等症均好转。近 2 日因外感风邪，咽痛，咳嗽流涕，咳痰色白，自觉乏力。舌黯红，苔白，脉结代。治以清热解表、利咽解毒、兼以益气通阳，调整方药为：生地 4g，玄参 4g，麦冬 4g，沙参 4g，五味子 4g，桔梗 3g，山豆根 7g，马勃 7g，诃子 4g，白僵蚕 5g，蝉蜕 3g，木蝴蝶 4g，石韦 5g，车前子 4g，珍珠母 7g，石决明 7g，辛夷 5g，苍耳子 4g，露蜂房 7 g，甘草 2g。7 剂水煎服，日 1 剂。同时服用朱老自制的心脏Ⅰ号方 120g，每次 50 粒，1 日 2 次。

三诊：（2009 年 12 月 17 日）服药收效，咽痛、咳嗽等证已除，诸症均好转，精神状态较前明显变好，面色微红，纳寐均可，小便正常。舌黯红，苔白，脉结代。考虑患者久病劳损，仍需要继续固本扶正，避免病情反复。故汤剂改为丸剂。心脏Ⅰ号方 240g，每次 50 粒，1 日 2 次，连服半月。

按：患者为老年女性，冠心病、房颤病史多年，临床表现复杂，属于中医"心悸""胸痹"范畴。朱老认为，心悸、胸痹初起多责之于心气虚，但心为火脏，心阳亏虚，心阳不振为疾病之根本。而且由于心主血脉、主神明，气血互根互用，阳损及阴，阴损及阳，因此在病变过程中，也可表现出心血不足、心脾两虚、心虚胆怯、气阴两虚、阴虚内热、阴阳两虚等证。由于脏腑相关，阳虚多脾肾阳虚，甚或水饮凌心，而阴虚血亏，甚至虚火内扰、心肾不交也为常见的病因病机。治疗用药务必抓住病根，以温通、复振心阳、活血化瘀为主。朱老根据自己数年的临床实践经验，自拟心脏方，以黄芪、桂枝、桃红为基础，使心气、心阳得复，瘀血得化。心气、心阳不得复，瘀血不化，则难以恢复。同时取"生脉饮"（人参、麦冬、五味子）之益气滋阴复脉，桂枝加龙骨牡蛎汤调补阴阳、养心宁神。为加强活血化瘀之功，加川芎、地龙、葛根、丹参等，而苦参、毛冬青、仙鹤草等现代药理研究具有确切的调节心率功能。诸药合用，中西合璧，则气血阴阳得养，心神得安，脉络畅通，心律得复。

患者二诊时，由于久病正虚，感受外邪，朱老认为临证遇此情形必须遵仲景"夫病痼疾加以卒疾，常先治其卒病，后乃治其痼疾"之说，以防止外感入里，变生它病，故调整治法清热解表、利咽解毒、兼以益气通阳，表里同治，标本兼顾。三诊诸证减轻，考虑患者久病劳损正气亏虚，缓则治本，故改换丸剂以继续固本扶正，避免病情反复。

3. 温补心阳、活血化瘀安神治疗心悸

冯某，男，66 岁，2001 年 12 月 3 日。

主诉： 心慌胸闷伴气短半月，加重 2 天。

初诊： 患者半月前因心慌、胸闷、胸痛在内蒙古医学院第一附属医院确诊"右束支完全性传导阻滞伴室性早搏"，住院治疗 7 天，症状缓解后出院。近两天心慌、胸闷、气短症状加重，胃脘部不适，饱胀感并伴有食后呃逆，二便正常，睡眠一般。检查：面红，口唇发绀，巩膜有充血。听诊第一心音提前，心率较快。即刻指血糖 11.2mmol/L。舌质淡，舌苔白，脉数结代略沉。糖尿病病史十余年。西医诊断：右束支完全性传导阻滞伴室性早搏、糖尿病；中医诊断：心悸、消渴。证候：心阳虚衰，气虚血瘀。治法：扶助正气，温阳健脾，活血化瘀，宽胸理气。拟桂枝龙骨牡蛎汤加减，处方：黄芪 15g，桂枝 7g，桃仁 7g，红花 7g，川芎 7g，葛根 7g，毛冬青 7g，地龙 4g，党参 6g，麦冬 6g，五味子 6g，补骨脂 6g，炒枣仁 6g，煅龙骨 7g（先煎），煅牡蛎 7g（先煎），苦参 7g，水蛭 4g，土鳖虫 4g，甘草 2g。7 剂，水煎服，每日 1 剂。同时加服胃炎Ⅲ号胶囊 42g，2 粒/次，1 日 3 次，口服；心脏Ⅱ号胶囊 63 粒，3 粒/次，1 日 3 次，口服。

［说明：（1）胃炎Ⅲ号胶囊为朱老在半夏泻心汤的基础上加减化裁而成，组方：干姜 3g，半夏 4g，黄连 3g，黄芩 5g，神曲 4g，高良姜 3g，附子 3g，木香 3g，白豆蔻 2g，玫瑰花 3g，吴茱萸 4g，荜茇 4g，甘草

2g。（2）心脏Ⅱ号胶囊为朱老自拟方。方剂组成：黄芪10g，桂枝5g，桃仁5g，红花5g，川芎5g，地龙4g，党参4g，麦冬4g，五味子4g，炒枣仁4g，补骨脂4g，生龙骨7g，生牡蛎7g，苦参4g，仙鹤草7g，水蛭5g，土鳖虫5g，甘草2g。上述两成方临床使用时应根据患者所需用量倍用上方研成散剂，装入胶囊即成，每粒胶囊相当于生药0.3g。]

二诊（2002年1月14日）：服药一周后，心慌、胸闷、早搏等症状基本消除，呃逆感减轻，偶有乏力，现仍有胃脘部不适，饮食差，偶有便秘，睡眠一般。治以上方基础上加入润肠通便的火麻仁4g，肉苁蓉4g。7剂，水煎服，每日1剂。

三诊（2002年12月2日）：患者心慌、胸闷、气短等症状消失，但偶有便秘，通过饮食调节可以改善。可见心之阳气得以恢复，心血得以滋养，中焦气机恢复通畅，脾胃可以运化，为巩固疗效，续服二诊方2周。

按：西医"室性传导阻滞伴室性早搏"，病情轻重不一，属较为难治的一类疾病，短期疗效尚可，迁延后治疗困难。可由多种疾病诱发，如冠心病、高血压、糖尿病等。中医"心悸"一病是指以自觉心中悸动常伴胸闷、胸痛、气短、失眠、健忘、眩晕等症状为主的一类疾病。此病多在情志刺激或劳累过度后诱发，持续时间因人、因病情轻重而异，若病情较重时可发为怔忡。病机多责之气血阴阳亏虚，心失所养，或邪扰心神，心神不宁。其病位在心，而且多与肝、脾、肺、肾四脏密切相关。病理性质分为虚、实两个方面，但临床上多以心气虚为常见。正如《证治准绳·惊悸恐》中云："人之所主者心，心之所养者血，心血一虚，神气失守，失守则舍空，舍空而痰入客之，此惊悸之所由发也"。朱老认为该病根在于心阳虚衰，鼓动无力，气虚血瘀，心神不敛。故标本同治，立法阴阳气血并补，安镇心神，兼以活血化瘀。故方选仲景温阳摄阴安神的桂枝加龙骨牡蛎汤为主，黄芪、党参补气健脾，助气血生化之源；补骨脂温补肾阳助心火，麦冬、五味子滋阴安神和党参取意生脉；桃仁、红花、水蛭、土鳖虫活血祛瘀，通畅脉络；而苦参、毛冬青现代药理研究具有确切的调节心率功能，诸药合用则气血得养，心神得安，脉络畅通。因病属急重，单用汤药，恐药力不足，用药不专，而患者的胃腑气滞上逆，由上焦胸阳之气不展所致，故加用朱老的成药心脏Ⅱ号、胃炎Ⅲ号，以助汤剂，因药证相合，故取效甚速。二诊病情明显好转，而素患消渴的阴虚燥热便秘之症出现，故方加火麻仁、肉苁蓉加强滋阴补虚润燥之功。三诊效不更方，为巩固疗效，继服一周，以收全效。

4. 滋补肝肾、平肝潜阳、安神定悸治疗多元性早搏

张某，男，62岁，2010年3月11日初诊。

主诉：心悸3年余。

初诊：患者述3年前无明显诱因出现心慌、心悸，心率增快，不明原因的耳鸣，声如蝉鸣，曾入院3次。

去年 3 月由于病情加重，内蒙古医院住院检查：冠状动脉造影无异常。Holter 示：多元性早搏、左室肥大、心率快。发病时服倍他乐克后 20 分钟左右好转，用血管扩张药后，病情加重。现症见：每天夜间 11：30 至凌晨 3：30 之间心慌较甚，耳鸣如蝉鸣，常双腿抽筋，纳食一般，二便调。舌红黯，苔薄白，脉细数。西医诊断：多元性早搏；中医诊断：心悸。证候：肝肾亏虚，肝阳偏亢，气机阻滞。治法：滋补肝肾，平肝潜阳，安神定悸。拟天麻钩藤饮合二至丸加减，处方：生地 6g，白芍 6g，女贞子 6g，旱莲草 6g，川楝子 4g，青皮 4g，蝉蜕 5g，蛇蜕 5g，天麻 4g，钩藤 5g，珍珠母 7g，石决明 7g，苦参 7g。水煎服，日 1 剂，7 剂。

二诊（2010 年 3 月 25 日）：患者服药 2 周，精神渐佳，原发作时间打乱，晚上 11 点到凌晨 4 点可安然入睡，症状减轻。舌红略黯，苔薄白，脉细数。一诊方去苦参，加炒枣仁 6g，五味子 6g，元胡 7g，全蝎胶囊 4 粒。水煎服，日 1 剂，7 剂。

按：本例患者病情较为特殊，因为心悸病症大多由于气血阴阳亏虚，或痰饮、瘀血、火邪上扰而致，既往治疗大多以养心安神、活血化瘀等为主，但患者多方求治并未显效。

朱老辨证本病，考虑其特殊的发病时间，夜间 11 点至凌晨 3 时，正是子时与丑时，为肝胆二经当令，思患者为肝肾阴虚，肝阳偏亢，肝火上扰而致，更强调紧扣病机运用天麻钩藤饮和二至丸加减。以肝阳偏亢为主要矛盾，故重视滋阴潜阳，并合用疏肝理气法，同时加调理心脉的苦参（现代药理研究具有调节心率作用），使肝肾亏虚得补，浮阳得潜，心脉气血通畅，心悸自平。因考虑到此病例的特殊，朱老先以方测证，待服药后病情好转以加大剂量彻底治之。

（二）冠心病

1. 温阳补气、活血化瘀治疗心悸

潘某某，女，60岁，2002年10月31日初诊。

主诉：心悸反复发作7年，加重伴气短3月。

初诊：患者诉7年前无明显诱因出现心慌、胸憋闷，遇劳及精神刺激加重，休息后缓解或消失，当时未引起重视，亦未系统治疗。之后每遇劳累及情志刺激则诱发上症加重。近3个月来上述症状加重，伴气短，在内蒙古医院确诊为冠心病、心绞痛。经治疗好转后，近日因劳累上述症状加重，来我处就诊。症见心慌，胸憋闷，气短，动则加重，手脚冰凉，面色苍白。舌淡，苔白，脉沉细。心电图：心肌缺血。胸部正位X片：心脏正常未见异常，肺纹理未见异常。西医诊断：冠心病、心绞痛；中医诊断：心悸。证候：气虚血瘀。治法：温阳补气，活血化瘀，安神定悸。拟桂枝甘草龙骨牡蛎汤合生脉散合补阳还五汤加减，处方：黄芪10g，桂枝5g，桃仁5g，红花5g，川芎5g，地龙4g，党参4g，麦冬4g，五味子4g，炒枣仁

4g，补骨脂4g，生龙骨7g，生牡蛎7g，水蛭胶囊4粒，土鳖虫胶囊4粒，甘草2g。水煎服，日1剂，连服7日。

二诊：（2002年11月7日）服药后，患者胸闷、气短、手脚冰凉较前减轻，仍面色苍白，精神欠佳，牙痛，寐尚可，纳佳，二便调。舌淡，苔薄白，脉沉细。二诊处方：黄芪10g，桂枝5g，桃仁5g，红花5g，川芎5g，地龙4g，党参4g，麦冬4g，五味子4g，炒枣仁4g，生龙骨7g，生牡蛎7g，水蛭胶囊4粒，甘草2g，土鳖虫胶囊4粒。水煎服，日1剂，连服7日。加服牙痛Ⅱ号4粒，日3次。

三诊：（2002年11月15日）服药后，手脚冰凉症状已减，胸闷、气短症状明显减轻，精神状态良好，面色红润，纳寐均可，小便正常，大便不成形。舌淡苔薄白，脉沉细。三诊处方：黄芪10g，桂枝5g，红花7g，川芎5g，地龙4g，党参4g，麦冬4g，五味子4g，炒枣仁4g，生龙骨7g，生牡蛎7g，水蛭胶囊4粒，甘草2g，土鳖虫胶囊4粒，补骨脂4g，姜黄5g，毛冬青5g。水煎服，日1剂，连服半月。加服胃肠Ⅱ号4粒，日3次。

按：心绞痛其发作特点为阵发性的前胸压榨性疼痛，主要位于胸骨后部，可放射至心前区和左上肢尺侧，常发生于劳力负荷增加时，持续数分钟，休息或用硝酸酯制剂后消失。属于中医"心悸""胸痹"等范畴，临床见证复杂，轻重不一。本例属气虚血瘀型，患者为老年人，长期积劳太过伤脾，生化之源不足，致气血阴阳亏虚。肾阳亏虚，心阳失于温煦，发为心悸。气虚而血行艰涩，又有"久病必有瘀"，所以本证为虚实夹杂之证。故见心慌，胸憋闷，气短，动则加重，手脚冰凉，面色苍白，舌淡，苔白，脉沉细。以桂枝甘草龙骨牡蛎汤合生脉散合补阳还五汤加减，温阳补气，活血化瘀，安神定悸。服药后，患者胸闷、气短、手脚冰凉较前减轻，仍面色苍白，精神萎靡，牙痛。故方去补骨脂之温燥，以防助火。另服牙痛Ⅱ号清热止痛。三诊时手脚冰凉症状已减，胸闷、气短等症状明显减轻，唯大便溏，故在二诊方基础上加一些调节心律之品，以巩固疗效。服胃肠Ⅱ号以调理脾胃。

　　本案患者临床表现繁杂，朱师认为辨证时当谨守病机，治病求本，标本兼顾，以虚实为纲，紧密结合脏腑辨证。

（三）心肌炎

1. 益气温阳、活血化瘀、安神治疗病毒性心肌炎

姜某，女，3岁，2009年4月17日就诊。

主诉： 神疲乏力，夜卧不安。

初诊： 患儿数日前因感冒失治，去内蒙古医院就诊，检查发现心肌酶偏高，入院治疗。经西医治疗数日，心肌酶不降，出院后经人介绍来朱老处就诊。刻下症：患儿神情疲倦，夜卧不安，纳食一般，余家长未述。舌质淡红，舌苔薄白，脉细数。理化检查：肌酸激酶同工酶 30.7 u/L（1—25）。心彩超：左室后壁下壁心肌运动幅度略减低。ECG：窦性心律。西医诊断：病毒性心肌炎；中医诊断：小儿夜惊。证候：气血亏虚，心神失养，血脉不畅。治法：益气温阳，活血化瘀，安神。拟心脏 I 号方加减，处方：黄芪 5g，桂枝 2.5g，桃仁 2.5g，红花 2.5g，川芎 2.5g，党参 2g，麦冬 2g，五味子 2g，炒枣仁 2g，补骨脂 2g，生龙骨 3g，生牡蛎 3.5g，水蛭 2.5g，土鳖虫 2.5g，甘草 1g。7 剂，水煎服，日 1 剂。

二诊（2009 年 5 月 8 日）：患儿服药 21 剂，精神渐佳，仍夜卧不安，余家长未述。舌质偏红，舌苔薄白，脉细数。上方加大青叶 3.5g，丹皮 2.5g，山栀 2.5g，莲子心 1.5g。14 剂，水煎服，日 1 剂。

三诊（2009 年 5 月 22 日）：精神佳、夜卧安，面色红润，舌质淡红，舌苔薄白，脉细。理化检查：肌酸激酶同工酶 23.3 u/L（1 - 25）。二诊方去莲子心，14 剂，水煎服，日 1 剂。

按：患者年幼，以神疲乏力、夜卧不安为主，已确诊为病毒性心肌炎，但西医在控制了急性病情后，尚无治疗本病的特效方法。朱老认为可以根据临床症状进行辨证论治，达到治愈的目的。病机主要责之于气血亏虚、心神失养、血脉不畅，以益气温阳、活血化瘀、安神为主。拟心脏 I 号方加减，酌加清解余邪之品，避免邪气入里，诱发它病，临床疗效确凿。

第三章　脾胃系统病证

一、朱老对脾胃系疾病的认识

（一）固护脾胃，恢复脾胃升降之机为治病关键

《灵枢》曰："有胃气则生，无胃气则死"，"五脏六腑皆禀气于胃"。张仲景云："四季脾旺不受邪"。李东垣创造性地提出"内伤脾胃，百病由生"的理论，充分说明脾胃在保持人体健康、抵御疾病中起着重要作用。朱宗元老师在诊病时强调要以固护脾胃之本，恢复脾胃生理特性为第一重任，治疗贵在运脾而不在补脾。临床上常用四君子汤、异功散、黄芪建中汤、升阳益胃汤等方加减。朱师推崇李东垣《脾胃论》中"人以脾胃元气为本"，认为脾胃是心肝肺肾四脏生理活动的枢纽，即脾胃一虚，五脏必受累。此在临床中有深刻意义，如土壅木郁，土不生金，土不制水，故古方中有补土生血的归脾汤，健脾养肺的参苓白术散。脾胃气机的升降是人体气机升降的关键，只有脾胃健运，才能维持清阳出上窍，浊阴出下窍，清阳实四肢，浊阴归六腑的正常。脾宜升则健，胃宜

降则和，脾胃为人体气机升降的枢纽。朱师认为多种原因可致脾胃气机升降失司，该升不升，当降不降，演变成多种病理表现。就胃而言，有胃气不降和不降反升两种情况：胃气不降，则糟粕不能向下传递而生脘腹胀满疼痛、便秘等症；胃气不降反升可出现呃逆、嗳气、呕吐等症。对脾而言，有脾气不升和不升反降两种情况：脾气不升则不能运化水谷精微，从而出现痞满、腹胀、腹泻等症；脾气不足当升反降则中气下陷而出现脱肛、内脏下垂等症。根据脾胃升降理论，朱师注重调节脾胃气机的升降，常用辛开苦降、调肠气机的半夏泻心汤加减治疗慢性胃炎、功能性消化不良等疾病。基础方为：干姜、半夏、黄连、黄芩、神曲、木香、白豆蔻、川楝子、玫瑰花、吴茱萸、荜茇、甘草。恶心、嗳气者加丁香、柿蒂；痞满、腹胀者加川朴；呕吐酸水者加煅瓦楞子。

（二）谨守病机，详审虚实寒热、在气在血

脾与胃互为表里，脾主运化，胃主受纳，脾主升清，胃主降浊，两者共同完成饮食物的消化吸收及精微的输布。在病理情况下，脾胃常常同病，临床表现复杂多样，但辨证不外寒、热、虚、实，及在气、在血。因此，朱师临证常常结合"实则阳明，虚则太阴"，首先明辨寒热虚实之分，在气在血之别。脾胃气虚时，以四君子汤为先，药用党参、炒白术、茯苓、炙甘草；脾胃阳虚时，药用理中汤为主，人参、干姜、白术、甘草同用。脾胃病变，单纯的热证、寒证并不

多见，多为寒热错杂，朱师仿半夏泻心之意，药用法半夏、黄芩、黄连、干姜，辛开苦降。脾主运化水湿，脾胃病变，水湿不得运化，生为痰饮，蕴久化热，而为痰热互结证，此种证型临床较为常见，朱师处以小陷胸汤，以瓜蒌皮、法半夏、黄连并施，化痰清热，理气散结。在上述某一见证的基础上，若兼脾胃气滞者，朱师喜用砂仁、木香、白豆蔻、川楝子、玫瑰花行气醒脾；兼饮食物积滞不化者，使用焦三仙、炙鸡内金消导化积。脾胃为气血生化之源，脾胃病变，日久病入血分，常现血虚、血瘀之证，朱师常于处方时酌配蒲黄、五灵脂、当归、白芍等药性平和之品养血、活血。

（三）疏肝理脾畅气机，巧用风药增疗效

脾主运化，肝主疏泄，脾的运化有赖于肝的疏泄，肝的疏泄功能正常，则脾的运化功能健旺。"木之性主于疏泄，食气入，全赖肝木之气以疏泄之，而水谷乃化。"（《血证论·脏腑病机论》）肝失疏泄，无以助脾之升散，则引起"木不疏土。"脾失健运，影响肝失疏泄功能，导致"土壅木郁"。叶天士亦云："治脾胃必先制肝。"朱师在临床中治疗脾胃病证属肝胃不和、肝脾不和者常用柴胡、香附、炒枳壳、川楝子、青皮理气疏肝，以助脾胃气机疏通畅达，使木疏土健。

祛风药本是具有发散风邪、祛风胜湿功能的一类药物，临床多用于外感风邪及风湿类疾病。但朱师认为祛风药在脾胃病中独有妙用。《内经》云："春伤于

风，夏生飧泄"，"久风入中，则为肠风飧泄。"《素问·保命全形论》又指出："土得木而达。"风类药辛温通达，其性升浮，能助脾气升腾；风药属木，又能疏达肝气，调节脾胃气机升降。李东垣亦曰："诸风药升发阳气，以滋肝胆之用，是令阳气生，上出于阴分也。"朱师在治疗急、慢性肠炎时，常用柴胡、升麻、羌活、独活、防风、白芷等益气健脾，升阳举陷，祛风止泻，消胀除满，行气止痛。

（四）解毒软坚、活血化瘀除痼疾

脾胃病病程冗长，气滞、痰湿、热毒等病理产物久蕴于胃致胃气郁滞，络脉瘀阻，或因久病脾胃气虚，血行无力则致气虚血瘀，或因热邪伤阴、胃失濡养，脉络枯涩，血行迟缓成瘀。只有结散瘀去，才能使脾升胃降，恢复"轻阳实四肢，浊阴走五脏"的生理状态。朱师在治疗慢性萎缩性胃炎伴肠化、不典型增生方面积累了丰富的经验，对患者空腹时胃脘部疼痛、痞满等症状明显的多立温中补虚、缓急止痛之法，以经方黄芪建中汤加减治疗。饭后痞满、疼痛加重者以仲景半夏泻心汤辛开苦降之法，和胃降逆，开痞散结。在此基础上，针对肠化生及不典型增生以"清热解毒、软坚散结、活血化瘀"作为切入点，加入山慈菇、山豆根、败酱草、半枝莲、生薏苡仁、莪术、白花蛇舌草等，并根据不同兼证适当加减。朱师治疗脾胃疾患，不仅能使症状减轻，而且能控制病变的发展。有的患者经过半年到一年的治疗，病变发生逆转。

二、医案举隅

（一）胃溃疡

1. 温中补虚、活血止痛治疗胃溃疡

周某某，女，58岁，2009年11月3日初诊。

主诉： 胃脘部疼痛不适反复发作5年余，近1周加重。

初诊： 患者于5年前因饮食不节后出现胃胀不舒，时轻时重，多食、饥饿、受凉后加重，未予系统用药治疗。2009年10月因反复胃痛在呼和浩特市医院进行胃镜检查示："胃溃疡"。近一周因牙疼服用牙周康后，病情加重。现症见：胃脘部隐隐作痛，喜温喜按，空腹痛甚，得食者缓，进生冷饮食症状加重，伴泛酸嘈杂，纳呆，四肢倦怠，手足不温。寐尚可，二便如常。舌淡黯，苔薄白，脉虚弱。西医诊断：胃溃疡；中医诊断：胃痛。证候：脾胃虚寒，瘀血阻络。治法：温中补虚，活血止痛。拟黄芪建中汤加减，处方：黄芪10g，桂枝5g，白芍10g，吴茱萸6g，荜茇6g，高良姜6g，香附6g，生蒲黄4g（包），五灵脂4g（包），巴戟天6g，补骨脂6g，煅瓦楞子5g，川厚朴4g，甘草5g。7剂，水煎服，日1剂。

二诊（2009年11月10日）： 服药后胃脘部隐痛减轻，泛酸嘈杂消失，空腹、进生冷饮食仍觉不适，

纳呆改善，四肢倦怠，手足不温，二便正常，舌脉同前。上方去煅瓦楞子，加三棱5g。14剂，水煎服，日1剂。

三诊（2009年11月24日）：胃脘部隐痛减轻，但食后胀满明显。舌淡黯，苔薄白，脉虚弱。在二诊方基础上川厚朴加量为6g。7剂，日1剂。

四诊（2009年12月3日）：胃脘部隐痛消失，食后胀满明显好转，无泛酸，四肢倦怠，手足不温均改善。舌淡略黯，苔薄白，脉弱。查胃镜示：慢性浅表性胃炎（未见溃疡）。继续服上方以巩固疗效。7剂，水煎服，日1剂。

按：胃溃疡是消化系统的常见病、多发病，主要表现为节律性、周期性上腹痛，与进食有关，可并发出血、穿孔、幽门梗阻，少数胃溃疡可发生癌变。中医将其归属于"胃痛""胃脘痛"等范畴。该患者素体脾虚，中阳不足，中焦虚寒，失其温养，胃失和降，不通则痛，阳虚无力，血行不畅，涩而成瘀，属虚实夹杂，病机关键在于脾胃虚寒，瘀血阻络。朱师采用温中补虚、活血止痛之法，以黄芪建中汤经方加减治疗，效果显著。以黄芪、桂枝、吴茱萸、荜茇、高良姜、巴戟天、补骨脂温中补虚；蒲黄、五灵脂活血止痛；用白芍、甘草缓急止痛；香附、厚朴以行气除满；煅瓦楞子以制酸止痛。二诊胃脘部隐痛减轻，泛酸嘈杂消失，舌脉未变。上方去煅瓦楞子，加三棱、莪术以加强活血化瘀作用。三诊胃脘部隐痛减轻，但食后胀满明显，在二诊方基础上川厚朴加量以增行气除满之功效。四诊胃脘部隐痛消失，食后胀满明显好转，无泛酸，四肢倦怠，手足不温均改善，继续服上方以巩固疗效。

总之，在辨证中把握阳虚和瘀血的病理关键，确立温中补虚、活血止痛的治疗大法，贯穿于疾病的始终。

（二）胃下垂

1. 辛开苦降、寒热并施治疗胃下垂

程某某，女，62 岁，2009 年 11 月 3 日。

主诉：胃脘部疼痛 6 个月，饭后或空腹时加重。

初诊：患者胃下垂病史 10 年，曾服中药治疗，症状缓解，已停药 1 年。6 个月前出现胃脘部疼痛，伴嘈杂、泛酸，饭后或空腹时为甚，纳食减少。舌淡红，苔薄白，脉沉。钡餐造影示：轻度胃下垂。西医诊断：胃下垂；中医诊断：胃痛。证候：寒热错杂。治法：辛开苦降，寒热并施。拟半夏泻心汤加减，处方：干姜 3g，半夏 4g，黄连 3g，黄芩 5g，高良姜 4g，香附 4g，神曲 4g，木香 3g，白豆蔻 2g，川楝子 3g，玫瑰花 3g，吴茱萸 6g，荜茇 6g，丁香 2g，柿蒂 4g，川朴 4g，甘草 2g。水煎服，日 1 剂，连服 3 周。

二诊（2009 年 11 月 20 日）：服药后胃脘部疼痛明显减轻，嘈杂、泛酸基本消失，继服初诊方 7 剂。

三诊（2009 年 11 月 28 日）：服药后胃脘部疼痛明显减轻，余症消失，继服初诊方去掉温胃理气的高

良姜、香附，7剂，巩固疗效。

按：胃下垂是消化系统的常见病、多发病，X线钡餐检查为胃下垂最可靠诊断方法。现代医学除密切随访和手术外尚无其他较好的方法。中医将其归属于"痞满""胃脘痛""嘈杂""嗳气"等范畴。患者胃脘部疼痛不适6个月，未予重视，近期逐渐加重，症见胃脘部疼痛明显，伴嘈杂、泛酸，饭后、空腹时为甚。中医诊断为胃痛，属寒热错杂证，处以辛开苦降、寒热并施之法，采用半夏泻心汤加减治疗。方中辛温之半夏散结除痞，降逆止呕；干姜辛热以温中散寒；黄芩、黄连之苦寒以泄热开痞；加高良姜、吴茱萸、荜茇增强温胃散寒之力；加香附、木香、川朴、白豆蔻、川楝子、玫瑰花理气解郁畅中；神曲消食和胃；丁香、柿蒂降逆止呕；甘草补脾和中而调诸药，恢复脾胃的升降功能，故胃痛缓解，嘈杂、泛酸消失。经1个月的治疗，临床症状消失。朱师采用中医药辨证治疗胃下垂积累了较多的经验，对患者胃脘部疼痛、痞满等症状明显的多立辛开苦降、寒热并施之法，以半夏泻心汤加减治疗。经朱师治疗的患者，不仅症状减轻，而且能控制病变的发展。

（三）胃炎

1. 健脾化湿、升阳益气治疗急性胃炎

包某某，女，42岁，2009年9月26日初诊。

主诉：胃脘部胀痛，伴腹泻1月余，近日加重。

初诊：患者于 1 个月前因受凉出现胃脘部胀痛，伴泄泻、肠鸣等症状，自行服用吗丁啉、氟哌酸等药物（具体用量不详），症状好转。停药后上述症状又出现，并逐渐加重，为求中药调理，请朱老诊治。现症见：胃脘部胀痛，时有呃逆，大便每日 3~4 次，肠鸣，口黏腻。胃镜示：急性胃炎。舌淡有齿痕，苔厚腻，脉弦迟。西医诊断：急性胃炎；中医诊断：胃痛。证候：脾胃虚弱，湿浊内蕴。治法：健脾化湿，升阳益气。拟升阳益胃汤加减治疗，处方：黄芪 15g，党参 7g，炒白术 7g，黄连 5g，陈皮 4g，半夏 6g，茯苓 6g，柴胡 5g，白芍 4g，吴茱萸 6g，荜茇 6g，秦皮 7g，赤石脂 7g，马齿苋 7g，白蔹 5g，五倍子 5g，甘草 2g。7 剂，水煎服，日 1 剂。

二诊（2009 年 12 月 1 日）：患者服药 1 周，自述胃胀痛减轻，每日大便 2 次，尚不成形，肠鸣消失，无呃逆，仍口黏腻。舌淡，有齿痕，苔白腻，脉弦迟。初诊方减白蔹、五倍子。14 剂，水煎服，日 1 剂。

三诊（2009 年 12 月 22 日）：服药后，胃痛消除，大便已成形，两天 1 次。有排便不尽感。余无明显不适。舌淡，有齿痕，苔白腻，脉沉紧。二诊方加莱菔子 7g。21 剂，水煎服，日 1 剂。

按：本案例病机为寒湿之邪侵袭肠胃，气机失调，导致胃胀痛，脾胃受损升降失司，运化失常，而致泄泻、肠鸣。辨证为脾胃虚弱，湿浊内蕴。朱老治疗以升阳益胃汤为主，方中黄芪、党参、炒白术、茯苓、甘草健脾补气益肠胃，半夏化湿健脾，黄连清热除湿，吴茱萸、荜茇温中散寒、理气止痛，柴胡、陈皮疏气、解郁，调畅气机，白芍配甘草缓急止痛，秦皮、马齿苋清热利湿，配赤石脂、白蔹、五倍子涩肠、收湿，以止腹泻。全方有补有通，寒温并施，条畅气机，恢复胃肠的正常功能。

2. 辛开苦降、和胃止痛、开痞散结治疗慢性浅
表性胃炎

陈某某，男，52 岁，2010 年 3 月 18 日初诊。

主诉：胃脘胀痛半年，加重 2 个月。

初诊：患者述近半年因劳累、饮食不适，反复出现胃脘胀满疼痛，尤以饭后明显。随于 2010 年 1 月在内蒙古医院行胃镜检查示："慢性浅表性胃炎"，呼气试验 HP（－），给予果胶铋、吗丁啉等药物治疗，效果不明显。患者愿服中药治疗。现症见：胃脘胀痛，尤以饭后半小时明显，无明显反酸，纳差，反复口腔溃疡，口干，二便可，眠尚安。舌略红苔薄黄滑，脉弦滑。专科检查：胃脘压痛（＋）。理化检查：内蒙古自治区医院胃镜示：慢性浅表性胃炎。呼气试验：HP（－）。西医诊断：慢性浅表性胃炎；中医诊断：胃脘痛。证候：脾胃失和，寒热错杂，气机阻滞。治法：辛开苦降，和胃止痛，开痞散结。拟半夏泻心汤加减治疗，处方：干姜 3g，半夏 4g，黄连 3g，黄芩 5g，神曲 4g，木香 3g，白豆蔻 2g，川楝子 3g，玫瑰花 3g，吴茱萸 6g，荜茇 6g，甘草 2g。7 剂，水煎服，日 1 剂。

二诊（2010 年 4 月 1 日）：患者述服药 2 周后，胃脘胀满疼痛明显减轻，现仅晨起饭后有轻微腹胀，午后偶有胃胀不适，食欲转佳，二便调。舌略红苔薄黄，脉细弦。守一诊方，7 剂，水煎服，日 1 剂。加服胃肠 I 号 120g，30 粒/次，3 次/日。

按：朱师临证治疗脾胃病证，常常结合"实则阳明，虚则太阴"之辨证要点，首先明辨寒热虚实之分。他认为脾胃病变特别是对于现代的中年人而言，单纯的热证、寒证并不多见，大部分表现为寒热错杂。故取半夏泻心汤为主，辛开苦降，和胃止痛，开痞散结。针对脾胃气滞者较重，则用砂仁、木香、白豆蔻、川楝子、玫瑰花行气化湿醒脾，吴茱萸、荜茇温中散寒。病必损伤脾胃，故加用以黄芪建中汤为主制成的胃肠 I 号以调补顾护脾胃，以收全效。

3. 辛开苦降、寒热并施治疗慢性浅表性胃炎、轻度胃下垂

陈某，男，10 岁，2005 年 6 月 11 日初诊。

主诉：胃脘部疼痛、不适近半年，近日加重。

初诊：胃脘部疼痛不适近半年，近日加重，并伴嘈杂、泛酸，尤以饭后或空腹时为甚，曾服西药（具体不详）效果不显，就诊于中医。刻下症：胃脘部疼痛不适，伴嘈杂、泛酸，饭后、空腹时为甚。舌淡红，苔薄白，脉沉。理化检查：HP（＋）：169（正常＜100）；B 超：浅表性胃炎、轻度胃下垂。西医诊断：慢性浅表性胃炎、轻度胃下垂；中医诊断：胃痛。证

候：寒热错杂。治法：辛开苦降，寒热并施。拟半夏泻心汤加减，处方：干姜3g，半夏4g，黄连3g，黄芩5g，高良姜4g，香附4g，神曲4g，木香3g，白豆蔻2g（后下），川楝子3g，玫瑰花3g，吴茱萸4g，荜茇4g，焦槟榔片4g，大腹皮4g，煅瓦楞子5g，甘草2g。14剂，水煎服，日1剂。

二诊（2006年7月4日）：服药后胃脘部疼痛明显减轻，余症同前。守初诊方，14剂，水煎服，日1剂。

三诊（2005年8月5日）：胃脘部嘈杂，下午2点明显，余症消失。舌质淡红，舌苔白，脉沉。二诊方加海螵蛸5g，白芍4g。8剂，水煎服，日1剂。

按：胃痛病程较长，症候多寒热虚实并见，用半夏泻心汤辛开苦降，调和脾胃。

4. 温中健脾、散寒止痛、和胃止痛治疗胃痛

郝某，男，50岁，2009年11月23日初诊。

主诉：反复胃疼3月余，加重1周。

初诊：患者3月前无明显原因出现胃疼反复发作，常于饭后减轻，遇凉加重，且伴腹痛、便溏。期间未曾诊治，近几日病情加重，愿服中药治疗。现症见：胃脘疼，每于饭后减轻，遇凉加重，纳差，大便溏，时腹部不适，余未述。舌淡苔白腻，脉沉细。专科检查：胃脘近心窝处压痛（＋＋），脐周压痛（＋－）。西医诊断：慢性胃肠炎；中医诊断：胃痛。证候：脾胃虚寒，寒湿内停，气血郁滞。治法：温中健脾，散

寒止痛，理气活血。拟黄芪建中汤加减治疗，处方：黄芪15g，桂枝7g，白芍14g，吴茱萸6g，荜茇6g，高良姜6g，香附6g，蒲黄4g（包），五灵脂4g（包），巴戟天6g，补骨脂6g，川厚朴6g，甘草7g。7剂，水煎服，日1剂。加服胃肠Ⅱ号120g，30粒/次，2次/日。

二诊（2009年12月21日）：患者加减服药近一月，现仍大便溏薄，稍胃疼，无腹痛，时反酸，余无不适。舌淡苔白，脉沉细。守一诊方，7剂，水煎服，日1剂。加服胃肠Ⅱ号120g，30粒/次，2次/日。

三诊（2010年1月18日）：患者服药20余天，胃疼未发作，纳食可，仅晨起时烧心，反酸，大便不成形。舌淡苔白，脉沉细。二诊方加丁香2g，柿蒂4g，煅瓦楞子5g。7剂，水煎服，日1剂。加服胃肠Ⅱ号120g，30粒/次，2次/日。

按：胃痛为临床常见疾病，多由患者首发未予重视，病情迁延而发。此患者病已3月余，未经系统治疗，转变为慢性胃肠炎，属中医"胃痛"之脾胃虚寒证。病因病机多责之脾阳不足，胃失温煦，脾虚运化失常，寒湿内停，气机失调而致。故立法仍宜温中健脾，和胃止痛。朱老方以黄芪建中汤为主，针对病机以温中健脾，加蒲黄、五灵脂活血化瘀药，旨在慢性胃痛多兼血瘀，乃"久病入络"之意；又加吴茱萸、高良姜、香附、巴戟天、补骨脂、川朴以"益火补土"散寒除湿，兼以调理气血。三诊之时，考虑由于脾胃失和，胃气上逆，故加降逆制酸之药，以使全方共奏恢复脾胃运化、和胃止痛之效。

5. 辛开苦降、寒热并调、理气止痛治疗慢性胃炎

李某某，男，58岁，2010年1月25日就诊。

主诉： 反复胃痛、胃胀3年余。

初诊： 患者于3年前因饮食不慎出现胃脘部疼痛、胀满不适，自服药物治疗后疼痛缓解，但此后每遇饮食不慎胃痛加重。近期又因饮食不当导致病情加重，胃脘疼痛、胀满，进食后明显。经人介绍来朱老师门诊求治。刻下症：食后胃疼、胀满不适，反酸、烧心，后背酸僵，二便调，睡眠尚可。舌质黯红，苔黄腻，脉沉。胃镜示：慢性浅表性胃炎、十二指肠球部溃疡。西医诊断：慢性浅表性胃炎、十二指肠球部溃疡；中医诊断：胃痛。证候：寒热错杂，胃气不和。治法：辛开苦降，寒热并调，理气止痛。拟半夏泻心汤合良附丸加减，处方：干姜3g，半夏4g，黄连3g，黄芩5g，高良姜4g，香附4g，神曲4g，木香3g，白豆蔻2g，川楝子3g，吴茱萸6g，荜茇6g，川朴6g，煅瓦楞子5g，甘草2g。7剂，水煎服，日1剂。兼服胃肠Ⅰ号、颈椎Ⅰ号。

二诊（2010年2月1日）： 患者服药后胃痛明显缓解，有时饭后仍胃胀，反酸、烧心好转，口眼发干。舌质暗红，苔黄腻，脉沉。守一诊方。7剂，水煎服，日1剂。兼服胃肠Ⅰ号、颈椎Ⅰ号。

按： 本病病机为饮食不当导致脾胃受损，气机凝滞，郁久化热，寒热错杂并见，致胃失和降，气机不

利，不通则痛。患者以饭后胃痛为主，属于气机阻滞，多见寒热错杂之证，朱师先采用半夏泻心汤治疗，在于恢复脾升胃降，通调气机。病久必然损伤脾胃，加之久病入络，故用温中和胃、益气理气、活血止痛之法增强补虚治本，以善其后。

6. 温中健脾、补肾助阳、活血化瘀、和胃止痛治疗慢性萎缩性胃炎

刘某某，女，45岁，于2009年8月16日就诊。

主诉：反复胃脘部疼痛5年。

初诊：患者5年来反复胃脘部疼痛，以隐痛为主，喜温喜按，饥饿时加重，进食后好转。多次在内蒙古医院求诊，诊为"慢性胃炎"，予吗丁啉、果胶铋等口服后症状反复发作。近日症状加重，去内蒙古医院做病理诊断为"慢性轻度萎缩性胃炎"，欲求中药治疗，故来朱老师门诊求诊。刻下症：胃脘部疼痛，以隐痛为主，喜温喜按。舌质淡紫，舌苔白，脉弱。胃黏膜病理诊断：慢性轻度萎缩性胃炎。西医诊断：慢性萎缩性胃炎；中医诊断：胃脘痛。证候：脾胃虚寒，瘀血阻络。治法：温中健脾，补肾助阳，活血化瘀，和胃止痛。拟黄芪建中汤加减，处方：黄芪10g，桂枝5g，白芍10g，吴茱萸6g，荜茇6g，高良姜6g，附子6g，生蒲黄4g（包），五灵脂4g（包），巴戟天6g，补骨脂6g，川朴6g，甘草5g。7剂，水煎服，日1剂。其他治疗：胃炎Ⅲ号，每日3次，每次30粒。

二诊（2009年8月24日）：胃脘部隐痛好转，饥

饿时疼痛、有时呈针扎痛进食后好转，而且饮食较前明显增加，大便成形，偏干。原方去巴戟天，加肉苁蓉6g。7剂，水煎服，日1剂。

三诊（2009年9月7日）：胃脘部隐痛，喜温喜按，饥饿时疼痛、有时呈针扎痛等症状均明显缓解，饮食明显增加，大便正常。二诊方去肉苁蓉，7剂，水煎服，日1剂。

按：慢性萎缩性胃炎是临床常见病和多发病，既往的中医病因病机多以脾胃虚弱、阴虚、气虚较为多见，而虚寒者相对偏少。随着胃镜的普及应用，诊断率显著增高，而虚寒型病例也不断增多。朱老认为，中医之精华在于辨证论治，针对患者空腹饭前胃痛，进食缓解，喜温喜按的典型症状，属中医脾胃虚寒证表现，仍然以黄芪建中汤为主加减。而隐痛、刺痛明显，为久病入络，故本病辨证为虚实错杂，以脾胃虚寒为本，瘀血内阻为标。因此在治疗中更加巴戟天、附子、补骨脂、肉苁蓉益火补土，加强温补脾胃之力，取蒲黄、五灵脂活血化瘀、通络止痛，因药证相合，故获得满意疗效。

7. 辛开苦降、寒热并调、理气止痛治疗胃窦炎、十二指肠溃疡

王某某，女，70岁，于2009年11月30日就诊。

主诉：反复胃痛、胃胀近10余年。

初诊：患者胃痛、胃胀反复发作10余年，西药治疗后症状缓解，但每遇饮食不慎则加重。经人介绍来

朱老师门诊求治。刻下症：胃痛、胃胀，进食后加重，身软乏力，二便调，睡眠尚可。舌质红，舌苔腻，脉沉弱。理化检查：胃镜示：胃窦炎，十二指肠溃疡，胃窦非典型增生。西医诊断：胃窦炎、十二指肠溃疡；中医诊断：胃痛。证候：寒热错杂，胃气不和。治法：辛开苦降，寒热并调，理气止痛。拟半夏泻心汤合良附丸加减，处方：干姜3g，半夏4g，黄连3g，黄芩5g，高良姜4g，香附4g，神曲4g，木香3g，白豆蔻2g，川楝子3g，玫瑰花3g，吴茱萸6g，荜茇6g，川朴4g，山豆根5g，山慈姑5g，生薏苡仁5g，莪术5g，半枝莲7g，白花蛇舌草7g，甘草2g。7剂，水煎服，日1剂。其他治疗：兼服胃肠Ⅰ号。

二诊（2009年12月7日）：胃痛明显减轻，时胃胀，食油腻后胃不适，二便调。舌质淡红，舌苔白，脉沉弱。守一诊方，7剂，水煎服，日1剂。

三诊（2009年12月14日）：胃痛、胃胀减轻，善饥欲食。守二诊方，7剂，水煎服，日1剂。

按：患者年老久病胃痛，病程较长，病机复杂，证候寒热虚实并见，朱老立法急则治标，故采用半夏泻心汤辛开苦降，寒热并用，调和脾胃，效果显著。方中辛温之半夏散结除痞，降逆止呕；干姜辛热以温中散寒；黄芩、黄连之苦寒以泄热开痞；加高良姜、吴茱萸、荜茇增强温胃散寒之力；加香附、木香、川朴、白豆蔻、川楝子、玫瑰花等理气解郁畅中。又因患者有明确胃窦部非典型性增生，故加半枝莲、山豆根、山慈姑、生薏苡仁、莪术、白花蛇舌草等活血化瘀，软坚散结以防疾病变化。经治疗，胃痛、胃胀基本解除，又考虑其病之根本在于患者年老久病，故调整治疗，选用胃肠Ⅰ号（以黄芪建中汤加减而成）以加强温补中焦、活血通络之功而达到治病求本的目的。

8. 辛开苦降、寒热并调、理气止痛治疗慢性浅表性胃炎

王某某，男，44 岁，2009 年 1 月 24 日初诊。

主诉： 反复胃痛、胃胀 5 年。

初诊： 患者于 5 年前因过食生冷出现胃脘部疼痛、胀满不适，经治疗后疼痛缓解，但此后每遇饮食不慎胃痛加重，在当地诊所采用西药治疗（具体不详）进行治疗。近期又因饮食不当导致病情加重，胃脘疼痛、胀满，尤以进食后明显。在呼和浩特市回民区医院进行胃镜检查，结果显示："慢性浅表性胃炎"，因欲求中医药治疗，经人介绍来朱老师门诊求治。刻下症：胃脘部疼痛、胀满不适，进食后加重，口苦，二便调，睡眠尚可。舌质红，舌苔黄腻，脉沉弱。西医诊断：慢性浅表性胃炎；中医诊断：胃痛。证候：寒热错杂，胃气不和。治法：辛开苦降，寒热并调，理气止痛。拟半夏泻心汤合良附丸加减，处方：干姜 3g，半夏 4g，黄连 3g，黄芩 5g，高良姜 4g，香附 4g，荜茇 6g，神曲 4g，木香 3g，白豆蔻 2g，川楝子 3g，吴茱萸 6g，川朴 4g，玫瑰花 3g，甘草 2g。30 剂，水煎服，日 1 剂。

二诊（2009 年 2 月 24 日）： 胃痛明显缓解，有时

饭后仍胃胀，口苦，二便调。舌淡红，舌苔黄白相间，脉沉弱。初诊方去川楝子、玫瑰花。30 剂，水煎服，日 1 剂。

三诊（2009 年 3 月 24 日）：胃痛、胃胀基本消失，纳食一般。舌质淡红，舌苔白，脉沉。原方去黄连、黄芩、半夏、白豆蔻、川楝子，加黄芪 10g，桂枝 4g，白芍 8g，蒲黄 4g（包），五灵脂 3g（包）。21 剂，水煎服，日 1 剂。

按：本病案例分析其病因病机属寒邪客胃，郁久化热，寒热错杂并见，致胃失和降，气机不利，不通则痛。饭后胃痛，多为气机阻滞、胃失通降之证，朱师先采用半夏泻心汤治疗，在于恢复脾升胃降，通调气机。病久必然损伤脾胃，加之久病入络，故用温中和胃、益气理气、活血止痛之法增强补虚治本，以善其后。

9．温胃散寒、理气活血治疗慢性萎缩性胃炎

王某某，男，55 岁，2006 年 6 月 26 日初诊。

主诉：胃脘部胀满、憋闷不适 8 年，近日加重。

初诊：胃脘部胀满、憋闷不适 8 年，近日加重，尤以饭后 2~3 小时（空腹）或受凉后为甚，喝水后亦憋胀明显。刻下症：胃脘部胀满、憋闷不适，空腹或受凉后为甚，喝水后亦憋胀明显。舌质淡，舌苔厚腻色白，脉沉。理化检查：C12－呼气实验：751（正常值 <100）；胃镜：HP（＋），慢性萎缩性胃炎伴肠上皮化生，十二指肠球炎。西医诊断：慢性萎缩性胃炎伴肠上皮化生、十二指肠球炎；中医诊断：痞满。证候：脾胃虚

寒。治法：温胃散寒，理气活血。拟黄芪建中汤加减，处方：黄芪 10g，桂枝 4g，白芍 8g，吴茱萸 4g，荜茇 4g，高良姜 4g，香附 4g，蒲黄 3g（包），五灵脂 3g（包），巴戟天 4g，补骨脂 4g，焦槟榔片 4g，大腹皮 4g，甘草 4g。30 剂，水煎服，日 1 剂。

二诊（2007 年 9 月 10 日）：服药后胃脘部胀满、憋闷不适减轻，胃胀以饭前为甚，饭后反舒，晨起6～7 点有饥饿感。舌质淡，舌苔厚腻，脉沉。一诊方减焦槟榔片，加丁香 2g，柿蒂 4g，大腹皮 4g。60 剂，水煎服，日 1 剂。

三诊（2008 年 3 月 31 日）：胃脘部症状基本消失，舌质淡，舌苔白，脉沉。胃镜示：萎缩性胃炎，胃窦黏膜充血水肿，未见肠化生。服初诊方巩固治疗，30 剂，水煎服，日 1 剂。

按：朱老认为西医病理诊断不论是属于哪种胃炎，只要病证表现属于脾胃虚寒证，便可采用黄芪建中汤加减治疗，不仅能够改善症状，甚至可使肠化生逆转，有效预防胃癌的发生。如本案例慢性萎缩性胃炎伴肠化生患者，经过坚持服药治疗，取得了较好的效果。

10. 健脾益气、益火补土、和胃止痛、升举阳气治疗胃下垂合并慢性萎缩性胃炎

吴某某，女，70 岁，于 2008 年 12 月 23 日就诊。

主诉：反复胃痛、胃胀 20 余年。

初诊：患者 20 余年来反复胃痛、胃胀，每遇饮食不适或生气后症状加重，经常服吗丁啉、三九胃泰、

摩络丹等药。曾在内蒙古医院经胃镜检查示："慢性萎缩性胃炎，胃下垂"，欲求中药治疗，经人介绍来朱老师门诊求诊。刻下症：胃痛、胃胀，进食后加重，活动后乏力，大便干，小便正常。舌质淡，舌苔白，脉沉弱。理化检查：2008 年 11 月胃镜示：慢性萎缩性胃炎，胃下垂。西医诊断：胃下垂合并慢性萎缩性胃炎；中医诊断：胃痛。证候：脾胃虚弱，肾阳不足，中气下陷。治法：健脾益气，益火补土，和胃止痛，升举阳气。拟补中益气汤合良附丸、失笑散加减，处方：黄芪 15g，党参 10g，炒白术 7g，当归 7g，柴胡 5g，菟丝子 6g，升麻 5g，枳实 7g，桂枝 6g，白芍 12g，吴茱萸 6g，火麻仁 6g，高良姜 6g，香附 6g，荜茇 6g，生蒲黄 4g（包），五灵脂 4g（包），肉苁蓉 6g，川朴 6g，甘草 6g。30 剂，水煎服，日 1 剂。

二诊（2009 年 1 月 23 日）：胃痛胃胀好转，活动后乏力缓解，大便正常。舌质淡，舌苔白，脉沉弱。一诊方减火麻仁，加陈皮 3g。30 剂，水煎服，日 1 剂。

三诊（2009 年 2 月 23 日）：患者服药 1 月，胃痛、胃胀症状基本缓解，活动后乏力消失，二便正常。二诊方减陈皮，30 剂，水煎服，日 1 剂。

按：本案例患者病程长，年老，以正气亏虚为病之根本，病在脾胃，但累及于肾，因虚致实，出现脾肾阳虚，中气不足，致胃失温养，而见食滞胃肠，气机不利，血行不畅，不通则痛。方取补中益气汤和良附丸加用菟丝子、肉苁蓉温补肾阳，取补火生土之意，同时用失笑散加川朴、陈皮等理气化滞，活血化瘀止痛，标本兼顾，获得良效。

11. 温中补虚、和胃降逆、理气活血治疗浅表–萎缩性胃炎

杨某某，女，62 岁，于 2009 年 11 月 19 日就诊。

主诉：胃脘胀满不适 40 余年，加重 3 月。

初诊：患者 40 年前因饮食不节后出现经常胃脘胀满、疼痛不舒，时轻时重，受凉后加重，未予系统诊治。1996 年曾做胃镜示："慢性浅表性胃炎"，经人介绍曾服朱老中药治疗，疗效显著。3 个月前因食水果后病情加重，2009 年 8 月 25 日在内蒙古中蒙医院再次胃镜检查示："浅表–萎缩性胃炎"，HP（–）。患者遂再次求诊朱老。刻下症：胃脘胀满不适，时恶心，受凉后加重，不能吃生冷瓜果等，进食荤腥则腹泻，纳呆，乏力倦怠，汗出，平素畏寒，大便可。舌质淡黯，舌苔薄白根黄腻，脉沉细小。理化检查：2009 年 8 月内蒙古中蒙医院胃镜检查示："浅表–萎缩性胃炎"。既往患有二尖瓣脱垂综合征病史 10 余年，颈椎病病史 10 余年。西医诊断：浅表–萎缩性胃炎；中医诊断：痞满。证候：脾胃虚寒，气血阻滞，胃失和降。治法：温中补虚，和胃降逆，理气活血。拟黄芪建中汤合良附丸、失笑散加减。处方：黄芪 10g，桂枝 5g，白芍 10g，吴茱萸 6g，荜茇 6g，高良姜 6g，香附 6g，生蒲黄 4g（包），五灵脂 4g（包），巴戟天 6g，补骨脂 6g，丁香 3g，柿蒂 6g，川厚朴 6g，甘草 7g。21

剂，水煎服，日 1 剂。

二诊（2009 年 12 月 18 日）：患者服药近一月，胃脘部痞满明显减轻，恶心已除，但食后略胀满，精神、食欲较前好转，大便可。舌质淡黯，舌苔薄白，脉沉细。守一诊方。

按：患者以胃脘胀满为主，伴恶心，进食荤腥则腹泻、纳呆、乏力倦怠等，朱老认为可以按照临床上胃炎的方药进行辨证论治。病机主要责之于脾胃虚寒、气血阻滞、胃失和降，以温中补虚、和胃降逆、理气活血为主，拟黄芪建中汤合良附丸、失笑散加减，黄芪、桂枝、吴茱萸、荜茇、高良姜健脾补虚、温中散寒；巴戟天、补骨脂益火补土助上药；蒲黄、五灵脂活血止痛；香附、厚朴行气除满，气血并调；再取丁香、柿蒂降逆和胃，使上逆之胃气和降，以恢复中焦脾胃升降之功，因药证相合，故多能很快获效。

12. 辛开苦降、和胃理气、散寒止痛治疗慢性浅表性胃炎、十二指肠球后溃疡

于某某，女，51 岁，于 2008 年 11 月 28 日就诊。

主诉：胃痛 2 年，加重 5 天。

初诊：患者于 2 年前出现胃痛、反酸、腹胀、嗳气，食硬物后更甚，后就诊于呼和浩特市第一医院消化科，确诊为"慢性浅表性胃炎、十二指肠球后溃疡"。经过一段时间治疗（具体用药不详）症状好转。5 天前患者胃痛复发，症状加重，欲求中药治疗，求朱老诊治。刻下症：胃痛，空腹痛明显，反酸，嗳气，

腹胀，饮食差，便溏，视力模糊，睡眠一般，面色白，神疲纳呆。舌质淡，有齿痕，舌苔厚腻，脉迟缓。胃镜检查示：慢性浅表性胃炎，十二指肠球后溃疡。西医诊断：慢性浅表性胃炎、十二指肠球后溃疡；中医诊断：胃痛。证候：脾胃虚寒，气机阻滞。治法：辛开苦降，和胃理气，散寒止痛。拟半夏泻心汤合良附丸加减，处方：干姜3g，半夏4g，黄连3g，黄芩5g，高良姜4g，神曲4g，木香3g，白及2g，荜茇6g，香附4g，川楝子3g，玫瑰花3g，吴茱萸6g，厚朴6g，甘草2g。7剂，水煎服，日1剂。其他治疗：胃肠Ⅰ号120g，30粒/次，3次/日。

二诊（2008年12月5日）：自述胃痛症状减轻，但气短乏力，劳累后更甚，可以饮食，但食少遇寒则痛甚，大便时溏时秘。舌质淡，舌苔白腻，脉沉迟。拟黄芪建中汤加减合失笑散加减，处方：黄芪10g，桂枝4g，白芍8g，吴茱萸6g，荜茇6g，炙附子4g，高良姜4g，蒲黄3g（包），五灵脂3g（包），巴戟天4g，补骨脂4g，厚朴4g，甘草4g。7剂，水煎服，日1剂。其他治疗：胃炎Ⅲ号80g，20粒/次，每日晨服。

三诊（2008年12月12日）：患者自述，病情明显好转，胃痛腹胀已基本消失，左上腹部已无压痛，唯偶感乏力。舌质淡，舌苔薄白，脉沉。理化检查：胃镜检查提示：轻度慢性浅表性胃炎。守二诊方，14剂，水煎服，日1剂。其他治疗：胃炎Ⅲ号320g，20粒/次，3次/日，口服。

按：患者确诊为慢性浅表性胃炎、十二指肠球后溃疡，中医属胃脘痛范畴。该病西药治疗见效快，但易复发，一年的复发率可高达70%以上。中医药辨证治疗，具有较好疗效，并且可提高溃疡愈合质量，降低复发。

该案例朱老治疗分为两段，患者虽病程2年，脾胃虚弱，但初诊表现以中焦气机阻滞不通为主，故用半夏泻心汤，辛开苦降，通畅气机为主。当脾胃气机有所恢复，便治病求本，以黄芪建中汤合失笑散加减，温中健脾暖肾，取益火补土之意，兼用活血化瘀、散寒止痛使气机畅通，脾胃健运，气血化生有源，以巩固疗效。

13. 温中补虚、活血止痛治疗慢性浅表性糜烂性胃炎伴肠化生

张某某，女，49岁，2009年1月9日就诊。

主诉：反复胃脘部疼痛七八年，加重3月余。

初诊：患者于七八年前出现胃脘部疼痛不适，服用药物治疗后缓解。此后每因受凉或饮食不当即发。近3月症状加重，每日早晨四五点胃部疼痛不适，伴泛酸。欲求中药治疗，慕名来朱老门诊求诊。胆囊切除术后2年余。刻下症：每日早晨四五点开始感觉胃部疼痛不适，伴泛酸，纳差，睡眠尚可，二便正常。舌质紫黯苔白，脉弦。查体剑突下压痛（＋）。胃镜示（2008.11.3）：慢性浅表性胃炎伴多发糜烂结节。胃黏膜病理诊断：中度肠上皮化生。西医诊断：慢性浅表性糜烂性胃炎伴肠化生；中医诊断：胃痛。证候：

脾胃虚寒，瘀血阻络。治法：温中补虚，活血止痛。拟黄芪建中汤合失笑散加减，处方：黄芪15g，桂枝6g，白芍14g，吴茱萸6g，荜茇6g，高良姜6g，香附6g，生蒲黄4g（包），五灵脂4g（包），巴戟天6g，补骨脂6g，川朴6g，山豆根5g，山慈姑5g，生薏苡仁4g，莪术5g，半枝莲7g，甘草6g。14剂，水煎服，日1剂。兼服胃炎Ⅴ号320g，20粒/次，3次/日。

二诊（2009年4月10日）：患者加减服药3个月，胃痛好转，偶尔空腹时隐隐胃痛，恶心，大便偏干。舌质紫暗苔白，脉弦。一诊方减山豆根、山慈姑、生薏苡仁、莪术、半枝莲。28剂，水煎服，日1剂。兼服胃炎Ⅴ号（朱老以半夏泻心汤加减制成水丸）640g，20粒/次，3次/日

三诊（2009年6月26日）：患者加减服药6月余，仍空腹胃痛，恶心，大便不成形。舌质紫暗苔白，脉弦。胃镜示：慢性萎缩性胃炎伴疣状隆起糜烂。病理：慢性炎症（轻度）伴萎缩（轻度）肠化（轻度）。守二诊方。30剂，水煎服，日1剂。兼服胃炎Ⅲ号、胃肠Ⅱ号。

按：慢性萎缩性胃炎伴肠化生与胃癌的发生有密切的联系。因此，阻断或逆转慢性萎缩性胃炎伴肠化生病变，是防治胃癌的有效方法。但目前西医临床仍缺乏阻断或逆转其病变的有效方法。

根据该病例患者的临床特征，属中医之胃痛，病机关键在于脾胃虚弱，气机升降失常，胃络血瘀。朱师采用黄芪建中汤加减治疗慢性萎缩性胃炎伴肠化生，

可改善和消除萎缩性胃炎的症状，使肠化生逆转，有效预防胃癌的发生。

14. 温中健脾、和胃止痛治疗慢性胃炎

张某，女，57 岁，2009 年 11 月 30 日初诊。

主诉：胃痛、胃胀 2 年余，加重 1 周。

初诊：两年前因饮食不当出现胃痛，反复发作至今。期间自服西药，未经系统治疗，时好时坏。患者近几日病情加重，在内蒙古中蒙医院胃镜检查示："慢性浅表性胃炎"，患者愿服中药治疗。现症见：胃疼、胃胀夜间甚，常嗳气，纳差，大便溏泄。舌淡苔白，脉沉细。理化检查：胃镜检查示："慢性浅表性胃炎"。西医诊断：慢性胃炎；中医诊断：胃痛。证候：脾胃虚寒，气机阻滞，胃络失和。治法：温中健脾，和胃止痛。拟黄芪建中汤加减治疗，处方：黄芪 15g，桂枝 7g，白芍 14g，吴茱萸 6g，荜茇 6g，高良姜 6g，香附 6g，蒲黄 4g（包），五灵脂 4g（包），巴戟天 6g，补骨脂 6g，川厚朴 6g，甘草 7g。7 剂，水煎服，日 1 剂。加服胃炎Ⅲ号 120g，30 粒/次，2 次/日。

二诊（2009 年 12 月 7 日）：服药后，胃痛明显改善，仍胃胀，空腹甚。舌淡苔白，脉沉细。守一诊方，7 剂，水煎服，日 1 剂；胃炎Ⅲ号 120g，30 粒/次，2 次/日。

三诊（2009 年 12 月 14 日）：患者服药 20 天，症状明显改善，仅饮食不当或饥饿时胃部稍感不适，余不适未述。舌淡苔白，脉沉细。守二诊方。7 剂，制

成散剂，温水冲服，日 1 剂。加服胃肠 I 号 120g，30
粒/次，2 次/日；胃炎 III 号 120g，30 粒/次，2 次/日。

按：胃痛为临床常见疾病，多由患者首发未予重
视，病情迁延而发。此患者病已两年余，未经系统治
疗，转变为慢性胃炎，属中医胃痛之脾胃虚寒证。病
因病机多责之脾阳不足，胃失温煦，脾虚运化失常，
寒湿内停，气机失调而致。故立法仍宜温中健脾，和
胃止痛。朱老方以黄芪建中汤为基础，针对病机以温
中健脾，加蒲黄、五灵脂活血化瘀药，旨在慢性胃痛
多兼血瘀，乃久病入络之意；又加吴茱萸、高良姜、
巴戟天、补骨脂、川朴以温中补虚、散寒行气，全方
共奏恢复脾胃运化之功，和胃止痛之效。待病情明显
好转之时，更为散剂以缓治之，巩固疗效。

15. 温中补气、活血止痛治疗疣状胃炎、十二指肠
    球炎

张某某，女，41 岁，2010 年 1 月 8 日就诊。

主诉：胃痛 5 年余，加重 3 天。

初诊：患者 5 年来反复胃痛，饥饿时加重，进食
后好转，未予重视，近一年来病情逐渐加重。2009 年
1 月 18 日在内蒙古中蒙医院胃镜示：疣状胃炎，胃窦
浅溃疡、十二指肠球炎，HP（＋）。经药物治疗（具
体不详）后，症状好转。三天前无诱因症状加重，患
者欲服中药治疗经人介绍来朱老处就诊。刻下症：胃
痛，反酸，胃灼热，嗳气，纳可，二便调。形体消瘦，
面色白。舌质淡，苔白腻，脉沉弱。西医诊断：疣状

胃炎，十二指肠球炎；中医诊断：胃痛。证候：脾胃虚寒，瘀血阻络。治法：温中补气，活血止痛。拟黄芪建中汤合失笑散加减，处方：黄芪15g，桂枝5g，白芍14g，吴茱萸6g，荜茇6g，高良姜6g，香附6g，生蒲黄4g（包），五灵脂4g（包），巴戟天6g，补骨脂6g，川朴6g，旋覆花3g，代赭石5g，煅瓦楞子5g，甘草7g。14剂，水煎服，日1剂。

二诊（2010年1月29日）：患者加减服药20余天，反酸好转，仅晨起症状明显，胃胀，嗳气，余不适未述。舌质淡苔白腻，脉沉弱。一诊方减旋覆花、代赭石。7剂，水煎服，日1剂。

三诊（2010年2月5日）：患者服药后，诸症基本缓解，仍有时嗳气，以午后为重。舌质淡苔白，脉沉弱。胃镜示：慢性萎缩性胃炎伴疣状隆起糜烂。病理：慢性炎症（轻度）伴萎缩（轻度）肠化（轻度）。守二诊方。7剂，水煎服，日1剂。

按：疣状胃炎又称痘疱状胃炎，或者慢性糜烂性胃炎，是一种特殊类型的慢性胃炎。其特点是再发生或持续性胃多发性糜烂，原因不明。本病与目前已知的慢性胃炎的原因无关，较早研究认为是过敏机制。自然病程较长，不同个体各不相同，有的几个月消退，有的持续多年。无有效治疗方案，如有临床症状，多按消化性溃疡治疗。朱老认为此案例病本仍以脾胃虚寒，瘀血内阻，气机郁滞不通为标，虚实错杂，故用黄芪建中汤加减，同时合用失笑散、川朴等理气活血化瘀止痛，标本兼顾，获得良效。

16. 温胃散寒、理气活血治疗慢性胃炎

张某某，男，42 岁，2010 年 3 月 11 日初诊。

主诉：胃脘胀满不适 3 月余。

初诊：患者述 2009 年底无明显诱因出现胃脘痞满不适，无明显疼痛，有时泛酸，后症状逐渐加重。自服香砂养胃丸，无明显效果。今天上午在解放军 253 医院检查，肝肾功等无异常，建议胃镜检查，患者拒绝。16 年前患者曾因"紫癜肾"服朱老中药 3 年治愈，故再次求诊。刻下症：胃脘、腹部胀满不适，时泛酸，饭后、空腹时为甚，纳呆，大便时干时稀，睡眠可。舌质淡红，舌苔薄白，脉沉略细。理化检查：肝肾功（－）。1994 年曾患紫癜肾。西医诊断：慢性胃炎；中医诊断：痞满。证候：脾胃虚寒，气机阻滞。治法：温胃散寒，理气活血。拟黄芪建中汤合失笑散加减，处方：黄芪 10g，桂枝 5g，白芍 10g，吴茱萸 6g，荜茇 6g，高良姜 4g，香附 4g，生蒲黄 3g（包），五灵脂 3g（包），巴戟天 4g，补骨脂 4g，煅瓦楞子 5g，甘草 4g。14 剂，水煎服，日 1 剂。

二诊（2010 年 3 月 18 日）：患者述服药后脘腹胀满明显减轻，现仅饭后仍有胃、腹胀满不适，大便一日一次，成形，余不适未述。舌质淡红，舌苔白，脉沉。守初诊方，7 剂，水煎服，日 1 剂。

按：该患者病属痞满、胃痛范畴，病机关键在于脾胃虚弱，气机升降失常，胃络血瘀。朱师推崇李东垣《脾胃论》"人以脾胃元气为本"，认为脾胃是心肝

肺肾四脏生理活动的枢纽，即脾胃一虚，五脏必受累。临床辨证该类疾病，分清虚实为第一要务。善用黄芪建中汤加减，方中黄芪、桂枝、吴茱萸、荜茇、高良姜温中补虚，加巴戟天、补骨脂益火补土，加强补虚之功；香附、白芍、蒲黄、五灵脂行气活血止痛；煅瓦楞子制酸并可软坚散结；甘草缓急止痛，调和诸药。二诊见效，效不更方，并加自制胃肠Ⅴ号（以半夏泻心汤加减为主）寒热并用，调和胃肠，恢复脾升胃降之功能，以收全效。

（四）肠炎

1. 健脾温中、升清止泻、清热化湿、活血敛疮治疗溃疡性结肠炎

段某某，女，39岁，2009年9月24日就诊。

主诉： 腹泻反复发作半年余。

初诊： 患者2009年4月，因饮食不节（吃鱼后）出现腹痛、腹泻，脓血便，求治内蒙古医学院附属医院消化科。肠镜检查示："溃疡性结肠炎，并假性息肉形成（0.2~0.4cm）"。病理报告："黏膜慢性炎症伴糜烂"。给予复方阿嗪米特肠溶片、双歧杆菌等，病情无明显改善，症状反复发作。现偶有便中带血，形寒肢冷。患者愿服中药治疗，遂来朱师处。刻下症：患者腹痛、腹胀、肠鸣、腹泻、排气多，大便每日2次以上，时有便中带脓血，形寒肢冷，纳差。舌淡苔白腻，脉沉细滑。理化检查肠镜示（2009.5.14）：溃

疡性结肠炎，并假性息肉形成（0.2～0.4cm）。病理：黏膜慢性炎症伴糜烂。西医诊断：溃疡性结肠炎；中医诊断：泄泻、痢疾。证候：脾胃阳虚，清阳不升，湿郁化热，伤及血络。治法：健脾温中，升清止泻，清热化湿，活血敛疮。拟升阳益胃汤合白头翁汤加减，处方：黄芪10g，党参7g，炒白术5g，黄连4g，陈皮3g，半夏4g，茯苓4g，柴胡5g，白芍4g，吴茱萸4g，萆薢4g，秦皮7g，马齿苋7g，白头翁7g，白蔹5g，五倍子5g，甘草2g。14剂，水煎服，日1剂。

二诊（2009年12月21日）：患者加减服药3月后，患者晨起五六点腹痛，腹胀，大便成形，仍偶有便中夹带血丝，形寒肢冷，白带多、色白。舌淡苔白，脉沉。加大初诊方中个别药物用量，如黄芪15g，党参10g，炒白术7g，吴茱萸6g，萆薢6g。7剂，水煎服，日1剂。兼服以薏苡附子败酱散加减组方制成水丸的成药妇炎净，30粒/次，3次/日。

三诊（2010年3月15日）：加减服药6月余，大便成形，但大便不爽，偶有腹痛、腹胀。舌淡苔白，脉沉。二诊方减白头翁，加桃仁泥6g，杏仁泥6g，莱菔子7g，二丑7g，生薏苡仁4g，莪术5g，山慈姑5g，减少黄芪，党参，炒白术用量。28剂，水煎服，日1剂。

按：溃疡性结肠炎为临床常见病，多由饮食、情志因素而致。大多患者初期未予重视，致使病情迁延，导致免疫功能失调加重。西药治疗虽控制病情较快，但复发率极高，很多人因不愿服用激素、免疫抑制剂等，愿求治中医药，以期根除。

此患者病已半年余，反复发作，属中医泄泻、痢疾，病因病机多责之脾胃阳虚，清阳不升，湿邪停留，蕴久化热，气血郁滞，以致伤及血络。故宜健脾温中，升清止泻，清热化湿，活血敛疮。朱老选李东垣《内外伤辨惑论》之升阳益胃汤加减，健脾益气，升举清阳，疏利气机以祛邪气。方中黄芪益气升阳固表，党参补中益气，甘草和中益气，三者共用补一身之气。半夏和胃降逆，配合黄芪、党参升清降浊，使气机调畅，脾胃安和；伍柴胡共奏升举阳气、疏利气机之效。白芍养血合营、缓急止痛，同柴胡、半夏共用可疏肝解郁；配合补脾药扶土抑木，健脾和胃。白术、茯苓健脾利水渗湿，祛脾虚所生之湿。陈皮理气，助半夏和胃，气化则湿行。黄连清热燥湿，除湿郁所化之热。吴茱萸、荜茇以散寒止痛、行气燥湿。白头翁、白蔹清热解毒、凉血止痢，五倍子收湿敛疮、涩肠止泻，三者共用可止血敛疮。二诊气机有所恢复，因病久正虚，加大健脾益气、散寒止痛之力，恢复机体脾胃运化作用。三诊主症基本缓解后，由于该病缠绵易反复，且患者肠镜提示有假性息肉，故减去清热解毒、凉血止痢之白头翁，加入桃仁泥、杏仁泥、莱菔子、二丑、生薏苡仁、莪术、山慈姑等以活血化瘀，解毒散结，通下导滞，达到消除癥积的目的。用药治疗半年，临床症状基本缓解，但病属顽症，仍需巩固疗效。

2. 健脾温中、升清止泻治疗结肠炎

李某，男，34 岁，2010 年 3 月 31 日就诊。

主诉：腹痛、腹泻反复发作 5 月余。

初诊：患者 5 月前无明显诱因出现腹痛、腹泻，反复发作至今。曾在内蒙古医院进行肠镜检查示："结肠炎"，给予相关西药（具体不详）控制，停药即腹泻。患者担心西药副作用大，损伤肝肾功能，遂寻求中医药治疗，经人介绍来朱师处就诊。刻下症：患者腹痛、肠鸣、腹泻，泻后则安，大便一日三次，便质清稀不成形，遇凉多发，纳差。形体偏胖。舌质淡苔白，脉沉。查体脐旁压痛明显。肠镜示：结肠炎。西医诊断：结肠炎；中医诊断：泄泻。证候：脾胃阳虚，寒湿内停，清阳不升。治法：健脾温中，升清止泻。拟升阳益胃汤加减，处方：黄芪 15g，党参 10g，炒白术 7g，黄连 5g，陈皮 4g，半夏 6g，茯苓 6g，柴胡 7g，白芍 6g，吴茱萸 7g，荜茇 7g，秦皮 10g，赤石脂 10g，马齿苋 10g，甘草 3g。7 剂，水煎服，日1 剂。

二诊（2010 年 4 月 19 日）：患者服药后，腹痛、肠鸣缓解，仍腹泻，大便不成形。舌质淡苔白，脉沉细。查体脐旁压痛明显。一诊方加白蔻 7g，五倍子 7g，黄连加量至 6g，吴茱萸加量至 8g，荜茇加量至 8g，甘草加量至 4g。7 剂，水煎服，日 1 剂。

三诊（2010 年 4 月 26 日）：患者服药后，腹痛、肠鸣明显缓解，大便成型，近日干咳。舌质淡苔薄白，脉沉。查体脐旁压痛明显。守二诊方。7剂，水煎服，日1剂。兼服咽咳Ⅰ号（朱老以增液汤加减组方，制成水丸）。

按：结肠炎为临床常见疾病，病情多迁延反复。此患者病已近半年，反复发作，属中医泄泻。病因病机多责之脾胃阳虚，清阳不升，寒湿内生，气机失调而致。故宜健脾温中，升清止泻。朱老选李东垣《内外伤辨惑论》之升阳益胃汤加减，健脾益气，升举清阳，疏利气机以祛邪气。又恐寒湿之邪，郁久化热，适当加用温散寒湿、清热解毒之品。二诊气机有所恢复，因病程日久，痼疾难以速去，故加入白蔹、五倍子以清热涩肠、收湿敛疮继续治疗。三诊腹泻症状基本得以缓解，但该病缠绵易反复，故继续前方治疗。

3. 补中益气、温中止泻治疗泄泻

孙某某，女，31岁，2009年9月26日初诊。

主诉：腹泻伴肠鸣半月余，近3日加重。

初诊：患者于半月前因饮食不洁，出现腹泻，一日3~4次，大便时溏时泻，伴肠鸣、腹痛。当时未予治疗，近3日加重，大便每日7~8次，愿服中药治疗。现症见：腹泻伴肠鸣、腹痛，畏寒，脘闷食少。面色萎黄，神疲倦怠。舌淡苔白腻，脉细弱。理化检查：2008年8月内蒙古医院肠镜检查：慢性结肠炎。西医诊断：慢性结肠炎；中医诊断：泄泻。证候：脾胃虚弱。治法：补中益气，温中止泻。拟升阳益胃汤加减治疗，处方：黄芪10g，党参7g，炒白术5g，黄连4g，陈皮3g，半夏4g，茯苓4g，柴胡5g，白芍4g，吴茱萸4g，萆薢4g，秦皮7g，赤石脂7g，马齿苋7g，白蔹5g，五倍子5g，甘草2g。7剂，水煎服，日1剂。

二诊（2009年10月13日）：患者服药1周，现述大便次数明显减少，一日2~3次，余症减轻。大便先干后稀，肠鸣、腹胀明显。面色黄，舌淡苔白，脉细弱。一诊方加莱菔子7g，14剂，水煎服，日1剂。

三诊（2009年10月20日）：服药后，腹痛、肠鸣、腹胀等症状已基本消失，大便一日1~2次，尚不成形。面色稍黄，舌淡苔白，脉细缓。守二诊方，14剂，水煎服，日1剂。

按：本案例病因病机为素体脾胃虚弱，由于饮食不洁损失脾胃，脾虚失运，清浊不分，湿浊下注，气机不畅，湿邪郁而化热，故见大便泄泻，肠鸣腹痛。辨证以脾胃虚弱、传化失司、气滞湿热互结为主。故在治疗上采用升阳益胃汤为主加减，升阳益胃汤重用黄芪，并配伍人参、白术、甘草补气养胃；柴胡升举清阳，祛风除湿；半夏、陈皮、茯苓、黄连除湿清热；白芍养血和营，加用吴茱萸、萆薢温里；秦皮、马齿苋、白蔹、五倍子清热祛湿止泻兼以活血。全方补清同用，寒热兼顾，气血同调，而获显效。

4．益气健脾、升清止泻、温肾固涩治疗腹泻

武某某，女，48岁，于2000年9月11日就诊。

主诉：腹泻反复发作2年，加重1周。

初诊：两年前无明显诱因出现腹泻，反复发作至

今，患者每日晨起腹部作痛，肠鸣即泻，泻后则安，便质清稀，遇凉多发，形寒肢冷，腰膝酸软，患者愿服中药治疗，遂来朱师处。刻下症：患者每日晨起腹部作痛，肠鸣即泻，泻后则安。便质清稀，遇凉多发，纳差，形寒肢冷，腰膝酸软，眠差。舌质淡，舌苔白，脉沉细。既往史：高血压、心脏病、胆囊炎病病史。西医诊断：腹泻；中医诊断：泄泻。证候：脾肾阳虚，寒湿内停，清阳不升。治法：益气健脾，升清止泻，温肾固涩。拟升阳益胃汤加减，处方：黄芪10g，党参5g，炒白术4g，黄连3g，陈皮3g，半夏4g，茯苓4g，羌活3g，独活3g，柴胡5g，白芍4g，吴茱萸4g，荜茇4g，肉豆蔻4g，甘草2g。14剂，水煎服，日1剂。

二诊（2000年9月21日）：服药10日后，晨起仍出现肠鸣腹泻，大便量少，不成形，形寒肢冷，腰膝酸软，纳差，眠差。一诊方加诃子4g，补骨脂4g，五味子4g。7剂，水煎服，日1剂、

三诊（2000年10月15日）：患者服药20天，晨起肠鸣腹泻症状明显减轻，大便基本成型，形寒肢冷，腰膝酸软症状有所缓解，仍纳差。同二诊方，7剂，水煎服，日1剂。

按：腹泻为临床常见疾病，多由患者首发未予重视，病情迁延而致。此患者病已2年，反复发作，每于晨起肠鸣腹泻，属中医泄泻之五更泻。病因病机多责之肾阳虚衰，失于温煦，脾虚运化失常，湿浊内停，气机失调而致。故立法仍宜温肾固涩，益气健脾，升清止

泻。但朱老却不急于温肾收涩，而是首选李东垣《内外伤辨惑论》之升阳益胃汤加减，健脾益气，升举清阳，疏利气机以祛邪气，适当加用温散寒湿，待二诊气机有所恢复，才加用温补肾阳酸收之品，取"四神丸"之意，加强固涩止泻功效。因病久正虚，因此加大健脾益气药物，恢复机体脾胃运化作用，获取全效。

5. 健脾温肾、升清止泻、清胆利湿、疏肝理气治疗泄泻

张某某，男，39 岁，2010 年 2 月 5 日就诊。

主诉：腹泻反复发作 3 月余。

初诊：患者 3 个月前因服用治疗脑血栓药物（具体不详）出现腹泻，反复发作至今。近日当地医院化验发现肝功能受损，欲寻求中医药治疗，经人介绍来朱师处就诊。慢性胆囊炎 5 年余，高血压病史 3 年余，脑血栓半年余。刻下症：腹痛、腹胀、腹泻，大便一日 2~3 次，不成形，大便不爽。舌体偏胖，舌质淡苔白，脉沉。脐旁压痛明显。肝功能检查：生化：ALT：↑60.7U/L（<50），AST/ALT：0.5，GGT：109.0U/L，GLDH：↑13.4U/L（1－10），TG：2.86↑mmol/L（0.56－1.7），LDL－C：3.05mmol/L（<3.37）。血同型半胱氨酸测定 37.29。彩超示：右椎动脉流速减低，脂肪肝，慢性胆囊炎，胆囊隆起样病变——息肉？。血流变：血沉：8；血沉方程 K 值：35.55；血小板凝聚率：54.8。西医诊断：腹泻；中医诊断：泄泻。证候：脾肾阳虚，清阳不升，肝胆郁滞，

寒湿化热。治法：健脾温肾，升清止泻，清胆利湿，疏肝理气。拟升阳益胃汤加减，处方：黄芪 15g，党参 10g，炒白术 7g，黄连 5g，陈皮 4g，半夏 6g，茯苓 6g，柴胡 7g，白芍 6g，吴茱萸 7g，萆薢 7g，秦皮 10g，赤石脂 10g，马齿苋 10g，五味子 7g，金钱草 7g，海金沙 7g，姜黄 5g，葫芦巴 5g，甘草 3g。28 剂，水煎服，日 1 剂。

二诊（2010 年 3 月 5 日）：患者服药后，腹痛、腹胀、腹泻稍有缓解，大便 2~3 次/日，第一次成形，后则不成形，咳嗽。舌质淡苔白，脉沉。脐旁压痛明显。生化：ALT：42.6 U/L，AST/ALT：0.5，GGT：79.8 U/L，GLDH：13.7 U/L，UA：590μmol/L，HDL – C：1.12mmol/L，CHO：6.08 mmol/L，TG：2.48 mmol/L，LDL – C：3.62mmol/L。一诊方加伸筋草 7g，泽泻 6g。28 剂，水煎服，日 1 剂。兼服咽咳Ⅰ号。

三诊（2010 年 4 月 2 日）：患者服药 1 月，腹痛、腹胀、腹泻好转，大便成形。舌质淡苔薄白，脉沉。脐旁压痛明显。生化：ALT：52.00 U/L，AST/ALT：0.60，GGT：77.00 U/L，TG：2.41 mmol/L，CHO：5.58 mmol/L。二诊方减伸筋草 7g。28 剂，水煎服，日 1 剂。

按：腹泻为临床常见疾病，属中医泄泻。病因病机多责之脾肾阳虚，清阳不升，寒湿内生，郁久化热，湿热互结，气机失调而致。该患者病虽由肝胆损伤所致，但治疗仍宜健脾温肾，升清止泻，清胆利湿，疏肝理气活血。朱老选李东垣《内外伤辨惑论》升阳益胃汤加减，健脾益气，升举清阳，疏利气机以祛邪气，又恐寒湿之邪，郁久化热，适当加用温肾散寒、清胆利湿、疏肝理气活血之品。二诊气机恢复不明显，加入伸筋草、泽泻以助散寒、利湿之力。三诊腹泻症状明显好转，但该病缠绵易反复，故继续治疗。

第四章 颈椎病

一、概 述

由于现代生活方式的改变，颈椎病的发病率呈现逐年增高趋势。颈椎病多因外伤或劳损导致颈椎发生退行性改变，患椎失稳、患椎发生移位或锥体后缘等部骨质增生，引起颈部肌肉、神经、脊髓、血管受累而产生的综合征，属于中医学痹证、头晕、头痛、心悸、痿躄、厥证等范畴。

颈椎病的临床表现多样，其分型方法也不尽相同，现常常根据被压迫部位的不同而分为六型：（1）神经根型颈椎病：此型在颈椎病中发病最高，是由于神经根被压迫或刺激所致。主要表现为颈肩痛，短期内加重，并向上肢放射，可有手指麻木、过敏等感觉异常，同时可有上臂灼痛，肌力下降，手指动作不灵活，上肢姿势不当或突然牵撞而发生剧烈闪电样锐痛。如伴有胸椎病变，则可出现背痛及肋间神经刺激症状。此型属于中医学痹证范畴。（2）椎动脉型颈椎病：是由于椎动脉被刺激或压迫所致。主要表现为眩晕，头部活动可诱发或加重；头痛，枕部、顶枕部或太阳穴处占多数。另外还有视觉障碍，突发弱视或失明，耳鸣，听力下降，记忆力减退，猝倒等。此型属于中医学眩晕、头痛、厥证、耳鸣范畴。（3）交感神经型颈椎病：是由于分布颈脊神经根、脊膜等部位的交感神经纤维受刺激而发生。症状分为两类，一类为交感神经兴奋症，如头痛，伴恶心呕吐，眼部发胀，心跳加速，心律不齐，胸闷，胸痛，气短，四肢发凉，头面双手胀肿，血压升高等。另一类为交感神经抑制症，如头昏，头闷，眼督，流泪，鼻塞，心动过缓，血压下降等。另外临床表现以恶心、脘痞等为主，可属胃肠型，当为交感型颈椎病的亚型。上述临床病症，可属中医学心悸、头痛、胸痹、胃痛等范畴。（4）脊髓型颈椎病：此型发病少，但最严重。是由于椎间盘疝压迫脊髓所致，主要表现为双腿痿软，行走困难，腿麻，呈进行性加重，最后可致高位瘫痪，此型属中医学痿躄范畴。（5）颈型颈椎病：此型为颈椎病早期表现，主要是肌肉、韧带慢性劳损所致。主要表现为头、颈肩局部酸困、疼痛，经常落枕等。（6）混合型颈椎病：兼有上述两型以上的症状与体征者，则被称为混合型颈椎病。

二、朱老论治颈椎病

目前，西医对本病的治疗尚无根治性方法及药物，中医药治疗独具优势，通过口服中药，以及推拿、牵引、中药外敷、离子导入、体针、耳针、水针等多种方法，获得显效。朱老经过数十年的经验总结，提出了循经论治重在督脉、太阳，活血通络治疗颈椎病的临床思路。

（一）循经论治颈椎病

朱老认为，在临床中经络学说其实并不仅仅只用于针灸、推拿按摩等外治法，同样也可指导立法选方用药。纵观《灵枢·经脉》《灵枢·骨空论》诸篇章，发现颈椎部位有数条经脉通过，这些经络是联系人体脏腑器官、四肢百骸及气血流通的一个重要枢纽，一旦颈椎气血郁滞，脉络瘀阻，上不能充养脑窍，下不可滋养诸脏腑，就会导致许多复杂的临床病变出现。头下肩上部位统称为颈，或指舌骨至胸骨体上缘的部位。根据经络的循行和分布，手足三阳都连系头部，故称"头为诸阳之会"，这些经络必循行于颈，从而使颈部成为诸经的循行要道。手足阳明经、手少阴心经、手太阳小肠经、足少阴肾经、手足少阳经、足厥阴肝经、任脉、阴维脉、阴跷脉等经行颈部，而中医称肩上头下之后部为项部，即从枕骨到大椎之间；手足少阳经、足太阳膀胱经、督脉、阳维脉、阳跷脉等经行项部。分析在颈部走行的诸多经脉，其中尤以循行于项部的督脉、足太阳膀胱经、足少阳胆经、手少阳三焦经等最易受到颈椎病变的影响，在颈椎病的发生发展中，首先往往是这些经脉的功能失调，并由此进一步导致脏腑的功能障碍。在这些经脉中，督脉和膀胱经循背部沿颈椎下行，与颈椎关系最为密切，而且与其他经脉相连，起到统帅一身阳气的作用。如

《素问·骨空论》曰："督脉者，起于少腹以下骨中央，女子入系廷孔，其孔，溺孔之端也，其络循阴器合篡间，绕篡后，别绕臀，至少阴与巨阳中络者，合少阴上股内后廉，贯脊属肾，与太阳起于目内眦，上额交巅上，入络脑，还出别下项……"，指出督脉起于小腹，小腹即是足三阴经交会之处，又是先天之精气汇聚之处，自然得少腹部诸经气的蓄注，有阳得阴助之意，又与少阴、太阳经相衔接，得肾先天之气的助养和膀胱气化功能的协助，上贯心得血脉之阴血的充养，上络脑以养神明，联系心、肾这两个人体最重要的脏器，再与脑相连，对人体的生命动力——阳气的总督作用是很明显的。且《素问·热论》曰："巨阳者，诸阳之属也，其脉连于风府，故为诸阳主气也。"风府，是督脉上的重要穴位；巨阳，指太阳，足太阳膀胱经循背部走行，与督脉相连，同样能主管一身的阳气，总督全身的经脉。一身阳气不足或经气不利，则发生颈椎病，出现肢体痿软、麻木、运动不利等症状。

因此在颈椎病的治疗中，采用循经论证，首先考虑病在颈项属太阳，故取擅舒解项背强痛的《伤寒论》桂枝加葛根汤为主，以解项背强几几，即风寒湿导致颈背部肌肉酸重的感觉；其次选《青囊方》中斑龙丸主药鹿角胶（也可加补骨脂、骨碎补）为主通督脉，补命门，大补精髓，最能补精生血而益元阳。二方合用，标本兼治，临证时针对年老体虚者可加补肾壮骨的骨碎补、补骨脂、淫羊藿等加强疗效。

（二）重视活血化瘀

在使用舒筋通络、补肾壮督药物的同时，朱老还特别重视活血化瘀药物的应用。颈椎做为人体连接大脑与脏腑（心脏）、肢体的重要部位，中医认为它也是经络气血循行的重要枢纽，过度劳损、感受外邪都会导致颈椎气血郁滞，脉络瘀阻，因此选择合适的活血化瘀药物，是获得疗效的重要保证。赤芍、白芍，一散一收。白芍苦酸微寒，入肝经，可柔肝止痛、养血敛阴，以补为功；赤芍功能凉血散瘀清热，以泻为用，活血化瘀，同时兼有养血和血的作用。二药合用，寓意一散一补，既散瘀止痛，又补血养筋。桃仁、红花活血化瘀，兼能止痛，与川芎、白芷一同既可活血又可行气，并能引药上行，直达病所；地龙、水蛭、土鳖虫三味虫类药，功善破血逐瘀，搜风通络，可改善颈椎病筋骨受损、脉络瘀阻的病理变化，同时与桃仁、红花合用加强活血化瘀、理气止痛的功能。

（三）心脏功能性病变从颈椎论治

朱老认为，颈椎病不仅仅局限于患者骨质的改变，有些可能是颈椎微小病变而引起的一些症状群，用西医的诊断方法可能并不能发现颈椎病灶，X线发现的病理变化和临床表现并非平行关系，所以在用药上不必拘于X线的诊断，可按照症状表现进行用药。在临床发现，有些患者似乎有心脏病，见心慌、气短等症状日久，并且有的见心肌缺血，用治疗心脏病的药物却日久不效，服用朱老的颈椎病方后缓解；有的患者仅见颈肩酸痛，有的仅见头痛，有的见心烦失眠等症状，均未发现有颈椎骨质增生等器质性病变，但服用后见效也。

三、验案举隅

1. 补肾固督、活血通络治疗脊髓型颈椎病

朱某，女，40 岁，2002 年 7 月 19 日初诊。

主诉：颈僵腿软、活动不利半年。

初诊：患者半年前出现颈僵腿软，不能下床活动，经中西医多方治疗无效，经人介绍请朱老诊治。就诊时症见颈僵，腿软难以下床活动，腰酸困，手脚指麻木，时有气短、心慌，月经不规律。舌黯苔白，脉沉弱。CT 示：C2－6 间盘疝，C4－6 椎管狭窄，颈椎骨质增生，腰椎退行性改变，L3－5 椎间盘突出，椎体及关节增生。西医诊断：颈椎病；中医诊断：痿躄。证候：肾精不足，督脉空虚，瘀血阻络。治法：补肾固督，活血通络。拟葛根汤合斑龙丸加减。处方：葛根 7g，桂枝 5g，赤芍 5g，白芍 5g，鹿角胶囊 4 粒，桃仁 5g，红花 5g，川芎 5g，地龙 4g，白芷 4g，寻骨风 5g，青风藤 5g，水蛭胶囊 4 粒，土鳖虫胶囊 4 粒，蜈蚣胶囊 2 粒，甘草 2g，徐长卿 7g，补骨脂 4g，骨碎补 5g，杜仲 5g。水煎服，日 1 剂，连服 2 周。

二诊（2002 年 8 月 2 日）：服药后颈部稍觉轻松，

腿软改善，可以下床活动。上方加熟地6g，枸杞4g，肉苁蓉4g，巴戟天4g，狗脊5g，水蛭胶囊加至6粒，土鳖虫胶囊加至6粒，蜈蚣胶囊加至4粒。30剂，水煎服，日1剂。

三诊（2002年10月31日）：患者连服3月，双腿较前有力、灵活，诸证好转。上方改水蛭胶囊4粒，蜈蚣胶囊2粒，土鳖虫胶囊4粒，续服2月而愈。

按：本案患者属脊髓型颈椎病，此为颈椎间盘疝及椎管狭窄导致的轻瘫，因筋骨肌肉失养，已成痿证。患者主因肾精不足，督脉空虚，失于濡养而致。故方中用鹿角、狗脊、巴戟天、肉苁蓉、熟地黄、骨碎补等主入督脉肾经之药，加强补肾壮督、温阳益精填髓功效，以治病求本。其次，久病入络，经脉瘀阻，须以大量活血化瘀通络的虫类药，以搜剔入络，改善局部瘀阻不通，并将虫类药研末装胶囊服用，既使药效充分利用，又可避免药物的腥味。本案患者患病时已经截瘫在床，服用药物治疗两周后就已经能下床活动。朱老认为其椎管狭窄至少1cm以内导致瘫痪，治疗效果如此迅速，可能是因为局部有炎症、水肿加剧压迫，经治疗缓解后即能下床活动。中药治疗颈椎病多不能使其器质性病变彻底治愈，但可缓解因颈椎间盘疝、颈椎骨质增生及椎管狭窄等引起的各种症状，有助于患者生存质量的提高。对于脊髓型颈椎病，治疗的重点在于督脉、太阳经络，同时补肾养肝，必要时可加用血肉有情之品，如猪脊髓、牛脊髓等，但因病属虚证，多需缓补久服才能获取全效。

颈椎病发病原因主要是由于长期不正确的姿势或伏案低头工作所致，因此在治疗同时，注意纠正姿势和做颈部活动操是很重要的。此外，颈椎病多是慢性积累而形成的疾患，治疗也需要一个相当长的过程，故需告知患者耐心服药，且治疗过程中会因姿势、情绪、月经、饮酒、甚至饮食过饱而有所反复，坚持服药，症状自会逐渐缓解。待症状基本消失再将本方做成丸剂，以巩固疗效。

2. 解痉通络、壮督益肾、活血化瘀、平肝熄风治疗椎动脉型颈椎病

王某某，女，56 岁，2005 年 9 月 12 日初诊。

主诉：肩颈痛，头晕耳鸣 2 年余，加重半月。

初诊：患者诉 2 年前无明显诱因出现间断性头晕，肩痛，手臂麻木，未予明确诊治。近半月因劳累后病情加重，甚时伴脑鸣、耳鸣、视物昏花，手足指趾时麻木。摄颈椎 X 线片示：颈椎骨质增生。诊为颈椎病，遂就诊于朱师。症见颈、肩、背疼痛，时手指、足趾麻木不适，头晕耳鸣，视物昏花，自觉脑鸣，腰酸困痛，腿软，身体倦怠，纳可，二便调，眠差。舌淡黯，苔白，脉沉弱。双侧肩颈肌肉紧张，压痛（＋＋）。颈椎 X 线示：颈椎骨质增生（颈椎 4－6 前缘唇形样变）。西医诊断：颈椎病；中医诊断：痹证、眩晕。证候：脉络瘀阻，肝肾亏虚，肝阳上扰。治法：解痉通络，活血化瘀，补益肝肾，平肝熄风。拟桂枝加葛根汤合斑龙丸加减，处方：葛根 9g，桂枝 5g，赤

芍 5g, 白芍 5g, 鹿角片 5g, 桃仁 5g, 红花 5g, 川芎 5g, 地龙 4g, 白芷 4g, 骨碎补 5g, 补骨脂 5g, 青风藤 5g, 僵蚕 4g, 徐长卿 7g, 天麻 3g, 钩藤 5g, 水蛭胶囊 4 粒, 土鳖虫胶囊 4 粒, 蜈蚣胶囊 4 粒, 全蝎胶囊 4 粒, 甘草 2g。7 剂, 水煎服, 每日 1 剂。

二诊 (2005 年 10 月 17 日), 患者服药 1 月, 现患者腰酸困痛, 腿软已解, 头晕耳鸣, 脑鸣, 较前减轻, 仍肩颈痛, 手足麻木、疼痛, 眠差、入睡困难, 纳可, 二便调。舌淡黯, 苔白, 脉沉弱。一诊方加龙眼肉 4g, 磁石 5g, 珍珠母 7g, 石决明 7g, 炒枣仁 4g, 五味子 4g。14 剂, 水煎服, 每日 1 剂。

三诊 (2005 年 11 月 25 日) 患者加减服药 1 月余, 诉头晕耳鸣及脑鸣症状已解, 仍肩颈部肌肉略痛, 眠可, 但易醒, 时晨起口苦, 易怒。纳食可, 二便调。舌淡黯, 苔薄黄, 脉沉弱略弦。二诊方减骨碎补、补骨脂、威灵仙、龙眼肉, 加龙胆草 3g, 柴胡 5g。日 1 剂, 继服 1 月。1 年后随访无复发。

按: 本案为椎动脉与神经根兼见的颈椎病, 除有督脉、络脉空虚的病机外, 还伴见失眠、头痛, 眩晕、耳鸣等肝阳上亢、风阳上扰之标实证。故一诊治疗在主方基础上, 加天麻、钩藤等以平肝熄风、止眩定痛。二诊加龙眼肉、炒酸枣仁、五味子等养血安神药物, 珍珠母、石决明、磁石重镇安神、潜降肝阳。三诊诸症解, 唯睡眠欠安, 时口苦、易怒, 苔薄黄, 脉沉弱略弦, 为肝郁化热之象, 故减温热之骨碎补、补骨脂、威灵仙、龙眼肉, 加龙胆草、柴胡清泄肝热，条达肝气。本案患者临床表现繁杂，朱师紧密结合病证以督脉受损、肝阳上亢为主的病机，循经论证，于活血通络、补肾固督的基础上，结合从肝经论治。

3. 温肾壮督、舒筋通络、活血化瘀治疗颈椎病、脑动脉硬化

白某某，女，34 岁，2009 年 10 月 10 日初诊。

主诉：自觉手足凉伴恶心、手麻、头痛 2 月余。

初诊：患者诉 2 月前无明显诱因出现手脚凉伴恶心、头晕耳鸣、手麻肩困、腿软。在内蒙古医学院附属医院神经科经各项检查，诊断为："动脉硬化、颈椎病"。近两周因劳累后病情加重，遂来朱老处就诊。刻下症：头闷、后枕部疼痛，乏困欲寐，头晕耳鸣，手麻，腿软，肩酸困，足后跟疼，纳可，二便调，睡眠一般。舌质黯，舌苔白，脉沉。西医诊断：颈椎病、脑动脉硬化；中医诊断：痹证、头痛。证候：肾督亏虚，瘀血阻滞，脉络不通。治法：温肾壮督，活血化瘀，通络止痛。拟葛根汤合斑龙丸加减，处方：葛根 7g，桂枝 5g，赤芍 5g，白芍 5g，鹿角片 5g，桃仁 5g，红花 5g，川芎 5g，地龙 4g，威灵仙 5g，海风藤 5g，徐长卿 7g，细辛 3g，通草 3g，吴茱萸 4g，荜茇 4g，补骨脂 5g，骨碎补 5g，川椒 4g，肉桂 4g，水蛭胶囊 4粒，甘草 2g。7 剂，水煎服，日 1 剂。

二诊（2009 年 10 月 20 日）：患者服药 1 周，足后跟已不疼，但偶有麻木感，头晕耳鸣、手麻、腿软

等症状均已减轻，但头闷、后枕部疼痛、乏困欲寐加重，近两日晨起流口水较甚且伴有耳朵疼，劳累后加重，纳可，二便调，睡眠一般。舌质黯，舌苔薄黄，脉沉。初诊方去肉桂，加白蒺藜5g，白菊花5g，龙胆草3g，柴胡5g，黄芩5g。7剂，水煎服，日1剂。

三诊（2009年11月24日）：患者服药一周，感觉精神倍加，自述手脚转温，头晕、手麻肩困等症状明显减轻，听力明显好转，耳朵疼、足跟疼完全消失，唯独晨起时仍流口水，饮食佳，睡眠好，二便正常。舌质淡红，舌苔白，脉沉。二诊方减龙胆草、柴胡、黄芩、川椒，加水蛭胶囊4粒，炒白术5g，干姜4g，茯苓4g，生薏苡仁4g。7剂，水煎服，日1剂。

按： 对于临床上已确诊为脊髓型或神经根型颈椎病的患者，有少数病人在服用本方剂加减一至两周左右可出现所有或部分症状加重的现象，朱老称此为"疾病向愈期"，意思是疾病已经向痊愈的方向发展。这是因为对于脊髓型颈椎病的患者，大多由于多年脊髓自身病变或被椎管、椎间盘、韧带等组织长时间压迫，其生物电信号传导已长时间受阻，现采用温肾壮督、舒筋通络、活血化瘀等药物后，其自身病变或其压迫症状有所改善，传导功能复常，先前末梢神经之生物电冲动得以传导释放，所以症状可有一过性加重的趋势，故在此时一定要嘱咐患者保持信心，坚持治疗，疾病才能痊愈。

患者兼见手脚发凉、足后跟疼、肩困酸痛等症状，朱师仍按照肾督亏虚、肝肾不足之病机用补骨脂、骨碎补、川椒、肉桂等温养补肾、强筋健骨之品加以论治。二诊头晕耳鸣、手麻、腿软等症状均已减轻，故加白蒺藜、白菊花平其肝阳上亢、肝风上扰，以巩固疗效。患者且伴有耳疼，故选龙胆草、柴胡、黄芩以清泻肝胆之火。三诊诸症好转，唯晨起时仍流口水，加茯苓、白术、生薏苡仁等健脾渗湿之品。纵观治疗过程，药证相符而收效。

4. 舒筋通络、活血止痛、平肝潜阳治疗颈椎病

庞某某，女，54 岁，2000 年 7 月 7 日初诊。

主诉：头痛、眩晕 2 月余，加重 1 周。

初诊：患者诉 2 月前无明显诱因出现头闷、后枕部疼痛，伴头晕耳鸣，咽部不适，手麻，肩酸困，腿软。经内蒙古医学院附属医院神经科检查，诊为：动脉硬化、颈椎病。近一周因劳累后病情加重，遂来朱老处就诊。刻下症：头闷，后枕部疼痛，头晕耳鸣，手麻，腿软，肩酸困，咽部不适，纳可，二便调，睡眠一般。双目内眦有胆固醇斑，舌质黯，舌苔黄，脉沉。西医诊断：颈椎病、脑动脉硬化；中医诊断：头痛、眩晕。证候：督脉亏虚，瘀阻脉络，肝火上炎。治法：舒筋通督，活血止痛，平肝潜阳。拟葛根汤合通窍活血汤加减，处方：葛根 9g，桂枝 5g，赤芍 5g，白芍 5g，鹿角片 5g，桃仁 5g，红花 5g，川芎 5g，地龙 4g，白芷 4g，白蒺藜 5g，决明子 5g，甘草 2g，水蛭胶囊 4 粒。7 剂，水煎服，日 1 剂。其他治疗：加

服咽炎Ⅰ号，2g/次，2次/日。

二诊（2000年7月28日）：患者服药2周，诸症悉减，精神转佳。但劳累后头晕、手麻、腿软加重。初诊方加土鳖虫胶囊4粒。7剂，水煎服，日1剂。

三诊（2000年8月18日）：患者加减服药20日，现有时头沉，枕部不舒、手麻等明显减轻。二诊方减土鳖虫胶囊，加蜈蚣胶囊2粒，珍珠母7g，黄芪10g，升麻3g，黄柏5g。7剂，水煎服，日1剂。

按：患者颈椎病以头痛、眩晕为主症，在活血通督治疗的基础上，要辨证与辨病治疗相结合。病机还强调肝阳上扰，清窍痹塞不通为主，根据头痛的部位选用葛根、白芷引药上行，药达病所；用白蒺藜和决明子不仅能清肝明目，还有降低胆固醇的作用，以药性和药理相结合，中西皆顾，一举两得。

5. 补肾通督、活血化瘀、宣痹通络、平肝疏风治疗
　　心悸、眩晕（交感性颈椎病）

陈某，女，45岁，2010年3月11日

主诉：心慌、头晕3月余，有时手足浮肿、无力。

初诊：患者述2004年3月曾因颈椎病肩困、手麻、胸憋等求服朱老中药20余天，获得显效。3个月前，患者行卵巢囊肿切除术后，开始出现心慌、头晕、胸憋，有时眼睑、手足浮肿，无力，行走时足跟痛，夜间自觉浑身发热。内蒙古妇幼保健医院心电图检查示："窦性心率，Ⅰ度房室传导阻滞"。患者愿服中药治疗，遂再次来到朱老门诊。刻下症：心慌，头晕，

胸憋，颈项酸困、僵硬不适，眼睑轻度浮肿，手足无力，行走时足跟痛，纳食可，二便调，眠可。舌淡红，苔薄白，脉沉细略滑。西医诊断：颈椎病、宫颈纳氏囊肿、Ⅰ度房室传导阻滞；中医诊断：痹证、眩晕、癥积。证候：脉络瘀阻，肾督亏虚，肝阳上扰。治法：活血化瘀，补肾固督，宣痹通络，平肝疏风。处方：葛根9g、桂枝7g、赤芍7g、白芍7g、鹿角片7g、桃仁7g、红花7g、川芎7g、丹参7g、地龙6g、白蒺藜5g、白菊花5g、威灵仙5g、海风藤5g、徐长卿7g、细辛4g、通草4g、荜茇6g、吴茱萸6g、骨碎补5g、补骨脂5g、水蛭胶囊4粒、土鳖虫胶囊4粒、蜈蚣胶囊2粒、甘草2g。7剂，水煎服，日1剂。

二诊（2010年3月18日）：患者服药后头晕已解，心慌、夜间身热减轻，颈项酸困好转，精神转佳，现仍眼睑轻微浮肿，久行后足跟痛，纳食可，眠安。脉沉细略滑。处方：葛根7g、桂枝5g、赤芍5g、白芍5g、鹿角片5g、桃仁5g、红花5g、川芎5g、地龙4g、白芷4g、威灵仙5g、海风藤5g、徐长卿7g、细辛4g、通草4g、荜茇6g、吴茱萸6g、骨碎补5g、补骨脂5g、生薏苡仁4g、赤小豆7g、水蛭胶囊4粒、土鳖虫胶囊4粒、甘草2g。7剂，水煎服，日1剂。

按：该患者素患颈椎病，督脉受损，经络气血郁滞，失于濡养，脉络不通。朱老认为颈椎是连接人体大脑与脏腑（心脏）、肢体的重要部位，也是气血循行的重要枢纽，一旦颈椎气血郁滞，脉络瘀阻，上不能充养脑窍，下不能养心神，则可表现出心慌、眩晕、头痛等症。加之患者又因手术病后，气血亏虚，气滞血瘀，心神失养，则心慌，胸憋；阴血不足，虚热内扰，则夜间自觉发热。虽西医检查为"Ⅰ度房室传导阻滞"，但临床辨证此类复杂病证，务必抓主证。仍然从颈椎论治，补肾壮督，活血化瘀，宣痹通络，平肝疏风，以葛根汤合斑龙丸加减，因药证相合，故很快取效。二诊患者心慌、烦热等症缓解，因此在上方基础上，加薏苡仁、赤小豆利湿化瘀消癥，兼顾胞宫之癥积，期待获得全效。

6. 补肾固督、解痉通络、活血化瘀、平肝息风治疗混合型颈椎病

刘某，女，51 岁，2002 年 5 月 17 日初诊

主诉：头晕、头痛伴颈项腰腿疼痛 3 年。

初诊：患者 3 年前无明显诱因出现头晕、头痛，时轻时重，某医院摄颈部 X 线片示：颈椎曲度变直，颈椎骨质增生。曾有过脑梗病史。现见头痛、头晕，伴颈项困痛，腰腿疼痛，手指麻木肿胀，时心慌耳鸣。舌质黯，苔薄黄根腻，脉弦细稍数。西医诊断：混合型颈椎病；中医诊断：眩晕、痹证。证候：肾虚不足，督脉空虚，瘀血阻络，经脉不通，肝阳上亢。治法：补肾固督，活血化瘀，解痉通络，平肝息风。处方：葛根 7g，桂枝 5g，赤芍 5g，白芍 5g，鹿角片 5g，桃仁 5g，红花 5g，川芎 5g，地龙 4g，白芷 4g，白菊花 5g，白蒺藜 5g，威灵仙 5g，海风藤 5g，徐长卿 7g，细辛 3g，通草 3g，吴茱萸 4g，荜茇 4g，龙胆草 3g，柴

胡 5g，黄芩 5g，五味子 4g，磁石 5g，珍珠母 7g（先煎），石决明 7g（先煎），水蛭胶囊 2 粒，土鳖虫胶囊 2 粒，全蝎胶囊 1 粒，甘草 2g。7 剂，水煎服，每日 1 剂，分两次温服。

二诊（2002 年 5 月 24 日）：服药后颈项困痛减轻，余症亦减轻。效不更方，守上方继服。

三诊（2002 年 5 月 31 日）：服药后诸症大减。以此方加减治疗 2 月余，并改成丸药巩固，患者诸症消失。

按：颈椎病在临床上往往以各种类型混合发生，称之为混合型颈椎病。本案患者颈椎病理改变为颈椎曲度改变、颈椎骨质增生，曾患有脑梗病史，压迫神经血管导致瘀血阻滞、络脉不通，而见颈项腰腿疼痛；再加上患者疾病日久，督脉亏虚，肾精损耗不足，阴虚阳亢，虚阳上扰，而见心慌耳鸣等。由于患者颈项腰腿疼痛明显，故加入威灵仙、络石藤、徐长卿等通经止痛。有耳鸣一症，且如雷鸣，故在主方基础上又加五味子、磁石、龙胆草、柴胡、黄芩清泻肝胆之火。病久入络，故加全蝎以化瘀通络。

7. 舒筋通络、补肾壮督、活血化瘀治疗颈椎病

杜某某，女，52 岁，1996 年 5 月 13 日初诊。

主诉：头晕目眩反复发作近 4 年，近日加重。

初诊：患者于 1992 年出现头晕目眩，经 X 线检查，诊断为"颈椎骨质增生"，当时经治疗后缓解，后经常反复发作。近日病情加重，自感头晕目眩，头

部发木，视物旋转，两目干涩，精神萎靡，疲乏无力，偶有头痛，项强，嗜睡，大便干燥。刻下症：头晕目眩，头部发木，视物旋转，两目干涩，精神萎靡，疲乏无力，颈部发强，嗜睡，偶有头痛，大便干燥。舌质淡红，舌苔腻，脉沉弱。理化检查：颈椎X线正侧双斜位示：颈椎骨质增生。专科检查：查双侧肩颈肌肉紧张。西医诊断：颈椎骨质增生症；中医诊断：眩晕。证候：脉络瘀阻，肾督亏虚。治法：舒筋通络，补肾壮督，活血化瘀。拟葛根汤合斑龙丸加减，处方：葛根7g，桂枝5g，白芍4g，鹿角霜7g，红花5g，桃仁5g，地龙4g，白芷4g，二丑5g，莱菔子5g，决明子5g，甘草2g。14剂，水煎服，日1剂。

二诊（1996年5月30日）：患者述服药后眩晕明显减轻，大便正常，余症同前。初诊方去白芍、莱菔子加赤芍5g，白蒺藜5g。7剂，水煎服，日1剂。

三诊（1996年6月7日）：头晕目眩明显减轻，偶有头沉，仍感疲乏无力，余症基本消失。同初诊方，14剂，水煎服，日1剂。

按：此患之眩晕，主要由于邪阻颈督脉络，气血不通，久病伤正，临床辨证属气血阴精亏虚之证，并可因虚致实，引起气虚血瘀，治疗应扶正与祛邪兼顾，故滋补药与活血化瘀、通经活络药同用。

8. 通阳壮督、活血化瘀、舒筋通脉、疏散肝风治疗颈椎病、高血压

靳某某，男，37岁，2009年3月18日初诊。

主诉：头晕伴颈僵一年，加重半月，伴记忆力减退。

初诊：患者 1 年前无明显诱因自觉颈项部不适，时常头晕，近半年加重。2010 年 3 月就诊内蒙古医院，X 线检查示：颈椎 3 - 6 骨质增生，曲度变直。彩超示：右椎动脉扩张。脑血流图示：右侧大脑中动脉、前动脉、后动脉、椎 - 基底动脉血管搏动指数偏低。因颈部僵痛，转动受限，头晕，给予理疗，病情未能明显缓解，而来朱师处就诊。刻下症：颈部僵痛酸楚，转动受限，头晕，偶痛，伴记忆力减退，偶有恶风，长时工作后肩臂部麻痛，余不适未述。舌质边尖红，苔薄白，脉沉滑。理化检查：颈椎病、右侧椎动脉扩张。西医诊断：颈椎病、高血压；中医诊断：痹证、眩晕。证候：督脉受损，气滞血瘀，经络痹阻，肝风上扰。治法：通阳壮督，活血化瘀，舒筋通脉，疏散肝风。拟桂枝加葛根汤合斑龙丸加减，处方：葛根 7g，桂枝 5g，赤芍 5g，白芍 5g，鹿角片 5g，桃仁 5g，红花 5g，地龙 4g，川芎 5g，白芷 4g，白蒺藜 5g，白菊花 5g，威灵仙 5g，海风藤 5g，徐长卿 7g，细辛 4g，通草 4，吴茱萸 6g，荜茇 6g，甘草 2g，水蛭胶囊 4 粒，土鳖虫胶囊 4 粒。7 剂，水煎服，日 1 剂。

二诊（2010 年 3 月 25 日）：患者用药 1 周，颈部僵痛酸楚，头晕明显减轻。仍自觉乏力，余不适未述。守初诊方，7 剂，水煎服，日 1 剂。

按：由于现代工作环境及生活方式的改变，颈椎病的发病率呈现明显上升趋势，而且各年龄段均可出现，临床表现轻重不一，与颈椎的影像学改变不完全一致。该患者年轻男性，但工作性质需要长期伏案，劳累过度损伤督脉、太阳等经络，使得经络气血痹阻不通，而见头晕、头痛，颈肩酸困，精血不能上养脑窍，亦见记忆力下降、乏力等。治疗仍应以通阳壮督、活血化瘀、通络止痛为主，颈椎、头部经络通畅，气血运行恢复，则诸症缓解。而白蒺藜、白菊花可入足厥阴肝经，平肝潜阳，清热疏肝，针对患者头晕较重而设，因药证相合，故取效甚捷。同时朱老认为颈椎病变得到缓解，头部血液循环改善，甚至可以达到恢复稳定血压的目的。

9. 舒筋通督、活血止痛、宽胸理气治疗颈椎病、高血脂

高某，男，42岁，2009年11月2日初诊。

主诉： 头晕、头昏3月余。

初诊： 患者3月前无明显诱因出现头晕，伴颈、肩、背酸困不适，心痛、胸闷。内蒙古医学院附属医院化验检查肝肾功（自述）仅血脂中的甘油三酯：↑2.09 mmol/L。患者愿服中药治疗，故求诊朱老。现症见：头晕，精神不振，颈、肩、背酸困不适，心痛、胸闷。理化检查：血脂：甘油三酯：↑2.09 mmol/L（0.45－1.7），其余化验值正常范围。舌黯苔白，脉沉。西医诊断：颈椎病、高血脂；中医诊断：眩晕、痹证。证候：督脉空虚，瘀血阻络，胸阳闭塞。治法：舒筋通督，活血止痛，宽胸理气。拟葛根汤合斑龙丸

加减治疗，处方：葛根7g，桂枝5g，赤芍5g，白芍5g，鹿角片5g，桃仁5g，红花5g，川芎5g，地龙4g，白芷4g，白蒺藜5g，决明子5g，柴胡5g，枳壳3g，苏梗3g，姜黄5g，葫芦巴5g，甘草2g，水蛭胶囊4粒，土鳖虫胶囊4粒。7剂，水煎服，日1剂。

二诊（2009年11月23日）：患者加减治疗20余天，头晕减轻，心痛缓解，有时颈、肩、背酸困不适，运动时心慌，胸闷，腹胀。舌黯苔白，脉沉。一诊方减决明子、柴胡、枳壳、苏梗，加白菊花5g，威灵仙5g，海风藤5g，徐长卿7g，陈皮3g，半夏4g，木香3g，白豆蔻2g。7剂，水煎服，日1剂。

三诊（2009年12月14日）：加减服药40余天，患者述诸症好转，稍有头晕，偶尔颈困，膝以下发凉。舌黯苔薄黄，脉沉。二诊方减陈皮、半夏、木香、白豆蔻，加细辛4g，通草4g，吴茱萸6g，荜茇6g。7剂，水煎服，日1剂。

按：该例患者中年男性，临床表现以头晕、头昏，精神不振，颈、肩、背酸困不适，心痛、胸闷为主。血脂偏高，虽无影像学检查，但根据临床症状，可属中医"眩晕""痹证"范畴。颈椎是连接人体大脑脏腑（心脏）、肢体的重要部位，也是气血循行的重要枢纽，一旦颈椎气血郁滞，脉络瘀阻，上不能充养脑窍，下不能养心神，表现出眩晕、心慌、颈肩疼痛等症，朱老多从颈椎论治，针对此患者立法补肾通督、活血止痛、宽胸理气，获得满意疗效，证实了朱老从颈椎论治眩晕、心悸等病证的合理性。

10. 舒筋通督、补益肾肝、活血止痛治疗颈椎骨质
    增生

郝某某，女，71 岁，2009 年 10 月 24 日初诊。

主诉：头晕耳鸣，颈、肩困伴心慌，右腿麻木 20 余年，加重半年。

初诊：患者自述过去工作期间经常有颈肩酸困，手麻等症，单位每年体检，X 线检查报告示："颈椎 4、5 椎，腰椎 3、4 椎间盘疝"，但症状较轻未曾治疗。退休后的十余年自己经常使用理疗仪器治疗，以上症状时轻时重，未曾口服药物治疗。近半年无明显诱因上述症状加重，求诊某骨科医院，建议手术治疗。患者不愿手术，欲服中药治疗，经同事介绍前来就诊。刻下症：耳鸣，头晕目眩，两目干涩，颈肩部困疼，双下肢困重无力，心慌，气短，欲叹息，右侧腰部疼痛，饮食尚可，反复口腔溃疡，大便干，睡眠一般。舌质淡红，舌苔白，脉沉弱。查双侧肩颈肌肉紧张。理化检查：颈椎 X 线正侧双斜位示：颈椎骨质增生，颈 4、5 椎间盘疝。西医诊断：骨关节炎（颈椎、腰椎骨质增生）；中医诊断：眩晕、痹证。证候：肾督亏虚，精血不足，瘀血阻络，清窍失养。治法：补益肾肝，舒筋通督，活血止痛。拟葛根汤合斑龙丸加减，处方：葛根 9g，桂枝 7g，赤芍 7g，白芍 7g，鹿角霜 7g，红花 7g，桃仁 7g，地龙 7g，白芷 7g，白蒺藜 6g，白菊花 6g，威灵仙 7g，海风藤 7g，徐长卿 7g，细辛 4g，通草 4g，吴茱萸 6g，荜茇 6g，补骨脂 7g，狗脊

7g，水蛭 4g，土鳖虫 4g，蜈蚣 2g，白僵蚕 2g，甘草 2g。7 剂，水煎服，日 1 剂。

二诊（2009 年 11 月 7 日）：患者加减服药半个月，述服药后眩晕明显减轻，便秘稍有改善，腰困尤甚，精神欠佳，膝关节疼，右腿膝以下麻木，饮食尚可。舌质红，舌苔少，脉沉弱。理化检查：膝关节 X 线正侧双斜位示：髌骨骨刺。拟补中益气汤加减，处方：黄芪 10g，党参 7g，炒白术 7g，当归 4g，柴胡 4g，升麻 5g，枳实 5g，桂枝 5g，赤芍 5g，桃仁 5g，红花 5g，川芎 5g，地龙 4g，细辛 4g，通草 4g，吴茱萸 6g，萆薢 6g，威灵仙 4g，海风藤 7g，徐长卿 4g，水蛭 4g，蜈蚣 2g，甘草 2g。14 剂，水煎服，日 1 剂。

三诊（2009 年 11 月 21 日）：患者继续加减服药半个月，腰困好转，膝关节疼减轻，每天午后精神不振，扁桃体略肿大，寐差，饮食尚可，睡眠一般。二诊方加木香 3g，白豆蔻 4g，石斛 3g，南沙参 3g。7 剂，水煎服，日 1 剂。

按：患者以眩晕、耳鸣为主，主要由于多年特殊的工作姿势，劳损过度，加之年事已高，颈腰脉络气血瘀滞，同时伴有心慌、欲太息等症状。朱老认为应将其归为交感性颈椎病，在治疗上仍以葛根汤合斑龙丸加减，但此患者初投该方并未显效。朱老在二诊时则按照"辨病"与"辨证"相结合的理论而施治，认为不仅要活血化瘀，通督活络，更应注重补虚，考虑其年龄，当从补益脾气，升举脾阳着手，脾气健运，脾阳得升，脾之主四肢、主肌肉的生理功能自然恢复；

加之活血通络之品协助，经络自通，气血得以运化，筋骨肌肉得以濡养，麻、痛、鸣等症状自消。亦体现了朱老在"补后天以养先天"理论上的灵活应用，"守古但不泥于古"的论治思想。

11. 补肾固督、活血止痛、安神定志治疗颈椎病

史某某，女，46 岁，2009 年 12 月 18 日初诊。

主诉： 头痛头晕半年余，加重一周，伴不寐。

初诊： 患者诉半年前年前无明显诱因出现间断性头痛、头晕，自觉头皮肿痛，手臂、手指麻木。曾在某医院行 X 线检查，诊断为"颈椎病"。近一周因劳累病情加重，伴颈、肩、背痛，失眠，多梦。患者愿服中医药治疗，遂来朱老处就诊。刻下症：头痛，头晕，自觉头皮肿痛，手臂、手指麻木，颈、肩、背痛，失眠，多梦，身体倦怠，纳可，二便调。舌质黯苔白，脉沉。查体双侧肩颈肌肉紧张，左侧压痛（＋）。西医诊断：颈椎病；中医诊断：头痛。证候：肾督空虚，瘀血阻络。治法：补肾固督，活血止痛，安神定志。拟葛根汤合斑龙丸加减，处方：葛根 7g，桂枝 5g，赤芍 5g，白芍 5g，鹿角片 5g，桃仁 5g，红花 5g，川芎 5g，地龙 4g，白芷 4g，白蒺藜 5g，白菊花 5g，龙眼肉 4g，炒枣仁 4g，五味子 4g，生龙骨 7g（先煎），生牡蛎 7g（先煎），山栀 5g，莲子心 3g，菖蒲 4g，远志 4g，珍珠母 7g，石决明 7g，水蛭胶囊 4 粒，土鳖虫胶囊 4 粒，甘草 2g。7 剂，水煎服，日 1 剂。

二诊（2010 年 12 月 25 日）： 患者述服药后失眠、

多梦明显减轻，仍头痛、头晕，自觉头皮肿痛，手臂麻木，颈、肩、背痛，身体倦怠感减轻，纳可，二便调。舌质黯苔白，脉沉。查体双侧肩颈肌肉紧张，左侧压痛（＋）。一诊方加威灵仙5g，海风藤5g，徐长卿5g。14剂，水煎服，日1剂。

三诊（2010年1月8日）：患者服药后手臂、手指麻木，失眠、多梦、头痛诸症减轻，颈、肩、背痛改善不明显，仍有时身体倦怠，偶面部麻木，时头晕，纳可，二便调。舌质黯，苔白，脉沉。查体双侧肩颈肌肉紧张，左侧压痛（＋）。二诊方加丹参5g。14剂，水煎服，日1剂。

按：该患者诊断为颈椎病，头部症状重，颈肩部症状较轻，病机主要为气血不足，督脉空虚，瘀血阻滞而致脑府、神魂、筋脉失养。初期治法重在补肾固督、活血止痛、安神定志，后期症情缓解神魂得安，则加以通络止痛之品，以针对手、臂、肩颈等疼痛之症，因药证相合，故获得满意疗效。

12.舒筋通督、活血化瘀、宣痹止痛治疗颈椎病

焦某某，女，49岁，2009年8月20日初诊。

主诉：头晕，上肢麻木半年余。

初诊：患者诉年轻时织毛衣较多，平素偶尔出现头晕，头痛。曾在某医院行X检查，诊断为"颈椎骨质增生"。近半年无明显诱因出现心慌，胸闷，上肢麻木不适，遂来朱老处就诊。刻下症：心慌，胸闷，头晕，上肢麻木，时腰痛，纳可，二便调，睡眠一般。

舌质黯，舌苔白，脉沉。X线检查：颈椎骨质增生。西医诊断：颈椎病；中医诊断：痹症。证候：肾督瘀阻，经络不通。治法：通督舒筋，活血化瘀，宣痹止痛。拟葛根汤合斑龙丸加减，处方：葛根7g，桂枝5g，赤芍5g，白芍5g，鹿角片5g，桃仁5g，红花5g，川芎5g，地龙4g，白芷4g，白蒺藜5g，白菊花5g，威灵仙5g，海风藤5g，徐长卿7g，细辛4g，吴茱萸6g，萆薢6g，羌活5g，独活5g，甘草2g，土鳖虫胶囊4粒，蜈蚣胶囊2粒，水蛭胶囊4粒。7剂，水煎服，日1剂。其他治疗：加服腰痛I号120g，30粒/次，3次/日。（腰痛I号方是朱老师以补中益气汤为主加用活血通络止痹痛药物制成的散剂装胶囊组成。）

二诊（2009年8月27日）：患者服药2周，诸症好转，头晕减轻，仍上肢麻木不适，余无不适。一诊方减水蛭胶囊，加通草4g，桑枝7g，药量变更葛根9g，桂枝7g，赤芍7g，白芍7g，鹿角片7g，桃仁7g，红花7g，川芎7g，地龙6g，白芷6g，白蒺藜7g，白菊花7g，威灵仙7g，海风藤5g，徐长卿10g。7剂，水煎服，日1剂。

三诊（2009年9月17日）：服药2周，患者心慌、胸闷消失，头晕减轻，腰已不疼，仍手麻木，余症未述。二诊方减蜈蚣，加伸筋草7g。7剂，水煎服，日1剂。

按：颈椎病患者临床表现各有不同，该患者除了常见的肩颈酸痛、上肢麻木等，出现了血脉不畅，影响上焦心血之运行的见证，初诊治疗重在活血通络，用蜈蚣以加强活血通经之用。朱老治疗该案例，辨证准确，用药精当。上焦气血通畅，则减蜈蚣，避免其毒。效不更方，后在活血祛瘀、舒筋通络治法不变的基础上，根据疼痛的部位，分别对症用药，如桑枝善治上肢疼痛，麻木不解加用伸筋草以加强柔筋通络功能，体现了中医有斯证则用斯药之思想。

13. 舒筋通督、活血化瘀、宣痹止痛治疗颈椎病

谷某某，男，44岁，2009年11月12日初诊。

主诉：手麻十余年，头晕加重半月余。

初诊：患者述年轻时由于重体力劳动（搬运木材工），后经常出现手麻，时轻时重，劳累后加重，未予重视。近半月无明显诱因症状加重，并伴有头晕，胃脘灼热不适，患者愿服中药治疗。现症见：头晕，手麻，无明显疼痛、劳累后加重，失眠，胃脘灼热不适，纳可，二便调。舌红苔薄白，脉沉细滑。西医诊断：颈椎病待查；中医诊断：痹证、眩晕。证候：颈督脉络痹阻，气血瘀滞，筋脉失养。治法：舒筋通督，活血化瘀，宣痹止痛。拟葛根汤合斑龙丸加减，处方：葛根7g，桂枝3g，赤芍5g，白芍5g，鹿角片5g，桃仁5g，红花5g，川芎5g，地龙4g，白芷4g，白蒺藜5g，白菊花5g，威灵仙5g，海风藤5g，徐长卿7g，水蛭胶囊4粒，土鳖虫胶囊4粒，甘草2g。7剂，水煎服，日1剂。

二诊（2009年11月19日）：患者述服药后头晕已解，手麻症状明显减轻，胃脘灼热不明显，近两天

有时牙疼，余不适未述。舌红苔薄白，脉细滑。守一诊方，7剂，水煎服，日1剂。加服牙痛Ⅰ号方120g，30粒/次，3次/天。

按：朱老认为颈椎病的临床诊断除以X线为主要依据外，临床症状也很重要。该例患者虽无明显肩臂疼痛，并且由于患者经济条件所限没有拍摄颈椎X线片进行明确诊断，但根据其手臂麻木、头晕不适等临床表现，完全可以按照"颈椎病"进行辨证论治，而且给予舒筋通督、活血化瘀、宣痹止痛治疗，很快获效，体现了朱老灵活变通施治的思想。

14. 补肾通督、活血化瘀、宣痹止痛治疗神经根型
　　颈椎病

李某某，男，64岁，2010年1月18日初诊。

主诉：颈、肩、背痛3年余，加重2月余，伴翻身困难。

初诊：患者自诉有腰椎骨质增生、腰椎间盘突出病史10余年，平素有时腰痛，3年前无明显诱因又出现颈、肩、背痛，并进行性加重。近2月左侧肩胛、上肢疼痛加剧，不能抬举，翻身困难。患者愿服中药治疗，遂来朱师处。刻下症：颈、肩、背疼痛，左侧肩胛、上肢疼痛加剧，不能抬举，翻身困难，左侧腰痛，影响睡眠，时头晕。舌质黯苔白，脉沉弱。查体双侧肩颈肌肉紧张，左侧压痛（＋）。西医诊断：腰椎骨质增生、腰椎间盘突出、颈椎病?；中医诊断：痹证。证候：肾督亏虚，脉络瘀阻。治法：补肾通督，

活血化瘀，宣痹止痛，平肝潜阳。拟葛根汤合斑龙丸加减，处方：葛根 9g，桂枝 7g，赤芍 7g，白芍 7g，鹿角片 7g，桃仁 7g，红花 7g，川芎 7g，地龙 6g，白芷 6g，白蒺藜 7g，白菊花 7g，威灵仙 7g，海风藤 7g，徐长卿 10g，姜黄 7g，桑枝 7g，苏木 7g，珍珠母 10g（先煎），石决明 10g（先煎），水蛭胶囊 4 粒，土鳖虫胶囊 4 粒，蜈蚣胶囊 2 粒，全蝎胶囊 2 粒，甘草 3g。7剂，水煎服，日 1 剂。

二诊（2010 年 1 月 25 日）：患者服药后，颈、肩、背疼痛，左侧肩胛，左侧腰痛减轻，仍左侧锁骨、上肢疼痛，不能抬举，前日因外感风寒出现咽痒三四天，夜间咳甚，眠差。舌质黯苔白腻，脉沉弱略弦。查体咽红，双侧肩颈肌压痛（＋＋）。一诊方减苏木，加细辛 4g，通草 4g，吴茱萸 6g，荜茇 6g。7剂，水煎服，日 1 剂。兼咽咳Ⅰ号（朱老师以增液汤加减组方制成散剂装胶囊）。

三诊（2010 年 2 月 1 日）：患者服药后，诸症好转，左上肢可抬起，能翻身，仍后背僵，夜间咳甚。舌质黯苔薄黄，脉沉。查体咽红，双侧肩颈肌压痛（＋）。二诊方减白蒺藜、白菊花。7剂，水煎服，日 1 剂。兼服咽咳Ⅰ号。

按：该患者素有腰椎骨质增生、腰椎间盘突出，花甲之年，又出现颈、肩、背部疼痛。虽患者出于经济考虑没有做颈椎 X 线检查，但据其临床表现可考虑诊断为"颈椎病"。中医认为其基本病机当辨证为肾督亏虚，瘀血阻络，而致筋脉失养。治宜仍以补肾通督、活血止痛为主，以葛根加桂枝汤合斑龙丸加减，因以疼痛为主，故加大活血化瘀、通络止痛药物应用。另外，由于年老肝肾不足，易致阴虚阳亢，肝阳上扰，而致眠差，所以随证加用平肝重镇之品。针对患者外感引起的咳嗽等症，随证给予成药对症治疗，不必改变已有疗效的治疗大法，显示了朱老临床中的灵活变通思路。

15. 补肾通督、活血止痛、养心安神治疗颈椎病

李某某，女，60岁，2010年1月22日初诊。

主诉：颈项疼痛1年余，加重1周。

初诊：患者1年前无明显诱因出现颈项疼痛，时轻时重，未予重视。近1周因气候寒凉，疼痛加剧，影响睡眠。患者愿服中药治疗，遂来朱师处。刻下症：颈项疼痛，影响睡眠，睡醒双手麻，左肋下疼痛，足跟痛，头痛，胸闷，气短，汗多，大便干。舌质黯苔白，脉沉弱。查体双侧肩颈肌肉紧张，左侧压痛（＋＋）。西医诊断：颈椎病；中医诊断：痹证。证候：肾督亏虚，瘀血阻络，心神失养。治法：补肾通督，活血止痛，养心安神。拟葛根汤合斑龙丸加减，处方：葛根7g，桂枝5g，赤芍5g，白芍5g，鹿角片5g，桃仁5g，红花5g，川芎5g，丹参5g，地龙4g，白芷4g，威灵仙5g，海风藤5g，徐长卿7g，细辛4g，通草4g，吴茱萸6g，荜茇6g，龙眼肉4g，炒枣仁4g，五味子4g，山栀5g，莲子心3g，石菖蒲4g，生龙骨7g（先煎），生牡蛎7g（先煎），远志4g，珍珠母7g（先

煎），石决明7g（先煎），水蛭胶囊4粒，土鳖虫胶囊4粒，甘草2g。7剂，水煎服，日1剂。

二诊（2010年1月29日）：患者服药后诸症均不同程度有所缓解，颈项疼痛、气短明显缓解，后背凉，咽干，仍汗多。舌质黯苔白，脉沉弱。双侧肩颈肌压痛（＋＋）。一诊方减白芷。7剂，水煎服，日1剂。

三诊（2010年2月5日）：患者服药劳累后颈项疼痛，仍气短，左肋下疼痛，后背凉、失眠、汗多均好转，口干，大便时干。舌质黯苔薄黄，脉沉。双侧肩颈肌压痛（＋）。二诊方减细辛、通草、吴茱萸、荜茇。7剂，水煎服，日1剂。兼服咽炎Ⅰ号、胃肠Ⅱ号。

按：患者老年，以颈项疼痛为主，并伴有头痛、手麻等，虽无X线等相关检查，明确颈椎病诊断，但根据病位以颈项部位疼痛为主，朱老认为完全可以按照临床辨治颈椎病方药进行治疗。针对患者胸闷、头痛、失眠等症状，施以重镇安神、养心定志之品，起到心脑同治，脉络并通之功。

16. 活血通络、平肝潜阳、清肝理气治疗耳鸣、耳聋

李某某，男，26岁，2006年2月27日初诊。

主诉：耳鸣、耳聋2月余，加重2日。

初诊：2月前因用电脑工作时间长劳累后出现耳鸣，听力下降，伴间断性头晕，睡眠差，症状逐渐加重，难以坚持工作，慕名前来朱老处就诊。刻下症：头晕耳鸣，听力下降，纳可，二便调，眠差。舌质黯

红，舌苔黄，脉弦涩。西医无明确诊断，中医诊断：耳鸣、耳聋。治法：平肝潜阳，活血通络，清肝理气。处方：葛根9g，桂枝5g，赤芍5g，白芍5g，鹿角片5g，桃仁5g，红花5g，川芎5g，地龙4g，白芷4g，天麻3g，钩藤5g，僵蚕4g，龙胆草3g，柴胡5g，黄连3g，石菖蒲3g，郁金3g，五味子4g，磁石5g，珍珠母7g（先煎），石决明7g（先煎），甘草2g，水蛭胶囊4粒，土鳖虫胶囊4粒，蜈蚣胶囊2粒，全虫胶囊2粒。7剂，水煎服，日1剂。

二诊（2006年3月6日）：服药1周后，耳鸣消除，头晕好转，仍眠差。一诊方加炒枣仁4g。7剂，水煎服，日1剂。

三诊（2006年3月13日）：服药1周后，头晕减轻，耳鸣消失，听力增强，仍睡眠差。二诊方加山栀5g，莲子心3g。7剂，水煎服，日1剂。

按：朱老认为患者虽以耳鸣、耳聋为主症，但中医病机主要属肝阳上亢，瘀血阻络，清窍失养，为虚实夹杂之证，临床可按照颈椎病方药进行论证，以平肝潜阳、活血通络为主，但要详细分析患者为阴虚阳亢之虚火加上肝胆郁热之实火所致，所以在一般颈椎病平肝治法的同时辅以疏肝理气、清肝泻火，获得显著疗效。

17. 补肾通督、活血化瘀、通络止痛治疗颈椎病

李某某，男，57岁，2009年12月3日初诊。

主诉：后肩背部疼痛1月余，伴双下肢发凉。

初诊：患者述 1 月前无明显诱因出现后背、肩颈疼痛，活动不受限，伴双下肢发凉，时轻时重。2009年 11 月在内蒙古医院摄颈椎 X 线示："颈椎骨质增生"，欲求中医药治疗，经人介绍求诊朱老。刻下症：后背、左肩颈疼痛，活动不受限，伴双下肢发凉无力，时轻时重，睡眠一般，纳食可，二便调。舌质红，舌苔少，脉弦细。既往糖尿病病史 4 年。西医诊断：颈椎病、糖尿病；中医诊断：痹证。证候：肝肾亏虚，筋骨失养，脉络瘀阻。治法：补肾通督，活血化瘀，温经止痛。拟葛根汤合斑龙丸加减，处方：葛根 7g，桂枝 5g，赤芍 5g，白芍 5g，鹿角片 5g，桃仁 5g，红花 5g，川芎 5g，吴茱萸 6g，白芷 4g，威灵仙 5g，海风藤 5g，细辛 4g，通草 4g，地龙 4g，荜茇 6g，徐长卿 7g，水蛭胶囊 4 粒，土鳖虫胶囊 4 粒，甘草 2g。7剂，水煎服，日 1 剂。其他治疗：二甲双胍 1 片/次，2 次/日。

二诊（2009 年 12 月 24 日）：患者述服药 2 周后症状明显减轻，现仍有时后背轻微疼痛，自觉吸烟后加重，时叹气，双下肢发凉不明显，但觉无力，纳食可，二便调。守初诊方。

按：患者以后背肩疼痛为主，伴双下肢发凉等，虽无 X 线等相关检查明确颈椎病诊断，但根据病位在后背肩疼痛为主，朱老认为完全可以按照临床辨治颈椎病方药进行治疗。但该患者临床表现重在肩背疼痛，思"不通则通"之主要机制，故加大虫类活血通络药。

18. 补肾平肝、活血化瘀、通络止痛、益气养阴治疗头痛

李某某，女，54 岁，2009 年 12 月 21 日初诊。

主诉：反复头痛头胀，伴颈、肩、后背疼痛 3 年。

初诊：患者诉 3 年前因劳累出现头痛头胀，心慌，颈肩痛，手臂麻木。曾在内蒙古医院摄颈椎 X 线示："颈椎骨质增生"，经多处就诊，病情时好时坏，反复发作。近半月因劳累后病情加重，遂来朱老师处治疗。现症见：颈、肩、背疼痛，时手臂麻木不适，头胀头痛，心慌，喜叹息，纳差，寐差。舌黯红苔白，脉沉弱。西医诊断：颈椎病；中医诊断：头痛。证候：肾督亏虚，瘀血阻络，肝阳上扰。治法：补肾通督，活血化瘀，宣痹止痛，益气养阴。拟葛根汤合通窍活血汤加减，处方：葛根 7g，桂枝 5g，赤芍 5g，白芍 5g，鹿角片 5g，桃仁 5g，红花 5g，川芎 5g，地龙 4g，龙眼肉 4g，炒枣仁 4g，五味子 4g，龙骨 7g（先煎），牡蛎 7g（先煎），栀子 5g，莲子心 3g，菖蒲 4g，远志 4g，珍珠母 7g（先煎），石决明 7g（先煎），党参 4g，麦冬 4g，水蛭胶囊 4 粒，土鳖虫胶囊 4 粒，甘草 2g。7 剂，水煎服，日 1 剂。

二诊（2010 年 1 月 4 日）：患者服药 2 周，自述背疼消除，睡眠明显改善，纳食增，手不麻，仍头痛、头胀，晨起口苦。舌黯苔白，脉沉弱。一诊方减党参、麦冬，加白芷 4g，丹参 5g，木香 3g，白豆蔻 2g。14 剂，水煎服，日 1 剂。

三诊（2010年1月18日）：服药2周后，偶有颈肩疼痛、头胀，心烦减轻。舌黯苔白，脉沉弱。守二诊方，7剂，水煎服，日1剂。加服颈椎Ⅲ号480g，30粒/日，3次/日。

按：朱老认为颈椎病病因病机多责于肝肾亏虚，精血不足，髓海失充，督脉空虚，瘀血阻滞而致筋脉失养，脉络不通形成，由于肝肾亏虚，临床多可见到风阳上扰头痛头晕等症。故在治疗该病时，多采用补肾固督、舒经活络、活血通脉、平肝潜阳等法，要根据患者临床表现的差异，灵活选用。本案例患者初起以肝阳化热上扰为主，则侧重平肝、清热理气，故选葛根汤合通窍活血汤加龙骨、牡蛎、珍珠母、石决明等平肝潜肝，龙眼肉、炒枣仁养血安神，栀子、莲子心、菖蒲、远志等清心安神之品，以及虫类通经络药物，当病情明显改善，则强调补虚固本，以免再发。

19. 补肾通督、活血通络、平肝重镇、清心安神治疗头痛

梁某某，女，59岁，2009年11月27日初诊。

主诉：反复头闷痛1年余。

初诊：患者诉1年前无明显诱因出现间断性头闷痛，伴颈、肩、背痛，手臂、手指麻木，失眠，汗多，心慌，胃脘不适，经人介绍来朱老处就诊。刻下症：头闷痛，颈、肩、背痛，手臂、手指麻木，失眠，汗多，心慌，胃不适感，二便调。舌质黯苔白，脉沉。查体双侧肩颈肌肉紧张，左侧压痛（＋）。西医诊断：

高血压、颈椎病；中医诊断：头痛、痹证。证候：肾督亏虚，瘀血阻络，阴虚阳亢，神魂失养。治法：补益肝肾，活血通络，平肝重镇，清心安神。拟葛根汤合斑龙丸加减，处方：葛根7g，桂枝5g，赤芍5g，白芍5g，鹿角片5g，桃仁5g，红花5g，川芎5g，地龙4g，白芷4g，白蒺藜5g，白菊花5g，细辛4g，通草4g，吴茱萸6g，荜茇6g，龙眼肉4g，炒枣仁4g，生龙骨7g（先煎），生牡蛎7g（先煎），山栀5g，莲子心3g，菖蒲4g，远志4g，珍珠母7g（先煎），石决明7g（先煎），水蛭胶囊4粒，土鳖虫胶囊4粒，甘草2g。7剂，水煎服，日1剂。兼服胃炎Ⅳ号。

二诊（2010年1月18日）：患者述加减服药2月余，服药后颈、肩、背痛，手臂、手指麻木缓解，胃脘不适已解，心慌减轻，仍头闷痛，失眠，汗多，昨晨起头晕、自觉房屋转。舌质黯苔白，脉沉。一诊方减白蒺藜、白菊花、细辛、通草、吴茱萸、荜茇、龙眼肉、炒枣仁、生龙牡、山栀、莲子心、菖蒲、远志、珍珠母、石决明，加丹参5g，天麻5g，钩藤5g，僵蚕4g，威灵仙5g，海风藤5g，徐长卿5g。7剂，水煎服，日1剂。

三诊（2010年2月1日）：患者服药2周，自述诸证缓解。舌质黯苔白，脉沉。二诊方减丹参、威灵仙、海风藤、徐长卿。制成水丸360g，30粒，1日3次。

按：患者素患高血压，现又见颈、肩、背痛，手臂、手指麻木等症状，根据患者年老，筋骨不健，可考虑"颈椎病"诊断，但是临床以上两病的症状表现常兼夹出现。朱老根据多年临证经验，在治疗上取"异病同治"，辨证其病机仍为肝肾亏虚，瘀血阻络，阴虚阳亢，肝阳上扰。初期治法重在补肾通督、活血通络、安神定志，后期症情缓解，神魂得安，以风阳上扰为主，针对头晕、自觉房屋旋转之症，给予重镇平肝潜阳药物，因药证相合，故获得满意疗效。然老年患者，肝肾亏虚、风阳上扰之痼疾难去，故给以丸药调治，继续疗效。

20. 补肾通督、平肝潜阳、活血化瘀治疗美尼尔氏综合征

宋某，男，44 岁，2009 年 7 月 27 日初诊。

主诉：头晕、颈部不适 1 周。

初诊：患者 1 周前劳累后出现头晕，视物旋转，颈困，耳鸣，去内蒙古医院诊断为"美尼尔氏综合征"，予减轻迷路神经水肿、扩张血管对症治疗，视物旋转基本缓解，仍头晕、颈部不适、耳鸣、听力下降，欲求中药治疗，故来朱老师门诊。刻下症：头晕，颈部不适，耳鸣，听力下降，眼球震颤（＋），二便正常，睡眠一般。舌质淡红有紫气，舌苔白，脉沉。西医诊断：美尼尔氏综合征；中医诊断：眩晕。证候：肾督亏虚，瘀血阻络，肝阳上扰。治法：补肾通督，活血化瘀，平肝潜阳。拟葛根汤合斑龙丸加减，处方：葛根 9g，桂枝 7g，赤芍 7g，白芍 7g，鹿角片 7g，桃仁 7g，红花 7g，川芎 7g，地龙 6g，白芷 6g，天麻 4，钩藤 7g，白僵蚕 6g，威灵仙 7g，海风藤 7g，徐长卿

10g，龙胆草 4g，柴胡 5g，黄芩 7g，五味子 6g，磁石 7g，珍珠母 10g（先煎），石决明 10g（先煎），水蛭 1.5g，土鳖虫 1.5g，蜈蚣 0.7g，僵蚕 0.7g，甘草 3g。7 剂，水煎服，日 1 剂。

二诊（2009 年 8 月 10 号）：头晕时间明显缩短，颈困明显好转，仍耳鸣，二便调，睡眠一般。舌质淡红有紫气，舌苔白，脉沉。原方去威灵仙、海风藤、徐长卿。7 剂，水煎服，日 1 剂。

三诊（2009 年 8 月 17 日）：头晕、颈酸症状基本缓解，耳鸣好转，二便调，睡眠一般。二诊方加熟地 8g，山茱萸 4g。21 剂，水煎服，日 1 剂。

按：朱老认为"美尼尔氏综合征"的主要临床表现多以眩晕为主，根据《内经》"无虚不作眩"之病机，辨证当属肾督亏虚，脉络瘀阻，清窍失养，故临床中多可按颈椎病论治。本案例患者又因虚致实，病变中见到肝阳上亢，肝火上炎之症，治宜标本兼顾，与平素从痰湿、从虚论治眩晕有所不同，突出从肝论治美尼尔氏综合征的辨证思路。

21. 补肾通督、活血化瘀、温经止痛治疗颈椎病

苏某某，女，55 岁。2010 年 3 月 18 日初诊。

主诉：颈项僵疼 3 年余，伴左半侧肢体发凉。

初诊：患者述 3 年前无明显诱因出现颈项僵痛，伴左半侧肢体发凉，活动不受限，双手麻木不适，自觉舌僵。曾于 2007 年在内蒙古医学院附属医院摄颈椎 X 线示："颈椎骨质增生"，给予各种中西药物治疗

（具体用药不详），未显效，病情时轻时重。2009 年在包头中心医院行脑 CT 检查示：（－）。自述近一年血压不稳定，时高时低。欲求中医药治疗调理，因 8 年前曾因腰痛求治朱老，病情痊愈，故再次来到朱老门诊。现症见：颈项僵痛，左半侧肢体发凉，活动不受限，双手麻木不适，自觉舌僵，时轻时重，眠差，纳食一般，二便调。舌紫黯苔薄白，脉沉缓。西医诊断：颈椎病；中医诊断：痹证。证候：肾督亏虚，筋骨失养，脉络瘀阻。治法：补肾通督，活血化瘀，宣痹止痛。拟葛根汤合斑龙丸加减，处方：葛根 9g，桂枝 7g，赤芍 7g，白芍 7g，鹿角片 7g，桃仁 7g，红花 7g，川芎 7g，地龙 5g，白芷 4g，威灵仙 5g，海风藤 5g，细辛 4g，通草 4g，吴茱萸 6g，荜茇 6g，徐长卿 7g，甘草 2g，水蛭胶囊 4 粒，土鳖虫胶囊 4 粒。7 剂，水煎服，日 1 剂。加服心脏 I 号 120g，30 粒/次，3 次/日。

二诊（2010 年 3 月 25 日）：患者述服上药诸症明显好转，精神转佳，现仍肩痛，时头晕，纳食可，眠差，二便调，白带量多，色白。舌紫黯苔薄白，脉沉缓。一诊方加补骨脂 7g，骨碎补 7g，干姜 6g，炒枣仁 6g，龙眼肉 6g，生龙骨 10g（先煎），生牡蛎 10g（先煎），蜈蚣胶囊 2 粒。7 剂，水煎服，日 1 剂。加服妇炎净 120g，30 粒/次，3 次/日

三诊（2010 年 4 月 1 日）：患者述服药后，颈项僵疼减轻，手麻已解，现仍肩痛不舒，双足有麻木感，纳食可，二便调，精神好。舌紫略黯苔薄白，脉沉缓。

二诊方减补骨脂、骨碎补、蜈蚣，加栀子 5g，菖蒲 4g，莲子心 3g，远志 4g，珍珠母 7g（先煎），石决明 7g（先煎），药量更改桂枝 3g，赤芍 5g，白芍 5g，鹿角片 5g，桃仁 5g，红花 5g，川芎 5g，地龙 4g。7 剂，水煎服，日 1 剂。

按：该例患者多年颈椎病病史，近年来血压偏高不稳定，临床表现以颈、背、肩、手、足等肢体关节的疼痛、麻木、发凉为主，并兼有头晕、失眠等心系病证。

朱老临证辨证此类疾病，认为一定要注意从颈椎病论治为主，特别是针对年龄渐高的患者，按照中医辨证其病机仍属于肝肾亏虚，筋骨失养，脉络瘀阻，通过补益肝肾、活血通络、强筋健骨、宣痹止痛治疗大多能获效，而对于血压偏高、或血压不稳定的患者，表现出头晕、心慌等症状，中医认为病机主要为肝阳上亢或虚热扰心，给予相应的平肝潜阳、清心安神等针对性治疗。本案例患者便为这样的典型案例，循此规律论治，获得了满意疗效。

22. *补肾通督、活血化瘀、宣痹止痛治疗颈椎病*

王某某，女，39 岁，2009 年 7 月 23 日初诊。

主诉：反复肩颈疼痛、头晕半年，加重 10 天。

初诊：患者半年前出现肩颈疼痛，头晕，手麻，有时伴心慌，未进行治疗。近 10 日因劳累病情加重，有时心慌，院外拍颈椎 X 线片示："颈椎骨质增生"，故来朱老师门诊求治。刻下症：肩颈疼痛，头晕，手麻，心慌，纳可，二便正常，睡眠可。舌质淡黯，舌苔白，脉沉。查双侧肩颈肌肉紧张，压痛（＋）。颈椎X线正侧双斜位片：颈椎骨质增生。西医诊断：颈椎病；中医诊断：痹证。证候：肾督亏虚，瘀血阻络。治法：补肾通督，活血止痛。拟葛根汤合斑龙丸加减。处方：葛根7g，桂枝5g，赤芍5g，白芍5g，鹿角片5g，桃仁5g，红花5g，川芎5g，地龙4g，白芷4g，威灵仙5g，海风藤5g，徐长卿7g，水蛭1.5g，土鳖虫1.5g，甘草2g。7剂，水煎服，日1剂。

二诊（2009年8月20日）：心慌明显好转，仍头晕，颈肩部仍疼痛，有时手麻，纳可，二便调，睡眠一般。一诊方加细辛3g，通草4g，吴茱萸4g，荜茇4g。7剂，水煎服，日1剂。

三诊（2009年8月27日）：肩颈部疼痛，头晕均明显缓解，无手麻，心慌，纳可，二便正常，睡眠可。舌质淡红有紫气，舌苔白，脉沉。守二诊方，研末冲服，每次2g，1日3次。

按：肩颈疼痛是颈椎病早期的最常见症状，多数患者不予重视，久病劳伤，损及督脉，肾督亏虚，脉络瘀阻，筋脉失养，而见肩颈疼痛，麻木，临床多因劳累、受凉而加重或者诱发。补肾通督、活血止痛是为常法，脉络瘀阻较重，疼痛甚者，则加温经通脉的细辛、通草、吴茱萸、荜茇，加强止痛之功。

23. 补肾通督、活血止痛、清心安神治疗颈椎病

王某某，女，72岁，2010年2月1日初诊。

主诉：胸闷、心慌、气短 2 年余，加重伴烦躁、失眠、头胀痛 2 月余。

初诊：患者自诉两年前无明显诱因出现胸闷、心慌、气短，自服药物治疗，症状未见明显改善。近 2 月症状加重，并伴有烦躁、失眠、头胀痛。患者慕名来朱师处求治。慢性支气管肺炎 15 年。刻下症：胸闷，心慌，烦躁，气短，失眠，头胀痛，食后胃胀，纳差，二便调。面色黯，舌质黯苔白，脉沉细。心彩超（内蒙古中蒙医院，2009 年 12 月 25 日）示：（1）各房室腔不扩大；（2）室间隔运动减弱；（3）左室腔假腱索；（4）各瓣口未见反流；左室舒张功能减低。胃镜（内蒙古中蒙医院，2009 年 12 月 25 日）示：浅表性萎缩性胃炎。西医诊断：胃炎、颈椎病?；中医诊断：胸痹、头痛。证候：肾督亏虚，瘀血阻络，心神失养。治法：补肾通督，活血止痛，清心安神。拟葛根汤合斑龙丸加减，处方：葛根 9g，桂枝 7g，赤芍 7g，白芍 7g，鹿角片 7g，桃仁 7g，红花 7g，川芎 7g，丹参 7g，地龙 6g，威灵仙 7g，海风藤 7g，徐长卿 10g，细辛 4g，通草 4g，吴茱萸 6g，荜茇 6g，龙眼肉 6g，炒枣仁 6g，五味子 6g，生龙骨 10g（先煎），生牡蛎 10g（先煎），山栀 7g，菖蒲 6g，莲子心 5g，远志 6g，珍珠母 10g（先煎），石决明 10g（先煎），水蛭胶囊 4 粒，土鳖虫胶囊 4 粒，甘草 2g。7 剂，水煎服，日 1 剂。

二诊（2010 年 2 月 8 日）：患者述服药后头胀痛、心慌、失眠减轻，仍烦躁，头蒙，惊悸，下肢无力，食后胃胀，纳差。面色黯，舌质黯苔白，脉沉细。颈椎 X 片示：生理曲度变直，椎间隙变窄。一诊方加白菊花 5g，白蒺藜 5g，骨碎补 5g，补骨脂 5g。14 剂，水煎服，日 1 剂。

三诊（2010 年 3 月 1 日）：患者服药后服药后心慌减轻，烦躁、惊悸、失眠、下肢无力明显缓解，仍胸闷、气短，夜间出现心绞痛，头晕、头胀，眼干，食后胃胀，纳差，嗳气。面色黯，舌质黯苔白，脉沉细。二诊方减白菊花、白蒺藜、威灵仙、海风藤、徐长卿、细辛、通草、吴茱萸、荜茇、龙眼肉、炒枣仁、五味子、生龙骨、生牡蛎、山栀、菖蒲、莲子心、远志、骨碎补、补骨脂，加白芷 5g，天麻 4g，钩藤 7g，僵蚕 6g，龙胆草 4g，柴胡 7g，黄芩 7g，生地 6g，女贞子 6g，旱莲草 6g。7 剂，水煎服，日 1 剂。兼服胃炎Ⅲ号。

按：该患者虽以心脏、头部症状为主，无颈、肩、背部症状，但朱老认为颈椎病临床症状表现各有不同，其心系症状也由颈椎病所致供血不足引起，中医辨证仍属肾督亏虚，瘀血阻络，气滞血瘀，而致心神失养。因此，朱老常常从颈椎病论治心系病症的心慌、胸闷等获得理想疗效。治宜仍以补肾通督、活血止痛为主，以葛根加桂枝汤合青囊方加减，加大药量，增加其活血通络之力。针对心神失养随证加用清心安神之品获得良效。另外，由于肝血亏虚，易致阴虚阳亢，虚火上炎，故头晕、眼干，随证加用清泻肝胆、平肝潜阳之品。

24. 活血通络、补肾清心安神治疗不寐

陈某某，男，30 岁，2009 年 12 月 2 日初诊。

主诉：失眠、多梦 1 周，伴头痛、颈项痛。

初诊：患者 5 年前因腰疼、尿频遂就诊于内蒙古医院，经各项检查后确诊为"急性肾小球肾炎"。住院半月，症状消失后出院。请朱老给予中药调理 3 月，肾炎彻底康复，5 年未发。本次就诊缘于一周前因劳累思虑过度引发失眠、多梦易惊，或入睡后易醒，醒后难以再次入睡，为防止肾炎复发，故前来就诊。望诊见面色白，体型偏瘦，舌质淡红，舌苔薄黄。西医诊断：颈椎病、失眠；中医诊断：不寐、痹证。证候：肾督亏虚，脉络瘀阻，心血亏虚，心失所养。治法：活血通督，养心安神，清心重镇。处方：葛根 7g，桂枝 5g，赤芍 5g，白芍 4g，鹿角片 5g，红花 5g，桃仁 5g，地龙 4g，白芷 4g，龙眼肉 4g，炒枣仁 4g，五味子 4g，生龙骨 7g（先煎），生牡蛎 7g（先煎），栀子 5g，莲子心 3g，石菖蒲 4g，远志 4g，珍珠母 7g（先煎），石决明 7g（先煎），水蛭胶囊 4 粒，土鳖虫胶囊 4 粒，甘草 2g。水煎服，7 剂，每日 1 剂，连服 7 天。

二诊（2008 年 12 月 16 日）：经过初诊 1 周治疗，患者失眠、多梦、颈部疼痛等症状明显改善，为巩固疗效，以彻底解除病人的失眠症状，在原方基础上加石膏 7g，知母 4g 以清心除烦。7 剂，水煎服，1 日 1 剂。

按："不寐"一病为中医临床常见病，患者大多

有劳累、思虑过度、久病体虚等诱发因素。在证型上多以心脾气血两虚较为常见，治疗原则亦大多以补气生血、养心安神为其大法。然此患者虽主诉失眠、多梦数日，但同时伴有头痛、颈痛等症状，且理化检查见椎基底动脉痉挛，脑供血不足。但是朱老根据其多年临床经验认为此患者并非单纯的虚证，仅为暂时性脑府失养的中枢性失眠。倘若改善脑府血供，诸症自然消失。故处方中补益气血之品较少，而是以活血化瘀、通络止痛为主，加用清心重镇之品。瘀去络通，心神得养，虚热不扰，自能安眠，头痛、颈项疼痛诸症自除。此点体现了朱老临床辨证论治方面并非"见病治病"，而是溯其根源，"治病求本"且"标本同治"的思想。

25. 活血通督、平肝潜阳、补益肝肾治疗椎动脉型颈椎病、眩晕

王某某，女，61 岁，2008 年 11 月 27 日初诊。

主诉： 间断性头晕 3 年，加重 1 月，伴恶心，天旋地转。

初诊： 患者诉 3 年前无明显诱因出现间断性头晕，恶心，天旋地转，经检查确诊为颈椎病（椎动脉型），颈椎间盘疝（具体不详）。近一月因劳累后病情加重，患者愿服中药治疗，遂来朱师处就诊。刻下症：头晕，恶心，天旋地转、颈、肩、背疼痛，余未述其他不适。舌质淡黯，苔白，脉沉弱，查体双侧肩颈肌肉紧张，左侧压痛（＋＋）。西医诊断：颈椎病（椎动脉型）；

中医诊断：眩晕、痹证。证候：肾督亏虚，痰瘀阻络，清窍失养，肝阳上扰。治法：补肾通督，化痰活血，平肝潜阳。拟葛根汤合天麻钩藤饮加减，处方：葛根9g，桂枝5g，赤芍5g，白芍5g，鹿角片5g，桃仁5g，红花5g，川芎5g，地龙4g，白芷4g，天麻3g，钩藤5g，白僵蚕4g，片姜黄5g，桑枝5g，水蛭胶囊4粒，土鳖虫胶囊4粒，全蝎胶囊4粒，甘草2g。7剂，水煎服，日1剂。

二诊（2008年12月4日）：患者述服药后头晕较前减轻，现视房不转，仍肩颈痛，项后脑疼痛，晨起胃胀，二便调。舌质淡黯苔白，脉沉弱。查体双侧肩颈肌肉紧张，左侧压痛（＋＋）。一诊方减全蝎胶囊，加威灵仙5g，海风藤5g，徐长卿7g。7剂，水煎服，日1剂。

三诊（2009年1月15日）：患者服药后头痛明显缓解，白天好转，夜间疼，耳朵疼，眠差，纳可，二便调。舌质淡黯，苔薄白，脉沉弱。二诊方减天麻、钩藤、白僵蚕、片姜黄、桑枝，加白蒺藜5g，白菊花5g，女贞子6g，旱莲草6g，珍珠母7g（先煎），石决明7g（先煎），蜈蚣胶囊4粒，全蝎胶囊4粒。14剂，水煎服，日1剂。

按：颈椎病中椎动脉型，多属"眩晕""头痛""痹证"，相兼为病。该患者初诊以眩晕为主，临床辨证仍以肾督亏虚，痰瘀阻络，肝阳上扰，清窍失养。治宜补肾通督，化痰活血，平肝潜阳，拟葛根汤合天麻钩藤饮加减。通督活血舒筋的同时，加以天麻钩藤饮主药，以化痰祛湿，平肝定眩，因辨证精当，故很快获效。

26. 补肾通督、活血化瘀、通络止痛治疗颈椎病

王某某，女，36 岁，2008 年 11 月 27 日初诊。

主诉： 心慌、心悸 1 年余，伴上肢麻木不适。

初诊： 患者述近 1 年无明显诱因经常出现心慌、心悸，并伴有头晕，后背、肩臂等处疼痛不舒，双上肢麻木，时轻时重，未予重视。曾行颈椎 X 线检查，诊断为颈椎病。最近由于工作出差劳累后症状加重。现症见：心慌、心悸，时头晕，低头时后背、肩臂疼痛不适，双上肢麻木，劳累后加重，睡眠一般，纳可，二便调，自述平素血压偏低。舌淡红略黯，苔白滑，脉细弱。西医诊断：颈椎病、低血压；中医诊断：心悸、痹证。证候：肾督亏虚，筋骨失养，脉络瘀阻。治法：补肾通督，活血化瘀，通络止痛。拟葛根汤合斑龙丸加减，处方：葛根 9g，桂枝 3g，赤芍 5g，白芍 5g，鹿角片 5g，桃仁 5g，红花 5g，川芎 5g，地龙 4g，白芷 4g，白蒺藜 5g，白菊花 5g，威灵仙 5g，海风藤 5g，徐长卿 7g，细辛 4g，通草 4g，吴茱萸 6g，荜茇 6g，骨碎补 7g，补骨脂 7g，水蛭胶囊 4 粒，甘草 3g，土鳖虫胶囊 4 粒，蜈蚣胶囊 4 粒。7 剂，加服自拟方心脏 I 号 120g，30 粒/次，3 次/日。

二诊（2008 年 12 月 4 日）： 患者述服药一周后手麻、心慌明显减轻，时肩酸、手抖。近 2 天由于感冒，时咽痛，头晕，头痛，鼻塞，余未述。舌淡黯，苔白

滑，脉细滑。一诊方加麻黄 4g，炙附子 6g。7 剂，煎服，日 1 剂。加服自拟方咽炎 I 号 120g，3 粒/次，3 次/日，口服。

三诊（2008 年 12 月 11 日）：患者述服药 1 周后，咽痛、鼻塞已除，手麻、心慌已解，仍左肩略酸不舒，时头晕、乏力，余不适未述。因患者要工作出差，要求服用方便药物。舌淡红黯，苔白滑，脉细弱。以葛根汤合斑龙丸加减治疗，药用自拟方颈椎 III 号 480g，30 粒/次，3 次/日。

按：该例患者主要临床表现为心悸，心慌，上肢麻木不适，乏力倦怠等，按照中医辨证当属心气、心血不足不能濡养心神所致，通常以补养心之气血为主治疗。但朱老近年来针对此类没有明显心脏器质性改变的患者，采用从颈椎病论治获得了满意疗效。初诊症状较重，临床一般采用汤剂，当病情明显缓解，多给予朱老以汤剂改成的散剂胶囊，以巩固疗效，并且方便患者长期服用。

27. 补肾通督、活血化瘀、宣痹止痛治疗痹证

温某某，女，75 岁，2009 年 12 月 14 日初诊。

主诉：肩臂疼痛 5 年余，加重 1 月余。

初诊：患者 5 年前无明显诱因出现肩臂疼痛，时轻时重，未予重视。近 1 月因气候寒凉，上肢疼痛加剧，甚至不能抬举，活动受限，全身疼痛，头痛。患者愿服中医药治疗，遂来朱师处。刻下症：肩臂疼痛，上肢疼痛剧烈，不能抬举，活动受限，全身疼痛，头

痛。舌质黯苔白，脉沉弱。查体双侧肩颈肌肉紧张，压痛（＋＋）。西医诊断：肩周炎?、颈椎病?；中医诊断：痹证。证候：肾督亏虚，瘀血阻络。治法：补肾通督，活血化瘀，宣痹止痛。拟葛根汤合斑龙丸加减，处方：葛根 9g，桂枝 7g，赤芍 7g，白芍 7g，鹿角片 7g，桃仁 7g，红花 7g，川芎 7g，地龙 6g，白芷 6g，白蒺藜 7g，白菊花 7g，威灵仙 7g，海风藤 7g，徐长卿 10g，细辛 4g，通草 4g，吴茱萸 6g，荜茇 6g，桑枝 7g，水蛭胶囊 4 粒，土鳖虫胶囊 4 粒，蜈蚣胶囊 2 粒，全蝎胶囊 2 粒，甘草 3g。7 剂，水煎服，日 1 剂。兼服腰痛 I 号方。

二诊（2009 年 12 月 21 日）：患者服药后，服药后诸症均稍有缓解。舌质黯苔白，脉沉弱。查体双侧肩颈肌压痛（＋＋）。一诊方减桑枝 7g。7 剂，水煎服，日 1 剂。

三诊（2010 年 1 月 4 日）：患者服药后，家属代述头痛明显减轻，右上肢能抬举，仍腿疼。舌质黯苔薄黄，脉沉弱。二诊方减白芷、白蒺藜、白菊花、珍珠母、石决明，加姜黄 7g，桑枝 7g。7 剂，水煎服，日 1 剂。兼服通脉方（朱老以当归四逆汤为基础加减组成，制成水丸）。

按：患者老年，以肩臂疼痛、抬举活动受限为主，并伴有头痛、身疼等，虽无 X 线等相关检查明确肩周炎、颈椎病诊断，但根据病位以上肢、头颈部位疼痛为主，朱老认为完全可以按照临床辨治颈椎病方药进行治疗。病机主要责之于肾督亏虚，瘀血阻络，筋脉失养，不通则痛。治疗以补益肝肾、宣痹通络、活血止痛为主，以葛根桂枝汤合斑龙丸加减，并加大虫类活血通络药应用，同时根据患者疼痛病位加用自拟的腰痛方、通脉方以加强疗效。

28. 平肝潜阳、活血祛痰、清肝理气治疗耳鸣、耳聋

张某某，女，37 岁，2010 年 3 月 23 日初诊。

主诉：耳鸣、耳聋 3 月余。

初诊：患者诉 3 个月前无明显诱因出现耳鸣、耳聋，求治内蒙古医院耳鼻喉科。西医诊断为神经性耳聋，给予神经营养药物未见明显改善。遂求治于中医，经人介绍来朱老处就诊。刻下症：耳鸣，耳聋，颈部不适，手麻，肩困，偶尔心慌、胸闷，口苦，纳可，二便调。舌质黯苔薄黄白，脉弦涩。查双侧肩颈肌肉紧张，压痛（＋）。西医诊断：颈椎病；中医诊断：耳鸣、耳聋。证候：肾督不足，痰瘀阻络，肝阳上亢。治法：通督活血，化痰理气，平肝潜阳。拟葛根汤合天麻钩藤饮加减，处方：葛根 7g，桂枝 5g，赤芍 5g，白芍 5g，鹿角片 5g，桃仁 5g，红花 5g，川芎 5g，地龙 4g，白芷 4g，天麻 3g，钩藤 5g，僵蚕 4g，龙胆草 3g，柴胡 5g，黄芩 5g，五味子 4g，磁石 5g，珍珠母 7g（先煎），石决明 7g（先煎），水蛭胶囊 4 粒，土鳖虫胶囊 4 粒，全蝎胶囊 2 粒，甘草 2g。7 剂，水煎服，日 1 剂。

二诊（2010 年 3 月 30 日）：患者述服药后耳鸣减轻，听力逐渐恢复，心慌、胸闷、口苦均缓解，仍见颈部不适，手麻，肩困。舌质黯苔薄黄，脉弦涩。查

双侧肩颈肌肉紧张，压痛（＋）。一诊方加威灵仙 5g，海风藤 5g，徐长卿 7g，细辛 4g，通草 4g，吴茱萸 6g，荜茇 6g，补骨脂 5g，胡桃肉 5g。14 剂，水煎服，日 1 剂。

三诊（2010 年 4 月 6 日）：患者述服药后耳鸣减轻，听力逐渐恢复，颈部不适、手麻、肩困稍有减轻，耳后疼痛。舌质黯苔薄黄，脉弦涩。守二诊方。7 剂，水煎服，日 1 剂。

按：该患者虽无明确 X 线诊断"颈椎病"，但根据其临床表现及中医对耳鸣、耳聋病因病机的认识，朱老认为中医临床完全可以按照颈椎病论治，病机主要为肾督不足，痰瘀阻络，肝阳上亢，治以通督活血、化痰理气、平肝潜阳为主。临床中耳鸣、耳聋多为虚实夹杂之证，如为肝肾阴虚、阴虚阳亢之虚火上炎，加上肝胆郁热之实火所致，所以治疗在平肝的同时辅以疏肝理气、清肝泻火的治疗，疗效显著，体现了中医"异病同治"的辨证论治思路。

29. 舒筋通督、活血化瘀、清热理气治疗颈椎病

赵某，男，42 岁，2005 年 10 月 8 日初诊。

主诉：颈肩痛、头闷、眩晕、耳鸣 2 月余，加重 2 周。

初诊：患者诉 2 月前无明显诱因出现间断性头晕，颈肩痛，手臂麻木，劳累、受凉后加重，近半月因劳累后病情加重，伴耳鸣、左侧听力下降，遂来朱老师处治疗。刻下症：颈、肩疼痛，时手臂麻木不适，头晕耳

鸣，全身乏力，纳可，二便调，睡眠差。舌质黯红，舌苔白，脉沉弱。理化检查：颈椎 X 线示：颈椎骨质增生。西医诊断：颈椎病；中医诊断：痹症。证候：肾督亏虚，瘀血阻络，肝阳上扰。治法：舒筋通络，活血化瘀，清肝理气。拟葛根汤合斑龙丸加减，处方：葛根9g，桂枝 5g，赤芍 5g，白芍 5g，鹿角片 5g，桃仁 5g，红花 5g，川芎 5g，地龙 4g，白芷 4g，天麻 3g，钩藤 5g，白僵蚕 4g，龙胆草 3g，柴胡 5g，黄连 3g，甘草 2g，水蛭胶囊 4 粒，土鳖虫胶囊 4 粒，蜈蚣胶囊 2 粒，全蝎胶囊 2 粒。7 剂，水煎服，日 1 剂。

二诊（2005 年 10 月 25 日）：患者服药 20 余天，现述颈肩痛有所减轻，手臂麻木减轻，头晕有所缓减，仍耳鸣，全身乏力，二便调，睡眠差。一诊方减葛根、天麻、钩藤、僵蚕、龙胆草、柴胡、黄连，加葛根7g，白蒺藜 5g，决明子 5g，络石藤 5g，青风藤 5g，徐长卿 7g，五味子 4g，磁石 5g，炒枣仁 4g。7 剂，水煎服，日 1 剂。

三诊（2005 年 11 月 11 日）：服药后，颈肩痛有所减轻，手臂麻木已解，头晕、耳鸣缓减，二便调，睡眠可。二诊方减络石藤、磁石、炒枣仁、五味子、蜈蚣胶囊、全蝎胶囊，加威灵仙 5g。7 剂，水煎服，日 1 剂。

按：颈椎病患者近年来有逐渐增多趋势，中医尚无完全对症的病名，根据患者临床表现，归属为"痹证""头晕""头痛"等，病因病机多责于肾督亏虚，精血不足，髓海失充，督脉空虚，瘀血阻滞而致筋脉失养，脉络不通形成。由于肾督亏虚，肝肾同源，临床多可见到肝血不足，风阳上扰，而见到眩晕、耳鸣等症。朱老认为在治疗该病时，可采用补肾通督、舒经活络、活血化瘀、平肝潜阳、清热疏肝等治法，要根据患者临床表现的差异，灵活选用。本案例患者初起以肝阳化热上扰为主，则侧重平肝、清热理气，故用天麻、钩藤、龙胆草、柴胡、黄连，之后加用安神、通经络药物，当病情明显改善，则强调补虚固本，以免再发。

30. 补肾固督、益精生髓、活血通脉、平肝熄风治疗小脑萎缩

赵某某，男，48 岁，2008 年 12 月 11 日初诊。

主诉：小脑萎缩 2 年，肢体运动不利。

初诊：患者诉从 2006 年 3 月起无明显诱因出现手指头麻木、僵硬，肩部不适，进而出现口眼歪斜，不能控制，行走不利，就诊内蒙古医学院附属医院，经检查诊断为"小脑萎缩"。近一年症状逐渐加重，遂来朱老处就诊。现症见：头晕、头痛、目眩，颈部不能自制，上肢麻木，行走不利，时胸憋闷，心悸，乏力，二便调，寐差。专科检查：MRI：双侧小脑半球及小脑蚓部脑沟增宽，脑池未见异常改变。颈部 X 片提示：5－6 椎骨质增生。心电图示：左室高压，不完全右束支传导阻滞。舌红略黯苔白，脉沉弱。西医诊断：小脑萎缩、颈椎病；中医诊断：痿症、痹证。证候：肾阴亏虚，肝阳上逆，脉络瘀阻，肌肉筋脉失养。治法：补肾壮骨，益精生髓，活血通脉，平肝熄风。

拟葛根汤合孔圣枕中丹加减治疗，处方：葛根 7g，桂枝 5g，赤芍 5g，白芍 5g，鹿角片 5g，桃仁 5g，红花 5g，川芎 5g，地龙 4g，白芷 4g，白蒺藜 5g，天麻 5g，钩藤 7g，僵蚕 4g，熟地 10g，龟版 7g，生龙骨 10g（先煎），远志 6g，菖蒲 6g，补骨脂 6g，胡桃肉 6g，骨碎补 7g，蜈蚣 7g，全蝎胶囊 4 粒，土鳖虫胶囊 4 粒，水蛭胶囊 4 粒，甘草 2g。7 剂，水煎服，日 1 剂。

二诊：患者加减服药 2 周，头痛、头晕、目眩减轻，仍上肢肩部不适，夜间有时发热，余未述不适。舌黯苔白，脉沉。一诊方减全蝎胶囊加白菊花 5g，黄柏 5g，茺蔚子 5g，谷精草 5g，木贼 5g，珍珠母 7g（先煎），石决明 7g（先煎），蜈蚣用量改为胶囊 2 粒。7 剂，水煎服，日 1 剂。

按：该案例患者是脑萎缩、颈椎病相兼为病，有以下肢行走不利的"痿证"，同时伴头晕、头痛，肩颈酸痛、上肢麻木等"痹证"。患者病久因虚致实，中医分属不同病证，治疗既有区别，又有联系。

朱老辨治，首先针对头晕、头痛，用补益肝肾、活血通脉、平肝熄风之法。病情减轻，则减蜈蚣避免其毒。但病属痼疾，肾精亏虚、脉络瘀阻、肌肉筋脉失养是其根本，因此，守原方，并加以益精生髓壮骨等血肉有情之品，达到补虚固督养脑之用。同时加强活血化瘀通脉之品，全方共用阴阳并补。并嘱患者在汤剂巩固疗效后，可将处方药制成丸剂，长期服用，可有效控制病情。

第五章 痹 证

一、概 述

中医痹证是指由于风、寒、湿、热等邪气闭阻经络，影响气血运行，导致肢体的筋骨、关节、肌肉等处发生疼痛、重着、酸楚、麻木，或关节屈伸不利、僵硬、肿大、变形等症状的一种疾病。根据临床表现其多与西医学的风湿免疫病、骨关节病、腰痛等疾病相关，如类风湿关节炎、风湿热（风湿性关节炎）、痛风、膝骨关节炎、下肢静脉曲张等，而中医根据病位的不同又有肩痹、骨痹、筋痹、皮痹、肌痹、脉痹等，朱老在临证中强调辨证与辨病相结合，尤其重视经络辨证、八纲辨证，特别是在治疗颈椎病、骨关节炎、下肢静脉曲张、腰痛等疾病中，形成了自己独特的辨证用药规律，以健脾益气、祛湿温阳、养血通脉、活血祛瘀为主治疗各种痹证，值得临床借鉴、推广。

二、朱老对痹证的认识

朱老认为，痹证产生的原因，正如《内经》所云："风雨寒热，不得虚，邪不能独伤人也。"《济生方》亦云："皆因体虚，腠理空疏，受风寒之气而成痹也。"因此，朱老认为正虚卫外不固是痹证发生最重要的内在基础，感受外邪是痹证发生的外在条件，邪气痹阻经脉是病机根本。由于病变累及的病位不同，在气、在血、在筋骨及影响脏腑之不同，临床病症表现不同，而分属不同病症，如骨痹（退行性骨关节炎）、脉痹（下肢静脉曲张）、筋痹（筋膜炎）、腰痛等临床常见病。

在治疗上朱老更强调补益气血，辨清虚实、寒热，深悉《医学心悟·身痛》所云："身体痛，内伤外感均有之。如身痛而拘急者，外感风寒也。身痛如受杖者，中寒也。身痛而重坠者，湿也。若劳力辛苦之人，一身酸软无力而痛者，虚也。治法，风则散之，香苏散。寒则温之，理中汤。湿则燥之，苍白二陈汤。虚则补之，补中益气汤。大抵身痛多属于寒，盖热主流通，寒主闭塞也。无论风湿与虚，挟寒者多，挟热者少，治者审之。"并遵《伤寒论》第 365 条："手足厥寒，脉细欲绝者，当归四逆汤主之"及《金匮要略》"肾着之病，其人身体重，腰中冷，如坐水中，形如水状，反不渴，小便自利，饮食如故，病属下焦，身劳汗出，衣里冷湿，腰以下冷痛，腹重如带五千钱，甘姜苓术汤主之"之旨，立法健脾益气、祛湿温阳、养血通脉、活血祛瘀，擅长以补中益气汤、当归四逆汤、肾着汤等方加减变通应用治疗各种痹证，获得满意疗效。

补中益气汤由黄芪补中益气、升阳固表为君；人参、白术、甘草甘温益气，补益脾胃为臣；陈皮调理气机，当归补血和营为佐；升麻、柴胡协同参、芪升举清阳为使。综合全方，一则补气健脾，使后天生化有源，脾胃气虚诸证自可痊愈；一则升提中气，恢复中焦升降之功能。临床可在各类中焦脾胃气虚之证中加减运用，朱老在治疗腰痛、痹证时，多与干姜苓术汤（肾着汤）等合用，以增强温阳益气、健脾祛湿之功效。

当归四逆汤由当归、桂枝、白芍、细辛、通草、大枣、炙甘草组成。方中当归气味浓厚而性走，既能养血活血，又能温经散寒；桂枝温经通脉，以祛经脉中客留之寒邪；白芍养血舒筋，与当归相配，增强补益营血之力；细辛通达表里，散寒止痛，与桂枝相伍，增强温经散寒之力；重用大枣既可滋养阴血，又可防桂枝、细辛之辛燥之性，甘草调和诸药。全方合用共奏温经散寒、养血通脉之功。本方主用当归、桂枝、白芍，以入血分为主，其所治的血虚寒凝证，其寒不在脏腑，而主在肢体经络血脉。多用于治疗血虚寒凝，肢体经脉气血闭阻，不通则痛的肢体关节疼痛，关节局部发凉，或者伴四肢厥冷的寒痹、痛痹。其次，对血虚寒凝而致，血脉瘀阻的脉痹证，临床表现既有肢体疼痛，四肢厥冷，也可伴手足青紫，脉细欲绝。现代实验研究也证实，当归四逆汤的活血化瘀功效与其抗凝降低血液黏度、抑制血栓形成，降低血小板聚集性及促进局部血肿吸收有关，且能扩张血管，加速外周血液循环，提高四肢末端温度，并有显著镇痛作用。

在临证中朱老多用当归四逆汤与补中益气汤、麻黄附子细辛汤等合用治疗下肢静脉曲张、骨关节炎、痛风等，疗效肯定。

三、验案举隅

1. 补益气血、舒筋通络治疗筋痹

杨某某，女，49岁，2009年11月10日初诊。

主诉：双侧拇指屈曲疼痛2月余。

初诊：患者2月前无明显诱因出现双侧拇指屈曲时疼痛，伴拇指无力，未予重视。近期症状逐渐加重，伴体倦肢软，饮食差。现症见：面色萎黄，拇指无力，活动时疼痛，纳差，小便正常，大便溏薄。舌淡苔薄白，脉虚大无力。西医诊断：腱鞘炎；中医诊断：筋痹（弹响指）。证候：气血亏虚。治法：补益气血，活血通络。拟补中益气汤加减，处方：黄芪15g，党参10g，炒白术7g，当归7g，柴胡5g，升麻5g，桃仁7g，红花7g，川芎7g，威灵仙7g，海风藤7g，徐长卿10g，土鳖虫4g，水蛭4g，蜈蚣2g，全蝎2g，甘草3g。7剂，水煎服，日1剂。另外，透骨草30g，伸筋草30g，红花15g，肉桂9g，细辛9g，白芷15g。煎水外洗，3日1剂。

二诊（2009年12月1日）：拇指活动较前好转，余症减轻。舌淡苔白，脉虚。一诊方减威灵仙、海风藤、徐长卿、蜈蚣、全蝎，加补骨脂7g，骨碎补7g。

7 剂，水煎服，日 1 剂。外洗方同前

三诊（2009 年 12 月 12 日）：拇指活动明显好转，大便基本正常。余症减轻。舌红苔薄白，脉弦。守二诊方，7 剂，水煎服，日 1 剂。外洗方同前。

按：患者双侧拇指屈曲痛，是因气血不足，不能濡养筋脉所致，临床辨证属气血亏虚之证。因病程较长，可因虚致实，引起气虚血瘀，治疗应补益气血，舒筋通络，故补中益气与活血化瘀、通经活络药同用。方中黄芪补中益气；党参、白术、甘草甘温益气，补益脾胃；当归补血和营；升麻、柴胡协同参、芪升举清阳。加桃红、川芎、土鳖虫、水蛭、蜈蚣、全蝎活血化瘀；威灵仙、海风藤、徐长卿通经活络。全方共奏健脾补中益气之功，使后天生化有源，瘀血得去，经络通畅，气血上荣濡养筋脉。

2. 补益气血、活血祛瘀、通络止痛治疗腰痛

张某，女，26 岁，2008 年 10 月 8 日初诊。

主诉：腰痛、足跟痛 1 月余，加重 1 周。

初诊：患者 2008 年 1 月由于感冒咳嗽在朱老处服中药治疗（患者哺乳期不愿服西药），药后病退。2008 年 9 月无明显诱因出现全身散在小丘疹，瘙痒，周身关节痛，以腰痛、颈痛、足跟痛明显，再次求诊朱老。现症见：皮疹较前减轻，腰痛，足跟痛，颈项痛，右上臂外侧痛，带下色黄，余不适未述。舌淡红苔薄白，脉细滑。西医诊断：关节痛待查?；中医诊断：痹证。证候：肝肾气血不足，脉络瘀阻不通。治

法：补益气血，活血祛瘀，通络止痛。拟葛根汤合斑龙丸加减，处方：葛根9g，桂枝7g，赤芍7g，白芍7g，鹿角片7g，桃仁7g，红花7g，川芎7g，地龙6g，白芷6g，威灵仙7g，海风藤7g，徐长卿10g，细辛4g，麻黄4g，炙附子4g，通草4g，吴茱萸6g，荜茇6g，补骨脂7g，骨碎补7g，甘草2g，水蛭胶囊4粒，土鳖虫胶囊4粒。14剂水煎服，日1剂。

二诊（2008年10月22日）：患者服药后第二周，足跟痛程度有所减轻，行走时无疼痛，只站立时会感到疼痛，腰痛好转。舌淡红苔白腻，脉细滑略数。以补中益气汤和葛根汤加减治疗，处方：黄芪15g，党参10g，炒白术7g，当归7g，柴胡5g，升麻5g，葛根7g，桂枝5g，赤芍5g，白芍5g，鹿角片5g，桃仁5g，红花5g，川芎5g，地龙4g，威灵仙5g，海风藤5g，徐长卿7g，细辛4g，麻黄4g，炙附子4g，甘草2g，水蛭胶囊4粒，蜈蚣胶囊4粒，土鳖虫胶囊4粒。14剂水煎服，日1剂。

三诊（2008年11月12日）：患者述服药期间，足跟痛减轻，久坐仍腰痛，指关节略痛。舌淡红苔薄白，脉弱。拟葛根汤和斑龙丸加减治疗，处方：葛根7g，桂枝5g，赤芍5g，白芍5g，鹿角片5g，桃仁5g，红花5g，川芎5g，地龙4g，桑枝3g，姜黄5g，通草4g，吴茱萸6g，荜茇6g，补骨脂3g，骨碎补5g，威灵仙5g，海风藤5g，徐长卿7g，细辛4g，麻黄4g，炙附子4g，甘草2g，水蛭胶囊4粒，蜈蚣胶囊4粒，土鳖虫胶囊4粒。水煎服，日1剂，7剂。

按：患者病属"痹证"，细究其病因病机，虽产后一年余，但仍属机体气血亏虚，外感寒湿之邪，经络瘀血痹阻而致。朱师辨证认为应抓住多关节疼痛的主症，治疗以补益气血、活血祛瘀、通络止痛为主，但应随证论治。患者年青女性，虽白带色黄，考虑仍以正虚湿浊不化流注下焦所致，故二诊加用补中益气汤，健脾升提，恢复气化。最后治病求本加强补肾壮骨，并根据患者疼痛部位分别对症用药，上肢疼痛加桑枝，背痛加用片姜黄引经活血通络，巩固疗效。

3. 温补肾阳、清热利湿治疗腰痛

裴某，女，29岁，2008年11月21日就诊。

主诉：腰困痛，伴腹痛近1月。

初诊：患者1月前，因月经淋漓不断施清宫术，后出现腰痛，腹痛。西医对症治疗后症状无明显好转，经人介绍请朱老诊治。刻下症：腰困痛，腹痛，时颈、肩臂酸困，偶胸憋，手足不温，余未述不适。舌质淡红，舌苔黄白相间，脉沉细。既往体健，2008年9月行清宫术史。西医诊断：腰痛；中医诊断：腰痛。证候：肾阳亏虚，湿郁化热。治法：温补肾阳，清热利湿。拟附子薏仁败酱散加减，处方：生薏仁4g，炙附子4g，败酱草7g，乌药3g，韭子5g，淫羊藿5g，大血藤7g，蛇床子5g，乌贼骨5g，椿皮5g，鸡冠花5g，荔枝核3g，小茴香4g，土茯苓7g。14剂，水煎服，日1剂。其他治疗：加服自拟方颈椎Ⅲ号80g，2g/次，2次/日。

二诊（2008 年 12 月 5 日）：患者服药后 2 周，胸憋改善，仍腰困，后背凉，腹痛，手足不温。拟当归四逆汤合麻黄附子细辛汤加减，处方：当归 6g，桂枝 7g，赤芍 7g，桃仁 7g，红花 7g，川芎 7g，地龙 6g，麻黄 4g，细辛 4g，通草 4g，炙附子 6g，吴茱萸 6g，荜茇 6g，水蛭 4g，土鳖虫 4g，甘草 2g。14 剂，水煎服，日 1 剂。

三诊（2008 年 12 月 29 日）：患者述服药期间，手足温，腰痛颈痛好转。通脉方 240g，3g/次，2 次/日（通脉方是朱老由以当归四逆汤合麻黄附子细辛汤加减结合临床经验化裁而制成散剂，装胶囊），颈椎Ⅲ号 160g，2g/次，2 次/日（颈椎Ⅲ号方是朱老由《伤寒论》桂枝加葛根汤合《青囊方》之斑龙丸结合临床经验化裁而制成的散剂，装胶囊）。

按：该患者清宫术后，朱老认为主要是胞脉气血受损，易感邪毒，气血郁滞、湿浊流注，为正虚邪实，故用薏苡仁附子败酱散加减，重在清热利湿解毒，祛除下焦之邪，同时兼以补虚温通。当湿热邪毒已解，以肾阳亏虚、寒凝血脉之症明显，朱老随立法温养散寒，养血通脉治病求本，以当归四逆合麻黄附子细辛汤加减。后病情缓，则取丸药缓图。

4. 温经通脉、清热利湿、攻下邪毒治疗痛风

巴某某，男，28 岁，2010 年 1 月 21 日初诊。

主诉：痛风 6 年，发作 20 日余不缓解。

初诊：患者于 2004 年初次患病，每年大多在 7 月

发病，发作时即来朱师处就诊，治疗用药后症状即解。近20余日由于饮食不当病情发作，足第1跖趾关节及足弓疼痛较剧，走窜不定。现症见：足第1跖趾关节及足弓疼痛较剧，呈游走性，关节局部红、肿、焮热、活动行走受限，纳差，二便可。查体见：第1跖趾关节及足弓疼痛，拒按，触之皮温高。舌黯苔白腻，脉细涩。西医诊断：痛风性关节炎；中医诊断：痹证。证候：湿热内蕴，瘀阻脉络。治法：温经通脉，清热利湿，攻下邪毒。拟当归四逆汤合大黄附子汤加减治疗，处方：桃仁7g，红花7g，炒白术7g，茯苓9g，干姜9g，当归6g，桂枝7g，赤芍7g，姜黄7g，玄参7g，地龙6g，细辛4g，通草4g，吴茱萸6g，萆薢6g，生薏仁6g，赤小豆10g，秦皮15g，伸筋草15g，川芎7g，白茅根10g，炙附子15g，炙大黄10g，水蛭胶囊4粒，土鳖虫胶囊4粒，蜈蚣胶囊5粒，甘草4g。7剂水煎服，日1剂。

二诊（2010年1月28日）：患者述服药1周后，疼痛、肿胀均缓解，现疼痛仍以足弓较明显。舌黯苔白，脉细涩。守一诊方，7剂，水煎服，日1剂。

按：痛风是由于嘌呤代谢紊乱，血尿酸增高，尿酸结晶沉积在关节及关节周围组织所致的特征性关节炎症，临床上以高尿酸血症、特征性急性关节炎反复发作、痛风结石形成为特点，严重者可致关节畸形及功能障碍、急性梗阻性肾病或痛风性肾病。本病起病急骤，患者多于午夜因剧痛而惊醒，最易受累部位是第一跖趾关节，局部常表现为红肿热痛，并可伴头痛、发热、白细胞增多等全身症状，近年来，发病率呈现显著上升趋势。目前西医治疗主要采用秋水仙碱、非甾体抗炎药、降低血尿酸药以及激素口服，疗效确切，但存在较严重的毒副反应。

中医"痛风"之名始于金元，且属中医"白虎历节"范畴。朱师认为"痛风"多属中医"热痹""脉痹"，属经脉痹阻，寒湿凝滞，郁而化热成毒，方用当归四逆汤和大黄附子汤加减以温经通脉、清热除湿、舒筋活络、攻下邪毒为主。当归四逆汤合大量的活血化瘀、舒筋活络药，以疏通血脉，通络止痛；薏苡仁、赤小豆、秦皮、白茅根等清热利湿，善入下焦；重用炮附子、炙大黄，温经通络，攻下邪毒；取炙大黄善入血分，以清除郁滞在血中的尿酸等邪毒之品速从下去，且炮附子合桂枝可加强止痛效果。诸药合用，寒热并用，攻补兼施，标本同治，中西合璧，因药证相合，因此能够药到病除。

5. 散寒除湿、活血通痹治疗骨痹

王某某，男，60 岁，2009 年 2 月 10 日就诊。

主诉：双膝关节疼痛 1 年余。

初诊：患者 1 年前因受凉出现双膝关节疼痛，多次在小门诊治疗，效果一般。近几日因天气寒冷未注意保暖病情加重。患者因疼痛，不能服用消炎镇痛药，愿服中药治疗。现症见：双膝关节疼痛，遇热则缓，胃胀不适，纳差，便溏，小便可。理化检查：膝关节 X 片示：双膝退行性骨关节病，双膝关节腔内游离骨形成；胃镜示：（1）贲门炎，（2）十二指肠炎，（3）CAG；结肠镜示：（1）慢性结肠炎，（2）内痔。舌黯苔白腻，脉细。西医诊断：膝关节骨性关节炎；中医诊断：痹证。证候：肝肾亏虚，寒湿痹阻，气血凝滞。治法：散寒除湿，活血通痹。拟当归四逆汤加减治疗，处方：当归4g，桂枝5g，赤芍5g，桃仁5g，红花5g，川芎5g，地龙4g，麻黄4g，细辛4g，通草4g，炙附子6g，吴茱萸6g，荜茇6g，威灵仙5g，海风藤5g，徐长卿7g，生薏苡仁4g，甘草4g，赤小豆7g，水蛭胶囊4粒，土鳖虫胶囊4粒，蜈蚣胶囊5粒。7剂，水煎服，日1剂。加服胃肠Ⅴ号120g，30粒/次，2次/日。

二诊（2009年3月10日）：患者加减服药一个月，双膝疼痛明显改善，仅劳累后稍有疼痛，活动较前灵活，多行、骑车时疼、胃部不适也明显好转，大便成形，矢气稍多。舌黯苔白，脉细。一诊方加鹿角片7g，煅龙骨10g（先煎），药量变更当归6g，桂枝7g，赤芍7g，桃仁7g，红花7g，地龙6g。7剂，水煎服，日1剂。加服胃肠Ⅴ号120g，30粒/次，2次/日。

三诊（2010年3月23日）：患者述服胃炎Ⅴ号一年后，胃腹部不症状明显好转，双膝骨质增生。舌红苔白，脉细。拟当归四逆汤加减治疗，处方：通脉方84g，3g/次，2次/日。加服胃肠Ⅴ号120g，20粒/次，3次/日。

按：膝关节骨性关节炎是一种因关节软骨退行性病变所引起的以膝关节疼痛、肿胀、骨质增生为主要表现的关节病变。本病为中老年人临床常见病，随着社会的老龄化，其发病率呈上升趋势。由于膝关节疼痛、肿胀，活动受限，使患者的生活质量受到极大影响，迄今尚无有效措施能够逆转骨质增生或抑制病变进展。中医治疗本病具有一定优势，故求治于中医药的越来越多。

朱师用当归四逆汤方加减，紧扣病机以散寒除湿，活血止痛，舒筋活络。方以当归、细辛加入桂枝汤中，内能疏通血脉，外可解肌散寒；附子佐桂枝温阳通脉散寒；细辛发散通达表里；威灵仙、海风藤、徐长卿、生薏苡仁、赤小豆等药以祛风除湿。诸药合用，既可促进机体自我恢复，又能驱邪从表而出，药证相合，把握病机，随症加减，可收到异病同治、药到病除之功。在病情大为好转之时，朱师不急于使病邪立即驱除，而是考虑患者有多种胃肠疾患，故停服汤剂，以丸剂缓而治之，使邪去不伤正，达药到病除之效。

6. 温经散寒、活血通脉治疗脉痹（下肢静脉曲张）

丁某某，女，41 岁，2009 年 2 月 15 日就诊。

主诉：双下肢疼痛、发凉 1 月余，加重 1 周。

初诊：患者诉 2008 年 12 月 18 日因宫外孕大出血在内蒙古医学院附属医院进行抢救治疗，进行脚部输液以后，引起双下肢从大腿根至踝、足部胀硬，发凉，疼痛，经 B 超检查，诊断为"双下肢静脉血栓、炎症"。予抗生素等对症治疗后，症状略缓解，效果不显，愿服中药治疗。现症见：双下肢发凉、疼痛，时而麻木，触地、行走困难，纳差。查体见：双下肢皮温较低，触痛不明显。理化检查：B超示："双下肢静脉血栓、炎症""双侧足背动脉轻度硬化"。舌胖黯苔白，脉细弱。西医诊断：血栓性静脉炎；中医诊断：脉痹。证候：血虚寒凝，脉络瘀阻。治法：温经散寒，活血通脉。拟当归四逆汤合麻黄附子细辛汤加减治疗，处方：当归4g，桂枝5g，赤芍5g，桃仁5g，川芎5g，地龙4g，麻黄4g，细辛4g，通草4g，炙附子6g，吴茱萸6g，荜茇6g，忍冬藤7g，水蛭胶囊4粒，蜈蚣胶囊2粒，甘草2g。7剂，水煎服，日1剂。另外，当归8g，桂枝10g，红花10g，冰片3g。3剂，泡酒外涂疼痛、麻木处。

二诊（2009年2月26日）：患者加减服药2周，双下肢疼痛明显缓解，左腿麻木，纳食一般。舌黯苔白，脉沉。一诊方加生薏苡仁4g，赤小豆7g，土鳖虫胶囊4粒。7剂，水煎服，日1剂。另外，当归8g，桂枝10g，红花10g，冰片3g。3剂，泡酒外涂疼痛、麻木处。

三诊（2009年4月8日）：加减服药1月余，双腿不再胀硬，仍疼痛，发凉，右腿内侧有时刺痛感，面色苍白，纳差。舌黯苔白，脉沉。守二诊方，7剂，水煎服，日1剂。另外，当归8g，桂枝10g，红花10g，冰片3g。3剂，泡酒外涂疼痛、麻木处。

按：该案例是继发性急性下肢静脉血栓形成的血栓性静脉炎，中医属"脉痹"，病因病机在于大病失血，血虚寒凝，脉络瘀阻而致。故朱老立法温经散寒、活血通脉，在当归四逆汤合麻黄附子细辛汤加减基础上，加用性善走串的活血通络虫类药，加强化瘀疗效。二、三诊时考虑病在下肢，脉络郁滞，湿邪流注，加薏苡仁、赤小豆利湿舒筋消肿，并可避免药性过于温燥。同时加用中医外治法，体现中医综合治疗的优势，使患者病情有所好转。

7. 温经散寒、活血通脉、利湿消肿治疗脉痹（下肢静脉曲张）

邓某某，女，49 岁，2010 年 3 月 18 日就诊。

主诉：反复双下肢肿胀 1 年余，伴酸困、发凉。

初诊：患者自诉近两年无明显诱因出现双下肢肿胀、酸困，发凉不适，久行、久站加重。2008 年 7 月在内蒙古医院进行双下肢 B 超检查示："双下肢静脉曲张"。给以扩展血管药物曲克芦丁及理疗，效果无明显改善。患者自觉症状逐渐加重，不愿手术治疗，欲求服中药治疗。经人介绍而来朱老处就诊。刻下症：双下肢肿胀，酸困，发凉，双膝关节疼痛，久行、久站后症状加重，双下肢皮温较低，轻微肿胀，胃脘、胆囊部位酸困胀满不适，纳差，二便调。舌质淡略黯，舌苔白，脉沉细。理化检查：2008 年 7 月内蒙古医院 B 超示："双下肢静脉曲张"。2009 年 3 月 18 日本院尿常规检查（－）。既往慢性胆囊炎病史 3 年，颈椎病病史。西医诊断：下肢静脉曲张；中医诊断：脉痹。证候：血虚寒凝，脉络瘀阻，水湿内停。治法：温经散寒，活血通脉，利湿消肿。拟当归四逆汤加减，处方：当归 4g，桂枝 5g，赤芍 5g，桃仁 5g，红花 5g，川芎5g，地龙4g，细辛4g，通草4g，吴茱萸6g，荜茇6g，薏苡仁7g，赤小豆7g，水蛭胶囊4粒，土鳖虫胶囊4粒，甘草2g。7剂，水煎服，日1剂。

二诊（2010年4月1日）：患者加减服药2周，自述双下肢肿胀减轻，仍双膝关节疼痛，四肢发凉，胆囊区酸胀减轻，纳食一般，睡眠较差。舌质略黯，舌苔白，脉沉细。治以温经散寒，活血通脉，益气升阳，利湿消肿。拟当归四逆汤合补中益气汤加减，处方：黄芪15g，党参10g，炒白术7g，当归7g，柴胡5g，升麻5g，枳实10g，桂枝7g，赤芍7g，桃仁7g，红花7g，川芎7g，地龙6g，细辛4g，通草4g，吴茱萸6g，荜茇6g，薏苡仁6g，赤小豆10g，煅龙骨7g（先煎），煅牡蛎7g（先煎），水蛭胶囊4粒，土鳖虫胶囊4粒，甘草2g。7剂，水煎服，日1剂。

三诊（2010年4月29日）：加减服药一月余，诸症好转，现双腿久站后略肿，四肢有温暖感，有时手麻，纳食可，二便调，眠欠安。二诊方加茯苓皮7g，大腹皮7g。7剂，水煎服，日1剂。

按：该案例为双下肢静脉曲张形成的血栓性静脉炎，根据其临床表现，归属于中医"脉痹"，病因病机为血虚寒凝，脉络瘀阻，气化失司，水湿停留，但久病湿瘀互结易于化热，形成寒热、虚实错杂之证。

朱老首先立法温经散寒、活血通脉、利湿消肿，在当归四逆汤加减基础上，加用性善走串的活血通络虫类药，加强活血化瘀疗效；脉络郁滞，湿邪流注，加薏苡仁、赤小豆利湿舒筋消肿，并可避免药性过于温燥。其次，朱老认为临床必须考虑病位在下、湿邪重浊、气化不行之病机，要按照《内经》"下者举之"及王清任"气虚而致血瘀"之理论，气虚无力推动血液导致血瘀，气虚下陷，升举无力，血亦随之下陷，导致血液运行不畅，而且该病人长期站立工作，造成气虚下陷，气虚血瘀也应该是本病的重要原因，故在二、三诊时加用补中益气汤益气升提，加强补气升气之功，使气血互用，以利于气升血行，脉络畅通，使患者迁延之顽疾获得明显好转。

8. 温经散寒、活血通脉、利湿消肿治疗下肢淋巴结肿大结节（脉痹）

王某某，女，42 岁，2011 年 6 月 9 日就诊。

主诉：双侧腹股沟肿胀、结节一年余，伴疼痛。

初诊：患者诉一年前无明显诱因出现双侧大腿根处憋胀、疼痛不适，在内蒙古医学院第一附属医院行 B 超检查示："双侧腹股沟区多发淋巴结肿大；右侧明显"，并行其他相关检查，排除了肿瘤、血栓等，给以抗生素等治疗，效果无明显改善，症状时轻时重，患者愿服中药治疗，遂求诊朱老。刻下症：双侧腹股沟肿胀、结节，行走时牵引下肢肿胀疼痛，呈现窜痛，久行久站后症状加重，平素痛经明显，眠差，纳可，二便调。舌质淡略黯，舌苔白，脉沉细。查体：双侧腹股沟压痛（＋＋），既往慢性附件炎病史。西医诊断：腹股沟区多发淋巴结肿大；中医诊断：脉痹、腹痛。证候：血虚寒凝，脉络瘀阻，湿浊内停。治法：

温经散寒，活血通脉，利湿消肿。拟薏苡仁附子败酱散加减，处方：生薏苡仁 4g，炙附子 4g，败酱草 7g，土茯苓 7g，红藤 7g，仙灵脾 5g，韭子 5g，蛇床子 5g，蒲公英 7g，地丁 7g，蚤休 7g，三棱 5g，莪术 5g，生牡蛎 7g（先煎）。7 剂，水煎服，日 1 剂。

二诊（2011 年 6 月 16 日）：患者述服药后症状减轻，自己触摸肿大腹股沟淋巴结减少，仍双下肢拘急不适，纳食一般，睡眠较差。舌质略黯，舌苔白，脉沉细。一诊方加赤芍 5g，丹皮 5g。7 剂，水煎服，日 1 剂。兼服通脉丸方。

三诊（2010 年 7 月 21 日）：加减服药一月余，诸症好转，服药期间月经来潮无明显腹痛，现双侧腹股沟已无明显肿大淋巴结，压痛（-），行走时仍腹股沟有抽掣、拘急不适感，双下肢憋胀，偶有疼痛，纳食可，二便调，眠欠安。舌质略黯，舌苔白，脉沉细。调整方药，以当归四逆汤合四妙散加减，处方：当归 4g，桂枝 5g，赤芍 5g，桃仁 5g，红花 5g，川芎 5g，地龙 4g，细辛 3g，通草 3g，吴茱萸 4g，荜茇 4g，薏苡仁 4g，赤小豆 7g，三棱 5g，莪术 5g，苍术 3g，黄柏 5g，川牛膝 5g，水蛭胶囊 4 粒，土鳖虫胶囊 4 粒，甘草 2g。14 剂，水煎服，日 1 剂。

四诊（2011 年 8 月 4 日）：患者服药后，现腹股沟处已无肿大淋巴结，无明显压痛，双下肢行走时无疼痛，腿部肿胀明显减轻，眠安，纳可，二便调。舌质略黯，舌苔白，脉沉细。效不更方，上方继用。14 剂，水煎服，日 1 剂。

按： 该案例为反复双侧腹股沟区多发淋巴结肿大，临床常见可能的病因多为局部炎症感染、肿瘤、静脉血栓、结核等，有时单纯抗生素治疗效果不理想。朱老根据其临床表现，认为应归属于中医"脉痹""瘰疬"范畴。考虑该患者病程反复一年余，中年女性，病位在腹股沟、下肢，平素罹患痛经、慢性附件炎病史，虽见证在腹股沟、下肢，但审证求因，辨证应以下焦冲任、肝脾肾三脏经络为主。因中医腹股沟部位又名鼠蹊部，与足厥阴肝经、足太阴脾经、足少阴肾经、冲脉等关系密切，把握病机血虚寒凝，脉络瘀阻，气化失司，水湿停留。但久病湿瘀互结易于化热，因此形成了虚实寒热错杂之证。

朱老治疗重在治病求本，首先选用薏苡附子败酱散为主清热利湿消肿，温阳散寒活血；加地丁、蚤休、土茯苓、红藤、蒲公英助薏苡仁、败酱草清热解毒，散结消肿；加三棱、莪术主入肝脾经，活血化瘀，消癥化积，善治妇科、腹部癥瘕；而生牡蛎咸寒长于入下焦，软坚散结消肿；考虑久病正虚，下焦阳气不足，加仙灵脾、韭子、蛇床子增强炙附子温阳散寒之功，并可燥湿杀虫止带。全方共用，寒热虚实兼顾，所以病情改善明显。在病去大半时，改用当归四逆汤合四妙散加减为主，加强温经养血通脉的作用，同时顾及湿邪流注下焦，加四妙散以清热利湿、舒筋消肿，并可避免药性过于温燥。因辨证精准，药证相合，故获得满意疗效。

第六章 鼻 炎

一、概 述

鼻炎，中医称之为"鼻鼽""鼻渊"，最早源于《说文解字》："鼽，病寒鼻窒也"。近几年在内蒙古呼和浩特地区，鼻炎发病率呈现明显升高，为临床的常见病之一，并且其中以过敏性鼻炎居多。病变表现以突然和反复发作的鼻塞、流涕、鼻痒、喷嚏为特征，或伴有头疼、嗅觉下降，或伴有眼痒、上腭痒、流泪等症。不能及时彻底治疗，迁延日久会转为慢性鼻炎，或成为鼻窦炎。可诱发许多其他疾病，如过敏性哮喘、鼻息肉、咽炎等。服用西药见效快，但复发率高，长期服用副作用较多，故临床求服中药希望根治的患者越来越多。

二、朱老对鼻炎的认识

朱老认为，鼻炎属感邪而致的机体免疫功能失调，多为后天性。中医认为，鼻为肺窍，致病邪气侵袭人体后，使鼻窍闭塞，开阖失司，不能完成人体正常的气机升降出入，新陈代谢，津液布散。人体的开阖功能对正常生命活动具有非常重要的意义。开则排除人体浊气，使浊气不能久留体内，又能从外界吸收对生命有用之清气；阖则不让人体的精气外泄，以保护人体的生命功能，又可阻止外界邪气对人体的侵扰。因此，当感受外邪而致开阖失司，则能导致人体免疫功能失调。如在治疗过敏性鼻炎时以调节开阖、通调免疫、祛邪开窍从根论治，则有望通过调理使机体的免疫功能得以恢复正常。朱老以过敏煎为主合用桂枝加葛根汤、苍耳子散加减组方。过敏煎是著名中医专家祝谌予创立的治疗过敏性疾病的主方，主要由银柴胡、防风、乌梅、五味子、甘草 5 味药组成，朱老根据现代药理研究和临床经验的对比观察将原方中的银柴胡改为柴胡，因柴胡的主要成分柴胡皂苷的抗炎作用与强的松龙相近，并有降低血中胆固醇的作用。方中柴胡、防风主升、主出、主开；乌梅、五味子主降、主入、主阖；甘草调和诸药，调节气机升降出入、司人体之开阖，以应天地之气，内能激发人体生命功能，外可驱入侵之邪，达到扶正祛邪、调理开阖之目的。而调和阴阳、恢复肌腠开阖的中医经方当首选桂枝汤系列，故又取桂枝加葛根汤解表开窍、调节开阖、清泻肺热；兼用苍耳子散中芳香开窍的苍耳子、辛夷、细辛、白芷、川芎加强辛散祛风开窍对症用药。在治疗感染性鼻炎时，朱老方用桂枝加葛根汤合苍耳子散加减，并合用治疗鼻炎的经验方，即单味露蜂房，以祛风解毒、消肿止痛。并且此验方对鼻炎、过敏性鼻炎、鼻窦炎都有较好疗效。感染性鼻炎流涕不止，为津液聚集不化所致，用生薏苡仁健脾利湿，以助三焦气化，津液疏散而不化涕，则涕自止；涕黄则为肺热，故用鱼腥草、黄芩清肺泻热；若见黄涕有脓，则用皂角、冬瓜仁利湿排脓、透脓，脓不畅可改皂刺，取"透脓散"之意。

中医认为鼻乃清窍，居于头面，罹恙乃多治以轻，使用轻浮之药以便药力上达病所，因此，朱老治疗该患，多药量轻，药味亦不多，为"治上焦如羽，非轻不举"之意。朱老在多年的临床实践中，根据中医药性理论及临床经验，摸索出的一些独到的临床遣方用药理论值得深研。如过敏性鼻炎的治疗中多用解表祛邪之品，但要使邪有出路，在临证中却有不同思量。如加露蜂房、蝉蜕来解毒散邪，更可调理开阖，有助恢复脏腑功能失调；加徐长卿、石韦，取其利水作用的药物，以利引邪从下而去。朱老认为病邪之出路大致有三，即汗、吐、下，而下法中以小便这一出路较好，患者痛苦小，且较安全。又如在肺病的治疗上虽多以轻疏宣发药物为主以顺其气，忌用沉降之品，以免恋邪，但当病情需要时，却绝不忌晦，并能深悉药性，灵活施用，如珍珠母、石决明二味，朱老认为它们虽药性沉降，但五行属金，而肺亦属金，药入肺经，临床应用既可平肝，又能润肺而不敛邪，故当有肝热、肝火旺盛，症见眼痒、目赤疼痛、流泪时可用。针对过敏性鼻炎的重症患者，反复发作，中医辨证多属肺脾虚寒，则应将桂枝加葛根汤改为小青龙汤，温肺化饮，该方亦具有调节开阖之功，而且力量更强。

临床顽固反复发作的过敏性鼻炎，多伴有鼻痒、眼痒、上腭痒，甚至眼目赤痛、流泪等症，而肝开窍于目，痒属风，多为外风，但能内合于肝，也可引发肝风内动。故要注意循经辨证，从肝论治，既疏利气机，又可平肝熄风，兼能宣散外风。肝气调畅，气机升降出入正常，脏腑经络之气运行通畅无阻，肺鼻之窍才能疏通畅达。因此治疗时选择主入肝经的防风、蝉蜕、白菊花、谷精草、僵蚕等，发挥其疏肝理气、祛风散邪、清泻肝火、平肝潜阳之用，对症治疗。其次肝与鼻在经络上也是相互联系的，如《灵枢·经脉》云：足厥阴肝经"循喉咙之后，上入颃颡，连目系，上出额，与督脉会于巅"。"颃颡"指喉咙之上孔，即鼻窍之开口也。《灵枢·忧恚无言》曰："人之鼻洞涕不收者，颃颡不开，分气失也"，均表明鼻与目窍、足厥阴肝经在经络上的密切相关。

朱老在以经方为主的基础上，将许多现代药理研究成果应用于临床实践，进行有益探索，使患者获得最佳疗效。如现代药理研究表明，黄芩、五味子、徐长卿、乌梅、蝉蜕等中药皆具有调节免疫、抗过敏作用，朱老在临床上辨病与辨证结合，准确地使用上述药物以更好的提高疗效。同时配合兼有活血行气通络药如赤芍、川芎、柴胡、徐长卿等治疗鼻炎，既可以改善微循环，降低血黏度，拮抗炎性反应，抗炎性介质的释放，缓解发作期症状及预防发作，汇通中西，以期获得临床最佳疗效。

三、验案举隅

（一）过敏性鼻炎

1. 解表开窍、调理开阖、宣肺理气治疗过敏性鼻炎

任某，男，12 岁，2009 年 8 月 7 日初诊。

主诉：鼻塞，鼻痒，流清涕 1 年余。

初诊：患者过敏性鼻炎病史 1 年余，经常鼻塞，鼻流清涕，于春夏季节发作。刻下症：鼻塞不通，鼻流清涕，鼻痒，时时喷嚏，眼睛流泪。舌淡红，苔白，脉浮。西医诊断：过敏性鼻炎；中医诊断：鼻鼽。证候：邪犯于肺，气机阻塞。治法：解表开窍，调理开阖，宣肺理气。拟加味过敏煎加减，处方：乌梅 4g，防风 3g，柴胡 5g，五味子 4g，辛夷 5g，苍耳子 4g，细辛 3g，白芷 4g，露蜂房 7g，生薏苡仁 4g，蝉蜕 5g，石韦 5g。7 剂，水煎服，每日 1 剂。嘱忌服辛辣刺激性食物，避寒凉。

二诊（2009 年 9 月 3 日）：服上方后，鼻塞，喷嚏明显好转，仍眼睛流泪，症状虽有所缓解，但仍风邪犯肺，气机阻塞。诸症减轻，效不更方，继服 7 剂，方药同初诊。服药一个多月后，患者病情稳定，为巩固疗效，以上方丸剂继服。随访至今未再发。

按：患者以鼻塞，憋气，流清涕，喷嚏为主，中医诊断为鼻鼽，是儿科的多发病，朱老认为可以按照

临床上的过敏性鼻炎的方药进行辨证施治。病机主要责之于风邪犯肺、气机阻塞，以调理开阖、解表开窍为主，以加味过敏煎加用露蜂房、蝉蜕来调理开阖、恢复脏腑功能失调为主治本。

2. 调理开阖、解表开窍、清泻肺热治疗过敏性鼻炎

林某，男，8岁，2009年7月30日初诊。

主诉：鼻塞，喷嚏，甚则影响睡眠。

初诊：患者过敏性鼻炎月余，反复鼻塞，喷嚏，甚者影响睡眠，患者年幼不愿频服西药，故来求治朱老。刻下症：鼻塞，憋气，流清涕，喷嚏，每日5~6次，夜间鼻塞加重，呼吸音粗，有时影响睡眠，时头痛，纳可，便调。舌质红，苔薄白，脉细滑。西医诊断：过敏性鼻炎；中医诊断：鼻鼽。证候：风邪犯肺，气机阻塞，邪郁化热。治法：调理开阖，解表开窍，清泻肺热。拟加味过敏煎和桂枝加葛根汤加减，处方：乌梅4g，防风3g，柴胡5g，五味子4g，葛根4g，桂枝3g，赤芍3g，细辛3g，辛夷5g，苍耳子4g，白芷4g，鱼腥草7g，露蜂房4g，石韦5g，蝉蜕5g，生薏苡仁4g，黄芩7g，甘草2g。7剂，水煎服，日1剂。

二诊（2009年8月13日）：患者述病情较前明显好转，喷嚏较前减少，每日3~4次，有时仍眼睛发痒疼，余未述不适。一诊方加木贼草5g，谷精草5g。7剂，水煎服，日1剂。

三诊（2009年8月30日）：前日因赶庙会，烟熏后，症状略有加重，双眼睑略浮肿。舌淡红，苔白，

脉沉细。二诊方加干姜 3g, 麻黄 4g, 白芍 4g, 半夏 4g, 珍珠母 7g（先煎）, 石决明 7g（先煎）。14 剂, 水煎服, 日 1 剂。

按: 本案为过敏性鼻炎邪郁化热者, 治疗处方在调理开阖、解表开窍的基础上加清泻肺热, 以加味过敏煎加露蜂房、蝉蜕来调理开阖、恢复脏腑功能失调为主治本, 同时合用葛根桂枝汤加用黄芩、鱼腥草等解表开窍, 加强清泻肺热, 如出现咳嗽加重, 多责之肺气亏虚, 可合用小青龙汤温肺润肺化饮止咳, 体现了辨病与辨证相结合、寒热表里并用之特点。

3. 解表开窍、调理开阖、宣肺理气治疗过敏性鼻炎

沈某, 女, 38 岁, 2009 年 10 月 15 日初诊。

主诉: 反复鼻塞, 流涕, 鼻痒, 喷嚏, 头痛半年, 加重 1 周。

初诊: 患者过敏性鼻炎病史半年余, 经常鼻塞, 流涕, 头痛, 劳累受凉后加重。现鼻塞不通, 鼻流清涕, 鼻痒喷嚏, 时时头痛。舌淡红, 苔白, 脉浮。西医诊断: 过敏性鼻炎; 中医诊断: 鼻鼽。证候: 风寒犯肺, 气机阻塞。治法: 解表开窍、调理开阖, 宣肺理气。拟加味过敏煎加减, 处方: 乌梅 4g, 防风 3g, 柴胡 5g, 五味子 4g, 干姜 3g, 桂枝 4g, 麻黄 4g, 白芍 4g, 半夏 4g, 细辛 3g, 辛夷 5g, 苍耳子 4g, 蝉蜕 5g, 石韦 5g, 珍珠母 7g（先煎）, 石决明 7g（先煎）, 甘草 2g。7 剂。水煎, 每日 1 剂。嘱忌闻油烟及刺激性气味, 避寒凉。

二诊（2009 年 10 月 22 日）：服上方病情明显好转，但头痛。因近几日，食辛辣食物而鼻流浊涕，鼻内痛。舌红，苔黄，脉略滑。病情虽有所好转，但患者误食辛辣，而致病邪入里化热。上方加皂角 4g，冬瓜仁 5g，生薏苡仁 4g。煎服法同初诊。

按：由于患者久病，肺气亏虚，易感外邪，肺失宣肃，窍道阻塞，气机不通，则鼻塞；鼻为肺窍，邪气由鼻而入，则鼻痒；邪阻于肺，肺气驱邪外出，则时时喷嚏；肺不能布散津液，鼻窍失于润泽，停聚成涕；眼目诸窍位于头面，气机阻塞，不通则痛，故见有时头痛。舌淡红苔白，脉浮，为邪气尚轻，病位较浅，并未入里化热之象。朱老认为该病属感邪而致的机体免疫功能失调，故以加味过敏煎加蝉蜕来调理开阖、恢复脏腑功能失调为主治本。思肺病在治疗上多应宣发以顺其气，忌用沉降之品，以免恋邪。在此用了珍珠母、石决明二药。朱老认为肺属金，此二药亦属金，可入肺经，并在临床用药中体会到此二药有润肺的作用。同时合用解表开窍之品，体现了辨病与辨证相结合的特点。针对涕黄之症，朱老另辟蹊径，加用薏苡仁配冬瓜仁清热利湿排脓，与性温的皂角涤痰开窍相合，诸药同用，表里并治，获得良效。

4. 解表开窍、调理开阖、宣肺理气治疗过敏性鼻炎

武某，女，36 岁，2009 年 8 月 6 日初诊。

主诉：反复鼻塞，流清涕，鼻痒，喷嚏 1 年，加重 1 周。

初诊：患者过敏性鼻炎病史一年余，经常鼻塞，流涕，劳累受凉后加重。现鼻塞不通，鼻流清涕，鼻痒喷嚏。舌淡红，苔白，脉浮。西医诊断：过敏性鼻炎；中医诊断：鼻鼽。证候：邪犯于肺，气机阻塞。治法：解表开窍，调理开阖，宣肺理气。拟加味过敏煎和桂枝加葛根汤加减，处方：乌梅4g，防风3g，柴胡5g，五味子4g，葛根5g，桂枝4g，赤芍3g，细辛3g，辛夷5g，苍耳子4g，白芷4g，蝉蜕5g，露蜂房7g，石韦5g，生薏苡仁4g，甘草2g。7剂。水煎服，每日1剂。嘱忌闻油烟及刺激性气味，避寒凉。

二诊（2009年8月13日）：患者诉服上方病情明显好转，仍鼻塞。又口干，自觉身热。舌红，苔黄，脉略滑。病情虽有所好转，但病邪日久入里化热。上方减乌梅、防风、柴胡、五味子、石韦，加桔梗3g，山豆根7g，马勃7g，诃子4g，木蝴蝶4g。7剂。水煎服，每日1剂。

按：朱老认为该病属感邪而致的机体免疫功能失调，故以加味过敏煎加用露蜂房、蝉蜕来调理开阖、恢复脏腑功能失调为主治本。以善除上焦风寒表邪的葛根桂枝汤加减解表开窍，体现了辨病与辨证相结合的特点。

5. 滋阴生津、润肺利咽治疗慢性咽炎、过敏性鼻炎

任某某，女，26岁，2009年7月31日初诊。

主诉：鼻痒，流涕1月余。

初诊：患者自述自4年前从家乡来呼市就读时起

每年夏季五月初即出现鼻痒、流涕、打喷嚏等症状，持续至十月底自行结束，以出行户外时多发。发作时泪涕俱下，数分钟后缓解。曾两次就诊于内蒙古医学院第一附属医院耳鼻喉科，经检查均确诊为过敏性鼻炎，但均未查出过敏原，仅给予氯雷他定、特非那丁、息斯敏、三磷酸腺苷二钠片等口服，雷诺、盐酸萘甲唑林滴鼻液等外用滴鼻治疗，症状时轻时重。近一月鼻咽症状同时出现，痛苦不堪，经同学介绍，前来请朱老诊治。刻下症：咽痒、咽干，饮食尚可，睡眠尚可，二便调。舌质淡红，舌苔薄白，脉细数。西医诊断：过敏性鼻炎、慢性咽炎；中医诊断：鼻鼽。证候：虚火上炎，肺窍失养。治法：滋阴生津，润肺利咽。拟增液汤加减，处方：生地4g，玄参4g，麦冬4g，沙参4g，五味子4g，桔梗3g，山豆根7g，马勃7g，诃子4g，僵蚕4g，蝉蜕3g，木蝴蝶4g，石韦5g，车前子4g，珍珠母7g（先煎），石决明7g（先煎），辛夷5g，苍耳子4g，露蜂房7g，甘草2g。7剂，水煎服，日1剂。

二诊（2009年8月7日）：服药一周期间仍有鼻痒、流涕、打喷嚏等症状，但有所减轻。仍有干咳、咽痒的症状，但较服药一周前亦有明显减轻。饮食尚可，二便调。同初诊方，7剂，水煎服，日1剂。

三诊（2009年8月24日）：患者自述自8月15日服完二诊方后诸症大减，几乎全无，故未来就诊，自行停药一周。两天前因贪食生冷，次日即出现鼻红、咽痒等症状，饮食尚可，睡眠尚可，二便正常。二诊方加乌梅 4g，防风 5g，柴胡 5g，干姜 3g，麻黄 4g，白芍 4g，半夏 4g，细辛 3g，桔梗加至 4g。7 剂，水煎服，日 1 剂。

按：过敏性鼻炎又称变应性鼻炎，是鼻腔黏膜的变应性疾病，大多数患者于 20 岁前出现，临床表现以鼻痒、喷嚏频频、流清鼻涕、鼻塞等症状为主。朱老根据多年临床实践经验总结，认为过敏性鼻炎为机体正气亏虚，免疫功能紊乱加之外邪诱发而发病，且临床上大多与急慢性咽炎同时发作，故在处方时以加味过敏煎合自制经验方咽炎Ⅰ号加减进行治疗，多能显效。此患者初诊时并无鼻部症状而是以咽部症状为主，故初诊时朱老仅投以咽炎Ⅰ号治疗。待咽部症状得以控制时，三诊加入加味过敏煎等药物来全面治疗，体现了缓则治其标，急则治其本的用药思想。

6. 解表开窍、化痰利肺、清热解毒治疗鼻炎。

张某，男，7 岁，2009 年 8 月 6 日初诊

主诉：反复鼻塞，涕多，色黄，加重半月。

初诊：患者过敏性鼻炎病史半年余，经常鼻塞，鼻涕多色黄。现病情加重，鼻塞不通，涕多色黄，时时喷嚏，目赤肿痛，咽干，咽痛，且有结膜炎，慢性扁桃体炎。舌红，苔黄腻，脉滑数。西医诊断：过敏性鼻炎、结膜炎、慢性扁桃体炎；中医诊断：鼻鼽。证候：邪犯于肺，郁而化热。治法：解表开窍，化痰利肺，清热解毒。拟加味过敏煎加减，处方：乌梅 4g，防风 3g，柴胡 5g，五味子 4g，细辛 3g，辛夷 5g，苍耳子 4g，白芷

4g，蝉蜕 5g，露蜂房 7g，石韦 5g，生薏苡仁 4g，鱼腥草 7g，黄芩 7g，大青叶 7g，甘草 2g。7 剂，水煎服，每日 1 剂。嘱忌辛辣刺激性食物，避寒凉。

二诊（2009 年 8 月 20 日）：服药后病情明显缓解，出现眼痒，稍有咳嗽。舌红，苔黄，脉略滑数。原方减大青叶，加桔梗 3g，山豆根 7g，马勃 7g，诃子 4g，木蝴蝶 4g，白菊花 5g，谷精草 5g，珍珠母 7g，石决明 7g（先煎）。煎服法同初诊。

按：过敏性鼻炎中医属"鼻鼽"范畴，是临床儿科常见病。国内外文献报道，近 10% 的儿童和 20% 的少年罹患常年性鼻炎。近几年本地区发病率明显升高，各个季节都可见到，尤其以每年的 6～10 月高发，由于可引起多种并发症，而西药治疗又存在一些副作用，临床求诊朱老开中药的患者越来越多。本案患者年幼，正气未充，外邪易袭，新病引发宿疾，致机体免疫功能紊乱。肺失宣肃，窍道阻塞，气机不通，则鼻塞；邪阻于肺，肺气驱邪外出，则时时喷嚏；肺气失于宣发肃降，不能布散津液润泽鼻窍，停积为涕，故涕多；邪郁化热则色黄，热毒上攻则见目赤肿痛，咽肿疼痛。舌红苔黄，脉滑数，亦为邪气入里化热之象。此案例患儿夏季发病，病情较重，朱老认为该病属感邪而致的机体免疫功能失调，故以加味过敏煎加用露蜂房、蝉蜕来调理开阖、恢复脏腑功能失调为主治本，同时合用化痰利肺、清热解毒之品清泻肺热，体现了辨病与辨证相结合、寒热表里并用之特点。

（二）慢性鼻炎

1. 滋阴养液、清热解毒治疗慢性鼻炎

胡某，女，3 岁，2009 年 9 月 12 日初诊。

主诉：鼻塞、流涕 3 个月，伴咽痛、咳嗽 3 天。

初诊：该患 3 个月前因感冒出现鼻塞、流涕，经治疗后减轻，其后经常反复发作并逐渐加重，无发热恶寒，无头痛，口服感冒药、消炎药等效果不佳，于呼和浩特市医院诊断为慢性鼻炎，未用药。近 3 天，患者鼻塞、流涕加重，出现咽痛、咳嗽，求治于朱老。刻下症：鼻塞、流涕，涕黏稠，咽痛，咳嗽，痰黏稠、咳吐不爽，大便干结。舌质红，舌苔薄黄，脉数。西医诊断：慢性鼻炎；中医诊断：鼻窒。证候：肺阴不足，邪毒滞留。治法：滋阴养液，清热解毒。拟鼻炎方加减，处方：生地 2g，元参 2g，麦冬 2g，桔梗 1.5g，山豆根 3.5g，马勃 3.5g，诃子 2g，白僵蚕 2g，蝉蜕 1.5g，木蝴蝶 2g，石韦 2.5g，辛夷 2.5g，车前子 2g（包），苍耳子 2g，露蜂房 3.5g，甘草 1g。7 剂，水煎服，日 1 剂。

二诊（2009 年 9 月 19 日）：鼻塞、流涕均明显好转，咽痛、咳嗽消失，仍鼻干，偶有鼻痒，大便正常。舌质略红，舌苔薄白，脉数。一诊方加沙参 2g，五味子 2g，琥珀 3.5g，石决明 3.5g（先煎）。7 剂，水煎服，日 1 剂。

按：患者临床表现以鼻塞、流涕为主，伴咽痛、咳

嗽等，朱老认为可以按照临床辨治慢性鼻炎的方药进行治疗，究其病因病机仍属肺阴不足，邪毒滞留，鼻窍失于濡养，致使鼻窍不利，发为鼻窒，治以滋阴养液、清热解毒为主，以自拟鼻炎方加减，酌加滋阴益气之药，以滋养鼻窍，加平肝潜阳之药，防肝木侮土。

2. 解表开窍、化痰利肺、清热解毒治疗慢性鼻炎

张某，男，14 岁，2009 年 1 月 22 日就诊。

主诉： 反复鼻塞，涕多，色黄，加重半月。

初诊： 患者慢性鼻炎病史一年余，经常鼻塞，鼻涕多色黄，劳累受凉后加重。经人介绍，遂来朱老处就诊。刻下症：鼻塞不通，涕多色黄，甚时夜间影响睡眠，嗅觉差，无明显头痛，未述其他不适。舌质边尖红，舌苔薄黄腻，脉细滑。西医诊断：慢性鼻炎；中医诊断：鼻鼽、鼻渊。证候：风寒犯肺，邪郁化热，肺脾气虚。治法：解表开窍，化痰利肺，清热解毒，拟桂枝加葛根汤加减，处方：葛根 5g，桂枝 3g，赤芍 3g，辛夷 5g，苍耳子 4g，细辛 3g，白芷 4g，露蜂房 7g，生薏苡仁 4g，皂角 3g，冬瓜仁 5g，鱼腥草 7g，黄芩 7g，甘草 2g。14 剂，水煎服，日 1 剂。

二诊（2009 年 2 月 26 日）： 患者诉病情明显缓解，但鼻子仍有不通，鼻涕减少，色白。舌质边尖红，舌苔白，脉略滑。守初诊方，14 剂，水煎服，日 1 剂。

三诊（2009 年 4 月 9 日）： 患者间断服药近一月，仍轻微鼻塞，鼻涕仍有，嗅觉转好，咽干，无痰。继续服二诊方巩固疗效。14 剂，水煎服，日 1 剂。

按：此案例患者病情反复，虽冬令发病感寒加重，但患者青少年男性，易于化热，故见鼻塞反复，涕多色黄。朱老认为其病标在鼻而本在肺，故治病必求本，以善除上焦风寒表邪的葛根桂枝汤加减解表开窍、清热化痰利肺为主，但针对涕黄量多之症，另辟蹊径，加用解毒杀虫之露蜂房、薏苡仁，且薏苡仁配冬瓜仁又可清热利湿排脓，与性润的皂角涤痰开窍相合，诸药同用，表里并治，获得良效。

（三）慢性鼻窦炎

1. 解表开窍、化痰利肺、清热解毒治疗鼻窦炎

刘某某，女，13 岁，2010 年 3 月 5 日初诊。

主诉：反复鼻塞，涕多，头痛，加重 3 日。

初诊：患者鼻窦炎病史一年余，经常鼻塞，鼻涕多，头痛，感冒后加重。遂来朱老处就诊。曾腺样体切除，扁桃体切除。刻下症：鼻塞不通，涕多色黄，头痛，眼眶疼，嗜睡。舌质红苔薄黄，脉滑。查双上额窦压痛（＋），双上颌窦压痛（＋）。西医诊断：慢性鼻窦炎急性发作；中医诊断：鼻渊。证候：风寒犯肺，邪郁化热，肺脾气虚。治法：解表开窍，化痰利肺，清热解毒。拟桂枝加葛根汤加减，处方：葛根5g，桂枝 3g，赤芍 3g，辛夷 5g，苍耳子 4g，细辛 3g，白芷 4g，露蜂房 7g，生薏苡仁 4g，皂角 3g，冬瓜仁5g，鱼腥草 7g，黄芩 7g，甘草 2g。7 剂，水煎服，日1 剂。

二诊（2010年3月16日）：患者服药后，流黄绿色鼻涕，仍头痛，咳嗽，咽痛。舌质红苔黄，脉滑。一诊方加量：葛根7g，桂枝5g，赤芍5g，辛夷7g，苍耳子6g，细辛4g，白芷6g，露蜂房10g，生薏苡仁6g，皂角5g，冬瓜仁7g，鱼腥草10g，黄芩10g，山豆根10g，马勃10g，诃子6g，千层纸6g，甘草3g。7剂，水煎服，日1剂。

三诊（2010年4月2日）：患者服药半月，鼻通气，鼻涕白，自述服药期间排出大量黄绿色脓团，前额痛减轻。双上额窦压痛（＋），左上颌窦压痛（＋）。舌质红苔黄，脉滑。二诊方减鱼腥草、黄芩，加桔梗3g。7剂，水煎服，日1剂。

按：慢性鼻窦炎，中医称"鼻渊"，近几年发病率明显升高，患者头痛剧烈，影响工作学习，西医无特效药物，在其急性发作期多采用穿刺抽脓方法治疗，见效快，但副作用大、易反复，临床求服中医药的患者越来越多。

此案例患者病情反复，感寒加重，易于化热，故见鼻塞，涕多色黄。朱老认为其病标在鼻而本在肺，故治病必求本，以善除上焦风寒表邪的葛根桂枝汤加减解表开窍、清热化痰利肺为主，加用解毒杀虫之露蜂房、薏苡仁，且配冬瓜仁又可清热利湿排脓，又与性温的皂角涤痰开窍相合，诸药同用，表里并治，获得良效。

第七章 咽 炎

一、概 述

咽炎，中医称之为"喉痹"。是指因外邪侵袭，壅遏肺系，邪滞于咽，或脏腑虚损，咽喉失养，或虚火上灼所致以咽部红肿疼痛，或干燥、异物感、咽痒不适等为主要临床表现的咽部疾病。或可伴有发热、头痛、咳嗽等症状。西医学的急、慢性咽炎及某些全身性疾病在咽部的表现可参考，进行辨证施治。喉痹一词，最早见于帛书《五十二病方》，之后《内经》认为喉痹的病因病机为阴阳气血郁结，瘀滞痹阻。《素问·阴阳别论》曰："一阴一阳结，谓之喉痹。"

本病一年四季皆可发病，各年龄均可发生，急性发作者多为实证。若病久不愈，反复发作者多为正气耗伤之虚证。慢性咽炎在临床上是一种常见病、多发病，用常规的药物治疗，比较顽固，且反复发作，遇感冒加重。多见于成年人，儿童也可出现。全身症状均不明显，以局部症状为主。属于中医"虚火喉痹"。各型慢性咽炎症状大致相似，如咽部不适感、异物感、咽部分泌物不易咳出、咽部痒感、烧灼感、干燥感或刺激感，还可有微痛感。由于咽后壁通常因咽部慢性炎症造成较黏稠分泌物黏附，以及由于鼻、鼻窦、鼻咽部病变造成夜间张口呼吸，常在晨起时出现刺激性咳嗽及恶心。由于咽部异物感可表现为频繁吞咽，咽部分泌物少且不易咳出者常表现为习惯性的干咳及清嗓子咯痰动作。若用力咳嗽或清嗓子可引起咽部黏膜出血，还可见分泌物中带血。

二、朱老对咽炎的认识

朱老认为慢性咽炎属中医"燥咳"范畴，秋天易发，临床多表现为刺激性干咳，伴咽干，咽痒，或声音嘶哑，或咽中有痰不易咳出，常因感冒诱发而加重，症状虽轻，却不易治。本病西医不易治愈，中医对本病的治疗有较好的疗效。朱老多年从事临床，对慢性咽炎的治疗有独特的认识。

（一）治疗注重滋阴固本

关于本病的内因，朱老认为肺为清虚之脏，不耐邪袭，加之北方多燥，必耗肺阴。咽为肺之门户，肺为金脏，喜润恶燥，顺应肺之本性，故治肺多用润法。朱师多采用养阴润燥、利咽止咳之法，方用增液汤合桔梗汤（又名甘桔汤）加味。主方药物：生地、元参、麦冬、诃子、桔梗、甘草、山豆根、马勃、木蝴蝶、僵蚕、蝉蜕、石韦、车前草。

生地、玄参、麦冬此组药物为增液汤组成，出自《温病条辨》，原方用于津亏便秘证，旨在增水行舟。

其中生地、麦冬可入肺经，养阴生津润肺，而玄参咸寒，还可解毒利咽。朱老古方新用，以其养阴生津针对咽炎基本病机关键，兼取其利咽之功，是用以治疗慢性咽炎最基本组方。朱老亦认为燥湿是一对阴阳，可互相转化，在此痰邪多为肺燥所化，故润肺为根本。

1. 兼顾清热利咽，予邪以出路

风热、风燥等外邪最易侵犯咽喉而引起咽喉部的疾患，而其直接与外界相通的生理特点使之更易反复受外邪的侵袭。鼻部疾患不愈，烟酒过度，嗜食辛辣肥甘，均可日久蕴毒，客于咽喉，引起咽喉部的慢性疾患。不明寒热，杂药乱投；迁延不治，外邪入里；或因抗生素的大量应用而导致邪气郁闭、肺气失宣更是慢性咽炎缠绵难愈的重要原因。

（1）桔梗汤加诃子

桔梗汤出自《伤寒论·少阴篇》第311条，原文云："少阴病，二三日，咽痛者，可与甘草汤。不差，与桔梗汤。"为治疗少阴客热咽痛证的一个方剂，由桔梗、甘草组成。仲景用一味生甘草来清解少阴阴经中的毒热，如果用生甘草咽痛没有缓解的话，再加桔梗来开喉痹，止咽痛。方中桔梗功善利咽止咳，宣肺化痰；甘草生用能清热解毒。《本草求真》曰："桔梗开宣肺气之药，可为诸药舟楫"，其又有利咽之功。甘草泻火解毒，诸药合用，共奏清肺祛痰、利咽开音之功。现代药理研究表明，桔梗有改善毛细血管通透性、减轻炎症反应、促进炎症病变消退之效力。生甘草除具有较肯定的抗病毒的作用外，还可增加气道黏膜分泌，防止血管内疤痕的形成。

后人治疗咽喉病多在此方的基础上进行加味变化应用，因此该方为治疗咽喉及其他一些疾病的基础方剂。《宣明论方》中治疗失音不能语者，加诃子名清音汤。《本草思辨录》："若诃子清音汤治中风不语，是但用其泄矣；协以甘桔，则不至过泄而音可开。"可见诃子在此有泄肺导气、下气、利咽之用。朱老正是用此方之意，以清热利咽开音。

（2）山豆根、马勃、木蝴蝶、僵蚕、蝉蜕

山豆根、马勃、木蝴蝶三者均可以清肺热，解热毒，利咽喉，为治疗咽喉肿痛的要药。同时，马勃味辛质轻，入肺经，还可以宣散肺经风热；蝉蜕甘寒清热，疏散肺经风热以宣肺利咽，开音疗哑；僵蚕祛风定惊，化痰散结。僵蚕和蝉蜕为治疗声嘶暗哑之要药。现代药理研究认为，僵蚕可解热抗惊厥，蝉蜕能镇静、解热，因此可用于慢性咽炎。由于感受风邪，风邪上受而出现咽干、喉痒、频频作咳。僵蚕、蝉蜕不仅入肝经，而且入肺经，因此可以解除肺系所属气管、支气管之痉挛，达到镇咳的目的。两药不仅能疏散外感之邪，还可解痉止咳，加上其体轻浮，又善于开宣肺气。因其既可熄风平肝制木，又能杜绝木火刑金之弊。

（3）石韦、车前子

朱老认为病邪之出路大致有三：汗、吐、下，而下法中以小便这一出路较好，患者痛苦小，且较安全。石韦、车前子均甘、微寒，都可以利尿通淋。痰为水湿停滞之邪，有凝重下沉之性，顺其性利小便以祛痰邪，使邪有出路，为朱老用药常选之法。同时石韦、车前子二者均入肺经，可以清肺止咳，而石韦还可以祛痰。可以看出朱师遣药组方均是经过仔细斟酌的，不仅考虑到其功效，还考虑其性味归经。有时朱师会用车前草代替车前子，取其兼有清热解毒之功。

2. 灵活用方，随症加减

若伴喑哑、咳嗽咯痰，加入生脉散，因南沙参、麦冬、五味子能加强润肺止咳之功。若咽痛加射干、锦灯笼，以加强清热解毒利咽之效；黄痰加鱼腥草、黄芩，以清泻肺热。研究认为，射干和鱼腥草有抗金黄色葡萄球菌的作用。感冒加大青叶、板蓝根，清热解毒，有抗病毒作用；若呛咳，连咳，至恶心、呕吐，为肺阴不足、肝气侮肺所致，可加珍珠母、石决明以平肝、熄风、镇咳。中医有木火刑金之说，而朱老认为，木气亦可刑金，肝气横逆可犯肺犯胃，现呛咳欲呕，且珍珠母、石决明又有镇咳之效，用于咳甚不止。扁桃体肿大或声带小结加莪术、山慈姑、生薏苡仁以破血化瘀，软坚散结，消肿排脓。朱老认为，凡肿物结节之类，多由瘀血结聚而成，故用破血化瘀散结之法，而扁桃体肿大又属疮痈肿毒之剂，加用消肿排脓之药。如有异物感，此为中医所说"梅核气"，加用半夏、川朴、苏梗，取半夏厚朴汤之意；若为慢性喉炎，日久导致黏膜肥厚增生，可适当加入活血化瘀之莪术、三棱等；若伴有声音嘶哑，声带结节者，需佐以健脾益气、化瘀软坚之品。

3. 中西汇通

朱老不仅精研中医经典，而且对现代医学理论及中医药的现代研究悉心钻研，且能够将两者有机结合，取长补短。朱老在以经方为主的基础上，将许多现代研究成果，应用于临床实践，进行有益探索，使患者获得最佳疗效。例如现代药理研究表明，桔梗、甘草能够减轻炎症反应，抗病毒；僵蚕可解热抗惊厥；蝉蜕能镇静、解热。可见，朱老"古法蕴新意，新方源旧宗"的思想，值得我们新一辈借鉴学习。

综观朱老治疗咽炎以润肺为本，兼以清热化痰，解毒利咽祛邪，标本兼顾，扶正与祛邪并施，且参以现代研究选药，以期获得临床最佳疗效。

三、验案举隅

1. 清热养阴、宣肺利咽、生津润燥治疗咽炎

安某，男，14岁，2009年10月24日初诊。

主诉： 咽干痛、伴口唇干裂3天。

初诊： 患者平素体健，近3日无明显诱因，出现咽干、咽痛、口唇干裂、痰少难咳等症状，今日加重，遂来就诊。刻下症：咽干、咽痛，口干舌燥，轻微咳嗽，痰少难咳，小便偏赤，睡眠佳，余不适未述。舌质红，舌苔少津，脉浮数。西医诊断：咽炎；中医诊断：燥证。证候：风燥伤肺，郁热伤络，肺失润降。治法：清热养阴，宣肺利咽，生津润燥。拟增液汤加

减，处方：生地 4g，玄参 4g，麦冬 4g，沙参 4g，五味子 4g，桔梗 3g，山豆根 7g，马勃 7g，诃子 4g，僵蚕 4g，蝉蜕 3g，木蝴蝶 4g，石韦 5g，车前子 4g（包），珍珠母 7g（先煎），石决明 7g（先煎），辛夷 5g，苍耳子 4g，露蜂房 7g，鱼腥草 7g，黄芩 3g，甘草 2g。7 剂，水煎服，日 1 剂。

二诊（2009 年 10 月 31 日）：患者述服药后咽痛好转，痰量减少，近 3 日偶有咽痒干咳，口唇仍干裂，稍有鼻塞，二便已正常。原方去鱼腥草、黄芩。7 剂，水煎服，日 1 剂。

三诊（2009 年 11 月 7 日）：从 11 月 5 日起，咽痛、流涕等症状已明显消失，昨日服完 7 剂之后今晨起稍有咽痛，小便已转为正常，饮食尚可，睡眠佳。同二诊方，7 剂，水煎服，日 1 剂。

按：本案为典型的燥邪犯肺证，内蒙古地处西北，气候干燥，特别是春秋燥邪当盛之际，口、鼻、咽喉之患成为临床常见病。朱老根据多年临床经验，以治疗阳明热病、津亏便秘的增液汤为基础方，加入清热利咽及宣肺通窍之品，共奏清热养阴、宣肺利咽、生津润燥之效，同时加入石韦、车前子，旨在使外邪气有所出路。三诊时见邪气衰其大半，故仍续服原方，体现了朱老一贯强调的效不更方之原则。

2. 滋阴生津、润肺利咽、补中益气、温肾治疗咳嗽、遗尿

陈某，女，48 岁，2009 年 10 月 21 日初诊。

主诉：间断性咳嗽20余年，伴尿频、尿失禁10年，加重2年。

初诊：患者自21年前正常顺产一子后即出现间断性咳嗽，症状较轻，未曾治疗。十几年前相继出现尿频、尿急、尿失禁等症状，每于冬天加重，曾多次医院就诊，排除妇科及泌尿系感染等疾病，均未明确诊断，故未做系统治疗。近两年因工作繁忙及更年期将至，上述症状逐渐加重，甚至有时影响工作、生活及心情，为预防今年入冬病情继续，故前来就诊。刻下症：咳嗽，多为干咳，或有痰难咳，咽干、咽痒，无鼻塞、流涕等症状，神疲纳差，不思饮食，憋尿时间稍长即小腹胀急，夜尿2~3次/晚，肛门经常有下坠感，大便正常，睡眠一般。舌质齿痕，舌苔白腻，脉沉缓。西医诊断：咽炎、尿失禁；中医诊断：咳嗽、遗尿。证候：肺阴亏虚，肾阳不足，气机下陷。治法：滋阴生津，润肺利咽，补中益气，温肾。拟增液汤加减，处方：生地4g，玄参4g，麦冬4g，沙参4g，五味子4g，桔梗3g，山豆根7g，马勃7g，诃子4g，僵蚕4g，蝉蜕3g，木蝴蝶4g，石韦5g，车前子4g（包），珍珠母7g（先煎），石决明7g，辛夷5g，苍耳子4g，露蜂房7g，甘草2g。7剂，水煎服，日1剂。兼服胃肠Ⅱ号方。

二诊（2009年11月5日）：患者此诊紧握朱老双手，高兴至极。自述服药3剂后咳嗽症状即明显减轻，服药6剂后咳嗽症状已彻底消失，且肛门下坠感亦明显减轻，咽干、咽痒的症状亦有所减轻，唯独小便难以自制,夜尿仍为 2~3 次/晚,大便正常,睡眠尚可。舌质齿痕,舌苔白腻,脉沉缓。一诊方加鱼腥草 7g,黄芩 7g。7 剂,水煎服,日 1 剂。

三诊(2009 年 12 月 2 日):服完二诊方后自觉除小便难以自禁外,余症均已消失,故未按时再诊。从 11 月 29 日起稍有咳嗽,低头时间长后偶有后枕部疼痛,纳可,大便调,睡眠一般。咽咳 I 号、颈椎 III 号各 120g,30 粒/次,每日 3 次,口服。

按:患者咳嗽多年,但朱老根据疾病起因、其职业以及临床症状辨证认为,病为肺、脾、肾三脏同病,三脏同治,但当辨病之缓急,要有所侧重,故一诊中以汤剂滋阴利咽,润肺止咳,以丸剂补益脾胃,调理中焦,恢复脾气健运功能,培土生金。二诊效不更方,三诊中病即止,同时把握对"症"治疗,灵活应用,是为佳案。

3. 清热化痰、解毒利咽、养阴润燥治疗咽炎

李某某,女,5 岁,2010 年 3 月 26 日初诊。

主诉:反复咳嗽加重 1 周。

初诊:家长述,患儿平素容易外感,现感冒,咳嗽,无体温升高,加重 1 周。患者家长担心抗生素治疗副作用大,愿服中药治疗,遂来朱老处就诊。刻下症:咳嗽,睡中呼吸音粗而有声,有痰咯不出,鼻塞,流涕,色白,质黏稠,爱出汗。咽红,舌质红,苔薄黄,脉细。西医诊断:咽炎;中医诊断:咳嗽。证候:风燥伤肺,郁热伤络,肺失润降。治法:清热化痰,

解毒利咽，养阴润燥。拟增液汤加减，处方：生地2g，元参2g，麦冬2g，桔梗1.5g，山豆根3.5g，马勃3.5g，诃子2g，僵蚕2g，蝉蜕1.5g，千层纸2g，石韦2.5g，车前子2g（包），辛夷2.5g，苍耳子2g，露蜂房3.5g，甘草1g。7剂，水煎服，日1剂。

二诊（2010年4月2日）：患者服药后，病情明显缓解，咳嗽、出汗均好转，夜间鼻塞、鼻干、嗓子中声音不明显，咽略红。舌质红苔白，脉细。守一诊方。7剂，水煎服，日1剂。

按：咽炎症状虽轻，却不易根治，并常因风夹燥邪侵袭而诱发加重，致使病情反复。朱老师选用增液汤加减化裁，以润肺为本，兼以清热化痰，解毒利咽，宣肺通窍，标本兼顾，扶正与祛邪并施，有药有方，有的放矢。僵蚕、蝉蜕可针对病因以祛除风邪，石韦、车前子均有清热化痰、利小便之效。痰为水湿停滞之邪，有凝重下沉之性，顺其性利小便以祛痰邪，使邪有出路，不致太过耗伤正气，为朱老用药常选之法。

4. 清热化痰、解毒利咽、养阴润燥治疗咽炎

吕某某，男，10岁，2010年1月25日初诊。

主诉：咳嗽2天。

初诊：患者咳嗽2天，曾患肾病综合征已治愈（具体不详），家长担心感冒诱发痼疾来朱师处就诊。腺样体切除术后，肾病综合征病史。青霉素、头孢过敏。刻下症：咳嗽，咯痰不出，咽部异物感，晨起胸憋，三天未行大便。咽红，舌质红苔薄黄，脉沉细。

西医诊断：咽炎；中医诊断：咳嗽。证候：风燥伤肺，郁热伤络，肺失润降。治法：清热化痰，解毒利咽，养阴润燥。拟增液汤加减，处方：生地4g，元参4g，麦冬4g，桔梗3g，山豆根7g，马勃7g，诃子4g，僵蚕4g，蝉蜕3g，千层纸4g，石韦5g，车前子4g（包），辛夷5g，苍耳子4g，露蜂房7g，甘草2g。7剂，水煎服，日1剂。

二诊（2010年2月1日）：患者服药后，病情明显缓解，咳嗽好转，仍咯痰不出。咽略红，舌质红苔白，脉沉细。守一诊方。7剂，水煎服，日1剂。

按：患者年幼，素有痼疾，正气不足，风寒外邪易袭，新感易引动宿疾发病，故应积极治疗。

朱老师选用增液汤加减化裁，以滋阴润肺为本，兼以清热化痰，解毒利咽，标本兼顾，扶正与祛邪并施，有药有方，有的放矢。僵蚕、蝉蜕可针对病因以祛除风邪，石韦、车前子均有清热化痰、利小便之效。痰为水湿停滞之邪，有凝重下沉之性，顺其性利小便以祛痰邪，使邪有出路，不致太过耗伤正气。肺受邪，鼻窍不通，所以无论有无鼻塞症状，宣肺通窍均有利于减轻咳嗽，也是朱老临床用药常选的变通之法。

5. 清热化痰，解毒利咽，养阴润燥治疗慢性咽炎

王某，女，46岁，2008年12月11日。

主诉：反复咳嗽，咽干，咽痒，加重一月余。

初诊：患者慢性咽炎病史6年，每遇冬季咳嗽，咽干咽痒。多经治疗，效果不佳，反复发作。经人介

绍，来朱老门诊就诊。现咽红，咳嗽，咳甚作呕，晨起加重，咽干发痒，咽部异物感，无痰，鼻塞，睡眠尚可，纳减。舌红，苔薄黄，脉浮数。西医诊断：慢性咽炎；中医诊断：咳嗽。证候：风燥伤肺，肺失润降。治法：清热化痰，解毒利咽，养阴润燥。自拟咽炎方加减，处方：生地 4g，玄参 4g，麦冬 4g，沙参 4g，五味子 4g，桔梗 3g，山豆根 7g，马勃 7g，诃子 4g，白僵蚕 4g，蝉蜕 3g，木蝴蝶 4g，石韦 5g，车前子 4g（包），珍珠母 7g（先煎），石决明 7g（先煎），辛夷 5g，苍耳子 4g，露蜂房 7g，甘草 2g。7 剂，水煎服，每日 1 剂。嘱忌辛辣刺激性食物。

二诊（2008 年 12 月 18 日）：服上药后咳嗽减轻，有痰，咽痒，鼻塞，纳食佳。舌红，苔白，脉浮。效不更方。

按：燥咳，秋冬易发，临床多表现为干咳少痰，伴咽干，咽痒，或声音嘶哑，或咽中有痰不易咳出，朱老认为在临床多因患者有慢性咽炎病史，刺激咽部引发咳嗽。症状虽轻，却不易治疗，并常因感冒而诱发加重，致使病情反复。本案患者咳嗽发于秋冬季节，外感风燥，燥邪灼津生痰，肺气失于润降，发为咳嗽。由于治疗不彻底，新感引发宿疾，而反复发作，迁延不愈，耗损津液，致肺阴受损。津液不足，虚火上炎，循经上蒸，消灼咽喉，而见咽干，咽痒，干咳少痰，咽异物感。

方用增液汤以养阴生津针对其基本病机关键，兼取利咽之功，朱老古方新用，为治疗慢性咽炎最基本组方。诃子、桔梗、甘草合用，共奏清肺祛痰、利咽开音之功。慢性咽炎常因风夹燥邪侵袭而诱发加重，僵蚕、蝉蜕可针对病因以祛除风邪，且据药理研究表明，此二味药有抗过敏作用。石韦、车前子此二味药均有清热化痰、利小便之效。痰为水湿停滞之邪，有凝重下沉之性，顺其性利小便以驱痰邪，使邪有出路，不致太过耗伤正气，为朱老用药常选之法。肺病在治疗上多应宣发以顺应其气，忌用沉降之品，以免恋邪，而在此用了珍珠母、石决明二药，朱老认为肺属金，此二药性亦属金，可入肺经，并在临床用药中体会到此二药有润肺的作用。纵观全方，以润肺为本，以清热化痰，解毒利咽，标本兼顾，扶正与祛邪并施，且参以药理研究选药，有药有方，有的放矢。

第八章　妇科疾病

一、概　述

妇科炎症是女性的常见病和多发病，属中医的"带下病""淋证""月经病""癥瘕""虚劳""阴痒""腹痛"等范畴。主要包括以下几种疾病：

（1）阴道炎：是由于病原微生物（包括淋病双球菌、霉菌、滴虫、念珠菌等微生物）感染而引起的阴道炎症，主要表现为白带增多、尿频、尿急、尿痛等症状。外阴有不同程度的瘙痒、灼热或疼痛感，急性期会伴有发热。属中医的带下病、淋证、阴痒的范畴。

（2）外阴炎：主要表现为外阴瘙痒，外阴红肿、灼热疼痛等症状。属中医的阴痒范畴。

（3）盆腔炎：指子宫、两侧输卵管与卵巢以及支撑这些器官附属组织的炎症。其症状常表现为神经衰弱症（如：精神不振、周身不适、失眠等），下腹部坠胀或疼痛，腰骶部疼痛，月经增多，卵巢功能性月经失调等。属中医的月经病、癥瘕、虚劳的范畴。

（4）尿道炎：分为急性尿道炎和慢性尿道炎两种。急性尿道炎排尿时尿路均有烧灼痛、尿频和尿急，尿液检查有脓细胞和红细胞。慢性尿道炎分泌物逐渐减少，或者仅于清晨第一次排尿时在尿道口附近可见有少量浆液性分泌物，排尿刺激症状已不像急性期显著，部分患者可无症状。尿沉渣中白细胞数 >5 个/高倍视野。属中医的淋证范畴。

（5）附件炎：是指输卵管和卵巢的炎症。在盆腔器官炎症中，以输卵管炎最常见，附件炎的症状亦分为急性与慢性两种。急性附件炎最常见的两大症状是发热与腹痛，发热可高达 38℃ 以上，并可伴有寒战；腹痛多表现为下腹部双侧剧痛，按压疼痛加剧，有时一侧下腹较另一侧痛感更重。慢性附件炎则无明显发热与腹痛，仅仅感觉到腰部酸胀或不适，或小腹坠胀和牵扯感，时轻时重，伴有白带增多、月经失调等症状。属中医的带下病、癥瘕、腹痛范畴。

（6）宫颈炎：多表现为呈黏稠的黏液，白带增多或脓性黏液。急性宫颈炎表现为白带增多，呈脓性，伴腰痛，下腹不适；慢性宫颈炎表现为白带多，呈浮白色，黏液状或白带中夹有血丝，或性交出血，伴外阴瘙痒，腰骶部疼痛，经期加重。体征：急性宫颈炎，妇科检查为宫颈充血，水肿，有触痛；慢性宫颈炎，妇科检查为宫颈不同程度的糜烂，肥大或有息肉。属中医的带下病范畴。

（7）子宫内膜炎：分为急性子宫内膜炎和慢性子宫内膜炎两种。发生子宫内膜炎之后，整个宫腔常常发生水肿、渗出，急性期还会导致全身症状，出现发热、寒战、白细胞增高、下腹痛、白带增多，有时为血性白带或有恶臭，有时子宫略大，子宫有触痛。慢性者表现也基本相同，也可有月经过多、下腹痛及腰骶胀感明显。属中医的带下病、月经病、癥瘕、腹痛范畴。

（8）白带异常：白带是妇女阴道的分泌物。在生理情况下，白带量不多，颜色透明如鸡蛋清，略有臭味。如其白带量明显增多，颜色、性状、味道发生变化，便属于病态。属中医的带下病范畴。

另外，多囊卵巢综合征是一种卵巢增大并含有很多充满液体的小囊，雄激素水平增高、不能排卵的内分泌疾病，以慢性无排卵、闭经或月经稀发、不孕、肥胖、多毛为临床特征的综合症候群，并且可能会出现不孕。该病多见青春期年女性，目前主要采用激素、手术治疗为主，为临床难治性疾病，属中医的癥瘕、月经病的范畴。

更年期综合征是由雌激素水平下降而引起的一系列症状。出现月经变化、面色潮红、心悸、失眠、乏力、抑郁、多虑、情绪不稳定、易激动、注意力难于集中等。属中医汗证、绝经前后诸症的范畴。

二、朱老对妇科炎症的认识

朱老认为，中医在治疗妇科炎症方面有其独特的优势，而西医运用抗炎、抗感染的对症治疗，疗效并不理想。他采用辨证施治、因人制宜的原则治疗妇科炎症，效果显著。

带下病是妇科常见病、多发病，俗有"十女九带"之说。带下有广义、狭义之分，广义带下泛指妇科疾病而言，这些疾病都发生在带脉之下，故称为带下。狭义带下是专指妇女阴道中流出的一种黏腻液体，其中又有生理、病理的不同。正常女子青春期开始，肾气充盛，脾气健运，任脉通调，带脉健固，阴道内即有少量白色透明无臭的黏性液体，特别是在经期前后，月经中期及妊娠期量增多，以润泽阴户，防御外邪，此为生理带下。若带下量明显增多或有色、质、气味异常，即为带下病。如《沈氏女科辑要》："如其太多，或五色稠杂及腥秽者，斯为病候。"朱老认为此病主要是由于湿邪伤及任带二脉，使任脉不固，带脉失约。肝、脾、肾功能失调是产生湿邪的原因。脾虚失运，水湿内生；肾阳虚衰，气化失常，水湿内停；肝郁乘脾，肝火夹脾湿下注。

　　癥瘕是指妇人下腹结块，伴有或胀、或痛、或满、或异常出血者。癥者有形可征，固定不移，痛有定处；瘕者假聚无形，聚散无常，推之可移，痛无定处。朱老认为癥瘕的发生，病机主要在于肝脾肾三脏功能失常，肝失条达，气机阻滞；脾虚失运，津液代谢失调，湿浊内生，为痰为饮；肾藏精，主生殖，妇人以血为本，气血之根在于肾，瘀血日久，则化精乏源，渐成肾虚血瘀。气滞、瘀血、痰饮、湿浊等有形之邪凝结不散，停聚下腹胞宫，日月相积，逐渐而成。

　　月经病是以月经的周期、经期、经量异常为主症，或伴随月经周期及经断前后期出现明显症状为特征的疾病。朱老认为月经病主要责之于劳逸失度，情志失调，气机不畅，导致肝、脾、肾功能的失调，病多属下焦肾阳不足，脾肾气化失司，湿浊内停，同气相求，寒湿之邪易侵袭冲任、胞宫，与气血相结，血行不畅，气血瘀滞，冲任失调，气滞、血瘀、痰湿胶结不解，病性虚实、寒热错杂兼见。

绝经前后诸症是妇女在绝经期前后，围绕月经紊乱或绝经出现明显不适的证候。这些证候往往三三两两，轻重不一，参差出现，持续时间或长或短，短者仅数月，长者迁延数年。朱老认为妇女绝经前后，冲任二脉虚衰，肾气渐衰，肾阴阳失调；肾藏元阴元阳，阴损及阳，或阳损及阴，致肾阴阳俱虚，诸症丛生。

综上所述，朱老认为妇科病主要是由于肝、脾、肾功能失调而影响到冲任带脉，出现一系列以气滞、湿浊、瘀血为标，脾肾阳虚为本的证候。遂以出自《金匮要略》中治肠痈腹痛之薏苡仁附子败酱散加减，取其善入下焦，寒热并用，并加用了温肾散寒、健脾除湿、疏肝理气活血之品，共奏健脾益肾、温经散寒、祛瘀止痛的目的，体现中医"异病同治"之意。方中薏苡仁健脾除湿；炙附子温补脾肾；败酱草清热利湿，祛瘀止痛；加仙灵脾、韭子、蛇床子温助肾阳散寒湿，且蛇床子兼具燥湿杀虫止痒之功；土茯苓、红藤、乌贼骨、椿根皮、鸡冠花加强利湿化浊之功，并可止带杀虫；小茴香、荔枝核、乌药行气止痛，温肾散寒。对于外阴瘙痒者，以上方加入藿香、黄精、地肤子解毒祛湿止痒；对于带下量多、清稀者，加入扁豆、山药、芡实以健脾益肾，化湿止带；对于月经不调者，加入香附、川楝子、青皮、桃仁、红花、泽兰、益母草理气行滞，活血利湿；对于月经量过多者，加入香附、川楝子、青皮、桃仁、红花、仙鹤草、旱莲草、藕节以行气活血，祛瘀止血。

另外，对于绝经前后诸症，取二仙汤加减治疗。方中仙茅、仙灵脾、巴戟天温补肾阳；黄柏、知母滋肾阴，泻肾火；当归养血补血；浮小麦、甘草、炒枣仁养心安神，和中缓急；白矾、莲子心清心除烦；郁金行气解郁。诸药配合可达阴阳双补、补血养心之效。

三、验案举隅

（一）月经病

1. 健脾益肾、温经散寒、行气活血、祛瘀止痛治疗痛经

郝某某，女，44 岁，2009 年 6 月 13 日初诊。

主诉： 经期小腹冷痛 18 年。

初诊： 患者诉生育后由于保养不当出现经期小腹冷痛，月经第二天腹痛明显，血块多，血色黯，腰骶痛，下肢发凉，生气后加重。多处治疗症状无缓解，遂来朱师处就诊。刻下症：经期小腹冷痛，月经第二天疼痛明显，血块多，血色黯，腰骶痛，下肢发凉，生气后加重。纳差，厌油腻，食后胃胀，反酸，心悸，多梦，大便稀。面三角区发青，舌淡苔薄白，脉沉。

理化检查B超示（2006年内蒙古中蒙医院）：子宫内膜增生，考虑炎症。中医诊断：痛经。证候：寒凝气滞血瘀，脾肾亏虚。治法：健脾益肾，温经散寒，行气活血，祛瘀止痛。拟薏苡仁附子败酱散加减，处方：生薏苡仁4g，炙附子3g，败酱草7g，土茯苓7g，红藤7g，仙灵脾5g，韭子5g，蛇床子5g，乌贼骨5g，椿根皮5g，鸡冠花5g，小茴香4g，荔枝核4g，乌药3g，香附7g，川楝子3g，青皮3g，桃仁5g，红花5g，泽兰5g，益母草5g。7剂，水煎服，日1剂。兼服胃肠Ⅱ号方。

二诊（2009年7月4日）：患者服药后，经期小腹冷痛减轻，月经第二天疼痛时间缩短。仍见血块多，血色黯，腰骶痛，下肢发凉，生气后加重，纳差，厌油腻，食后胃胀，大便稀。面三角区发青，舌淡苔白，脉沉。守一诊方。14剂，水煎服，日1剂。

三诊（2009年8月1日）：患者服药后，经期小腹冷痛减轻，月经第二天疼痛时间缩短至2小时，血块减少，血色变红。仍见腰骶痛，下肢发凉，生气后加重，纳差，厌油腻，食后胃胀，大便稀。面三角区发青，舌淡苔薄白，脉沉。守二诊方。7剂，水煎服，日1剂。

按：本案例病机为寒客冲任，血为寒凝，肝郁气滞，气滞血瘀，瘀滞冲任，气血运行不畅，经行之际，气血下注冲任，胞脉气血壅滞，不通则痛，病久损及脾肾。朱老方选治肠痈腹痛的薏苡仁附子败酱散，取其善入下焦，寒热并用，并加用了温肾散寒、健脾除湿、疏肝理气活血之品，共奏健脾益肾、温经散寒、祛瘀止痛之功，体现中医异病同治之意。

2. 温肾助阳、利湿化浊、理气活血、消癥散结治疗癥病、月经后期

王某某，女，21 岁，2009 年 6 月 24 日就诊。

主诉：腹中癥块，伴月经量少，或经期延后。

初诊：患者述 2008 年初无明显诱因出现月经紊乱，月经量明显减少，或者月经拖延不尽，有时腰痛，小腹疼痛，白带不多。2008 年 9 月在当地医院化验检查（具体不详）。诊断为"多囊卵巢"，给予黄体酮治疗效果不显，仍月经紊乱，愿服中药治疗。现症见：面部痤疮较多，油脂分泌多，现值月经期，经量少，时小腹疼痛，白带不多，情绪不宁，头晕、头闷，有时颈项痛，纳食一般，二便可。舌淡黯苔白腻，脉弦细滑。理化检查：2009 年 6 月 B 超示：双侧多囊卵巢，盆腔积液（$12 \times 18mm^2$），促黄体生成素 12.0↑，睾酮 2.98↑。西医诊断：多囊卵巢综合征；中医诊断：癥病、月经后期。证候：下焦阳虚，湿浊内停，气血瘀滞，寒热错杂。治法：温肾助阳，利湿化浊，理气活血，消癥散结。拟薏苡仁附子败酱散加减治疗，药用：生薏苡仁 4g，炙附子 3g，败酱草 7g，土茯苓 7g，红藤 7g，仙灵脾 5g，韭子 5g，蛇床子 5g，乌贼骨 5g，椿根皮 5g，鸡冠花 5g，小茴香 4g，荔枝核 4g，乌药 3g，香附 7g，川楝子 3g，青皮 3g，桃仁 5g，红花 5g，泽兰 5g，仙鹤草 7g，旱莲草 2g。7 剂，水煎服，日 1 剂。

二诊（2009 年 12 月 25 日）：患者加减服药 5 个月，现小腹痛已除，本次月经基本正常，前日因感冒服药后出现胃痛，咳嗽，稍有痰，纳食一般，二便调，精神较前好转，面部痤疮减少。舌淡黯苔白腻，脉弦细滑。一诊方减仙鹤草、旱莲草。7 剂，水煎服，日 1 剂。

三诊（2010 年 3 月 1 日）：患者述加减服药 4 个月，检查睾酮水平下降（具体不详），本月未用黄体酮，月经已按时来潮，但仍经量少，经间期白带量多，色灰白，阴痒，余不适未述。舌淡黯苔白腻，脉弦细略滑。二诊方加熟地 6g，当归 6g，黄精 5g，地肤子 5g，藿香 5g。7 剂，水煎服，日 1 剂。

按：多囊卵巢综合征是一种卵巢增大并含有很多充满液体的小囊，雄激素水平增高，不能排卵的内分泌疾病，以慢性无排卵、闭经或月经稀发、不孕、肥胖、多毛为临床特征的综合症候群，并且可能会出现不孕。多见青春期年女性，目前主要采用激素、手术治疗为主，为临床难治性疾病。

朱老认为患者为青年女性，发病主要由于素体禀赋不足，加上学习紧张，气机不畅，导致肝、脾、肾功能失调。证候以下焦阳虚，湿浊内停，气血瘀滞，冲任失调为主。由于气滞、血瘀、湿浊胶结不解，导致癥积之病，病性虚实、寒热错杂兼见。治疗立法温肾助阳、利湿化浊、理气活血、消癥散结，方以薏苡仁附子败酱散加减，仙灵脾、韭子、小茴香、蛇床子等助附子以温补下元；土茯苓、红藤、乌贼骨、椿根皮、鸡冠花加强利湿化浊之功，并可止带杀虫；荔枝核、乌药、香附、川楝子、青皮、桃仁、红花等理气活血；泽兰既活血又利水湿，因药证相合，故很快获效。病在下焦，湿性重浊黏腻，易于化热生毒，病情反复，虽病情改善明显，但究其病本仍属肾虚，故三诊加用熟地、当归加强补肾固本，黄精、地肤子、藿香解毒祛湿，针对性治疗湿毒之邪蕴结所致的带下、阴痒等兼症，巩固疗效。

3. 温经活血、祛寒除湿、调经止带治疗月经不调

李莎莎，女，29 岁，2009 年 11 月 21 日初诊。

主诉：月经 1 月未行，伴小腹疼痛 3 天。

初诊：患者无明显诱因，出现月经 1 月未行，且上次经期出现小腹疼痛坠胀，白带多，并伴有手脚冰凉，未采取任何治疗。现欲求中医药治疗，请朱老诊治。刻下症：腹痛，手脚冰凉，大小便正常，睡眠一般，面色白，神疲。舌质淡紫，舌苔白，脉沉迟涩。西医诊断：月经不调；中医诊断：月经后期。证候：血寒证。治法：温经活血，祛寒除湿，调经止带。拟妇炎净加减，处方：生薏苡仁 4g，炙附子 4g，败酱草 7g，土茯苓 7g，红藤 3g，淫羊藿 5g，韭子 5g，蛇床子 5g，乌贼骨 5g，鸡冠花 5g，椿根皮 5g，小茴香 4g，荔枝核 6g，乌药 6g，香附 5g，川楝子 7g，青皮 3g，桃仁 5g，红花 5g，泽兰 5g，益母草 5g，熟地 4g，当归 4g，吴茱萸 6g，荜茇 6g。7 剂，水煎服，日 1 剂。其他治疗：通脉方（朱老经验方）35g，2.5g/次，1 日

2 次。

二诊（2009 年 11 月 28 日）：患者服药 1 周，现述小腹疼痛有所减轻，白带减少，仍见腰部酸痛，手脚冰凉，下肢乏力。舌质淡，舌苔白，脉沉迟。同初诊方，7 剂，水煎服，日 1 剂。

三诊（2009 年 12 月 15 日）：服药后，月经已行，但持续 10 日未尽，手足冰凉好转。二诊方加仙鹤草 7g，旱莲草 7g。7 剂，水煎服，日 1 剂。

按：本案例病机为寒客冲任，血为寒凝，瘀滞冲任，气血运行不畅，经行延后，不通则痛；寒伤阳气，导致脾肾阳虚，不能温煦四肢，从而手脚冰凉。辨证以元阳不足、寒湿之邪侵袭为主，病程日久，则寒凝血瘀。在治疗上古方新用，引原治疗肠痈腹痛之薏苡仁附子败酱散加减化裁，温肾健脾，行气通经，化湿止带。

4. 温肾助阳、祛湿化浊、行气活血、寒热并用治疗月经延后、闭经

马某，女，32 岁，2009 年 8 月 20 日就诊。

主诉：月经紊乱 5 年，闭经 2 个月。

初诊：患者述近 2004 年春天始无明显诱因出现月经紊乱，月经延期，经常少腹发凉，月经色黑，有血块，经行偶有腹痛，并且体重逐渐加重，曾在本地医院进行各项妇科检查，诊断为"无排卵性闭经"，给予黄体酮治疗，效果不显。近 2 月月经未来，患者愿服中药治疗，经人介绍故来朱师处就诊。刻下症：月

经 2 月未来，少腹发凉，偶痛，形体肥胖，纳食可，二便调。舌质黯有瘀点，舌苔白，脉沉弦。西医诊断：月经延后、闭经；中医诊断：月经后期、闭经。证候：下焦阳虚，湿浊内停，气血瘀滞，寒热错杂。治法：温肾助阳，祛湿化浊，行气活血，寒热并用。拟薏苡仁附子败酱散加减，处方：生薏苡仁 4g，炙附子 3g，败酱草 7g，土茯苓 7g，红藤 7g，仙灵脾 5g，韭子 5g，蛇床子 5 g，乌贼骨 5g，椿根皮 5g，鸡冠花 5g，小茴香 4g，荔枝核 4g，乌药 3g，香附 7g，川楝子 3g，青皮 3g，桃仁 5g，红花 5g，泽兰 5g，仙鹤草 7g，旱莲草 2g，益母草 5g。14 剂，水煎服，日 1 剂。

二诊（2009 年 9 月 23 日）：服上方少腹发凉减轻，无明显不适，自述自行去医院打黄体酮，8 月 31 日来经，但查仍无排卵，余不适未述。初诊方加羌活 7g，皂角 4g。7 剂，水煎服，日 1 剂。

三诊（2009 年 10 月 22 日）：患者自述服药后，本月月经已来，但量少，无小腹痛，经行 10 天，余无明显不适。二诊方加巴戟天 5g，肉苁蓉 5g。7 剂，水煎服，日 1 剂。

按：患者中青年女性朱老认为，发病主要在于劳逸适度，情志失调，气机不畅，导致肝、脾、肾功能的失调，病属下焦肾阳不足，脾肾气化失司，湿浊内停，气血瘀滞，冲任失调为主，气滞、血瘀、痰湿胶结不解，病性虚实、寒热错杂兼见。治疗立法温肾助阳，祛湿化痰，理气活血，寒热并用，方以薏苡仁附子败酱散加减。仙灵脾、韭子、小茴香、蛇床子等助附子以温补下元；土茯苓、红藤、乌贼骨、椿根皮、鸡冠花加强利湿化浊之功，并可止带杀虫；荔枝核、乌药、香附、川楝子、青皮、桃红等理气活血；泽兰既活血又利水湿，因药证相合，故获效。但由于湿性重浊黏腻，痰瘀互结日久，膏脂堆积，易生肥胖，病情顽固，故可适量加祛痰升阳通窍之皂角、羌活以加强疗效。但究其病本仍属肾虚，故三诊加巴戟天、肉苁蓉以调补肾之阴阳，治病求本。

（二）带下病

1. 温补脾肾、燥湿止带兼以清热治疗带下

万某某，女，36岁，2008年12月10日初诊。

主诉：白带增多，伴腰困痛。

初诊：患者诉白带增多，腰困痛，妇科检查无异常，患者愿服中医药治疗，遂来朱师处。刻下症：白带增多，腰困痛。舌淡苔薄白，脉沉迟。中医诊断：带下。证候：脾肾阳虚，湿浊下注。治法：温补脾肾，燥湿止带，兼以清热。拟薏苡仁附子败酱散加减，处方：生苡仁5g，炙附子4g，败酱草7g，土茯苓7g，红藤7g，仙灵脾5g，韭子5g，蛇床子5g，乌贼骨5g，椿根皮5g，鸡冠花5g，小茴香4g，荔枝核4g，乌药3g，山药4g，扁豆4g，芡实4g，白蔹5g，五倍子5g。7剂，水煎服，日1剂。

二诊（2008年12月24日）：患者服药后腰痛减轻，白带仍多，色白。舌淡苔薄白，脉沉。守二诊方。

7剂，水煎服，日1剂。

三诊（2008年12月31日）：患者服药后腰困痛、白带多均已减轻。舌淡苔薄白，脉沉。守三诊方。7剂，水煎服，日1剂。

按：中医"带下"属育龄期女性常见病，西医多属附件炎、盆腔炎、阴道炎等，但临床也有部分患者，西医检查并无任何炎症，但仍带下量多，抗生素等治疗无效，患者愿求服中药治疗以获根除。

朱老认为该案例患者辨证当属脾肾阳虚，寒湿内阻，郁久化热，湿热下注，损伤冲任二脉，而发带下。治疗应补虚祛邪同用，方取治疗肠痈腹痛之薏苡仁附子败酱散为主加减，寒热并用，补泻兼施，多可很快获效。

（三）产后病

1. 活血祛瘀、安神补虚治疗产后抑郁症

张某某，女，29岁，2008年10月16日就诊。

主诉：新产后失眠、多梦1月余。

初诊：患者诉3月前于某医院足月产，于近1月前无明显诱因出现失眠、多梦，伴胸闷、气短、心悸、心慌，平素偶尔出现头晕，头痛，近期心慌、胸闷症状加重，遂来朱老处就诊。刻下症：心慌，胸闷，头晕，时腰痛，纳可，手足心热，二便调，寐差。舌质黯，舌苔白，脉沉。中医诊断：产后抑郁症。证候：精血亏虚，瘀阻胞宫。治法：活血祛瘀，安神补虚。拟

补中益气汤加减，处方：黄芪10g，党参7g，炒白术5g，龙眼肉4g，炒枣仁4g，五味子4g，生龙骨7g（先煎），生牡蛎7g（先煎），山栀5g，莲子3g，菖蒲4g，远志4g，制首乌6g，夜交藤7g，珍珠母7g（先煎），石决明7g（先煎），甘草2g。7剂，水煎服，日1剂。

二诊（2008年10月23日）：患者服药1周，诸症好转，睡眠改善，头晕减轻，手足心热，余无不适。初诊方去珍珠母、石决明，加阿胶4g（烊冲），香附4g，青皮4g，王不留行4g，路路通4g，紫河车胶囊4粒。7剂，水煎服，日1剂。

三诊（2008年10月30日）：患者服药1周，诸症好转，睡眠改善，头晕减轻，手足心热，余无不适。二诊方加珍珠母5g（先煎），石决明5g（先煎）。7剂，水煎服，日1剂。

按：重视产后多虚多瘀；辨病与辨证相结合；辨证准确，用药精当。

（四）绝经前后诸症

1. 补肾助阳、滋阴降火、固表止汗治疗更年期综合征

崔某，女，52岁，于2009年11月24日就诊。

主诉：晨起汗出伴心烦1年，加重3周。

初诊：患者1年前无明显诱因出现晨起汗出伴心烦，半小时后自行缓解，未予重视，3周前症状加重。当地医院各项检查无异常（具体不详），汗出，甚时

汗出如珠，心烦明显，伴潮热、颧红、口渴等症。刻下症：晨起汗出，潮热，颧红，口渴心烦，纳食一般，余无不适。舌质红少苔，脉细数。西医诊断：更年期综合征；中医诊断：汗证。证候：肾阳不足，阴虚火旺。治法：补肾助阳，滋阴降火，固表止汗。拟二仙汤加减，处方：仙茅 5g，仙灵脾 5g，当归 4g，黄柏 4g，知母 4g，五味子 4g，磁石 5g，浮小麦 7g，麻黄根 3g，煅龙骨 7g（先煎），煅牡蛎 7g（先煎），陈皮 5g。7 剂，水煎服，日 1 剂。

二诊（2009 年 12 月 1 日）：晨起汗出如珠、口渴等症减轻，仍偶有心烦，时有潮热、颧红。守初诊方，7 剂，水煎服，日 1 剂。

三诊（2009 年 12 月 22 日）：患者述前几日因行阑尾切除术后，晨起汗出如珠再次加重，五心烦热明显。舌质红，舌少苔，脉细数。考虑患者急性肠痈手术后，气血损伤，加重了阴虚，火旺更甚，故症状再次加重。二诊方加山栀 5g，连翘 3g，以清热泻火解毒。7 剂，水煎服，日 1 剂。

四诊（2009 年 12 月 30 日）：晨起汗出明显减轻，心烦好转，余症消失。舌质淡红，舌苔薄，脉弦细。服初诊方。30 剂，水煎服，日 1 剂。

按：本案是植物神经功能紊乱引起的汗出过多，属于中医"汗证""汗病"范畴。清·叶天士《临证指南医案·汗》谓："阳虚自汗，治宜补气以卫外；阴虚盗汗，治当补阴以营内"。临床实践表明，中医中药治疗汗证取得了较为满意的效果，显示了其广阔的发展前景。朱师采用中医药辨证治疗汗证积累了较多的经验，对患者烦劳过度，亡血失精，或邪热耗阴，以致阴精外泄所致的汗出如珠、心烦等症状多立以补肾滋阴降火、固表止汗之法，善以二仙汤加减治疗。方中仙茅、仙灵脾、当归、黄柏、知母温肾阳，补肾精，泻肾火；加五味子滋肾、生津、收汗；磁石养肾益精、镇静安心神；浮小麦、麻黄根、煅龙牡固表止汗；陈皮行气，寓"气以通为补"之意。共奏补肾滋阴泻火、固表止汗之功。经朱师治疗的患者，不仅症状减轻，而且能控制病变的发展，有的患者可获痊愈。

2. 调补阴阳，安神敛汗治疗更年期综合征

黄某某，女，48岁。2000年8月11日初诊。

主诉：烘热汗出半年加重2月，伴乏力。

初诊：患者近半年来月经紊乱，量多或少；乍寒乍热，汗出，烦躁易怒，难以入睡。因平日脾胃不好，对上述诸症未引起重视，遂未进行系统诊治。近两月来，上症加重，且乏力明显，易怒。故来朱师处诊治。查子宫大小正常，腹部柔软，无压痛。症见月经紊乱，量多或少，烘热汗出，乏力，烦躁易怒，失眠，健忘。舌淡，苔薄，脉沉细。西医诊断：更年期综合征；中医诊断：绝经前后诸症。证候：肾阴阳俱虚。治法：阴阳双补，安神止汗。拟方二仙汤加减，处方：仙茅5g，仙灵脾5g，巴戟天5g，当归4g，黄柏4g，知母4g，浮小麦20g，甘草10g，炒枣仁8g，郁金3g，白矾0.5g，山栀子5g，莲子心3g。7剂，水煎服，日

1 剂。

二诊（2000 年 6 月 2 日）：服药后，患者烦躁略有缓解，它症如旧，精神欠佳，腹胀便干。舌淡，苔薄，脉沉细。一诊方减浮小麦、甘草、山栀子，加熟地 6g，生龙骨 7g（先煎），生牡蛎 7g（先煎），石决明 7g（先煎），珍珠母 7g（先煎），火麻仁 4g。7 剂，水煎服，日 1 剂。

三诊（2000 年 6 月 9 日）：患者服药后，精神亢奋、躁扰不宁较上诊减轻，烘热汗出现象减少，睡眠改善，腹胀便干减轻。语声高亢。舌质淡，舌苔薄，脉沉细。二诊方加枸杞 4g，山栀 5g，7 剂，水煎服，日 1 剂。

按：绝经前后诸症又称经断前后诸症，西医学称围绝经期综合征或更年期综合征。妇女在绝经前后，肾气渐竭，冲任二脉虚衰，月经将断而至绝经，生殖能力降低而至消失，此本是妇女正常的生理衰退变化。但由于体质因素，肾虚天癸竭的过程加剧或加深，或工作和生活的不同境遇，以及来自外界的种种环境刺激等影响，难以较迅速地适应这一时期的过渡，使阴阳失去平衡，脏腑气血不相协调，因而围绕绝经前后出现的诸多征候。本例患者为肾阴阳俱虚证，症状较繁杂，但肾阴阳俱虚，冲任失调，月经紊乱，量多或少，烘热汗出，乏力，烦躁易怒，失眠，健忘为病之本，故仍以二仙汤加减以治病求本。取二仙汤阴阳双补。方中仙茅、仙灵脾、巴戟天温补肾阳；黄柏、知母滋肾坚阴；当归养血补血；浮小麦、甘草、炒枣仁养心安神，和中缓急；白矾、莲子心清心除烦；郁金行气解郁。二诊患者烦躁略有缓解，它症如旧，精神欠佳，腹胀便干，舌淡，苔薄，脉沉细。故在一诊方减浮小麦、甘草、山栀子，加熟地补血养阴，生龙牡滋阴潜阳敛汗，石决明、珍珠母平肝潜阳，火麻仁补虚润肠通便。三诊患者服药后，精神亢奋，躁扰不宁较上诊减轻，烘热汗出现象减少，睡眠改善，腹胀便干减轻。二诊方加枸杞滋补肝肾之阴，山栀子增强清心除烦之功。

　　本案患者临床表现较典型，朱师认为辨证时当谨守病机，治病求本，标本兼顾，以虚实为纲为辨证要点。

（五）妇女生殖道炎症

1. 温肾健脾、清热利湿、疏肝散结治疗盆腔积液合并宫颈糜烂

罗某某，女，25 岁，于 2008 年 12 月 9 日就诊。

主诉： 下腹部坠胀疼痛 3 月余，伴白带增多。

初诊： 患者于半年前出现月经延后，伴月经量少，下腹部疼痛，病情逐渐加重，在内蒙古中蒙医院 B 超及妇科检查提示："盆腔积液，宫颈糜烂"，门诊给予中药（具体药物不详）后，症状缓解。近日病情反复加重，求朱老诊治。刻下症：月经提前，量多，腰部冷痛坠胀，酸困不适，带下量多，色黄，伴乳房胀痛，小便清长。舌质黯红，舌苔薄黄，脉沉细数。理化检

查：2008 年 11 月 2 日内蒙古中蒙医院 B 超提示：盆腔积液，宫颈糜烂。西医诊断：盆腔积液、宫颈糜烂；中医诊断：带下过多。证候：下焦寒湿，邪郁化热，气血郁结。治法：温肾健脾，清热利湿，疏肝散结。拟薏苡仁附子败酱散加减，处方：生薏苡仁 4g，炙附子 4g，败酱草 7g，土茯苓 7g，鸡血藤 7g，淫羊藿 5g，韭子 5g，蛇床子 5g，乌贼骨 5g，椿根皮 5g，鸡冠花 5g，小茴香 6g，荔枝核 6g，乌药 5g，干姜 7g，炒白术 7g，茯苓 7g，香附 4g，川楝子 3g，青皮 3g，王不留行 5g，路路通 5g，甘草 4g。7 剂，水煎服，日 1 剂。

二诊（2008 年 12 月 16 日）：患者自诉白带量减少，色淡黄，仍有腰部冷痛坠胀，酸困不适，右侧乳房触及肿块，并伴有压痛，同初诊方。7 剂，水煎服，日 1 剂。

三诊（2008 年 12 月 23 日）：患者自诉白带量减少，色淡黄，仍有腰部冷痛坠胀，酸困不适，右侧乳房触及肿块，并伴有压痛。舌质黯红，舌苔薄黄，脉沉细。二诊方减香附、川楝子、青皮、王不留行、路路通，药量变更炙附子 6g。7 剂，水煎服，日 1 剂。

按：患者于半年前出现经期后期，伴月经量少，下腹疼痛，在内蒙古中蒙医院行盆腔 B 超、妇科检查确诊为："盆腔积液，宫颈糜烂"。辨证以元阳不足、寒湿内生为本。又病程日久，寒凝血瘀、肝气郁结，郁而化热为标，标本兼顾。治疗以古方新用，用治疗肠痈腹痛之薏苡仁附子败酱散加减化裁，清热利湿，温肾健脾，疏肝散结。

2. 健脾温肾、清热利湿、行气活血、化瘀止痛治疗妇人腹痛

王某某，女，39 岁，2010 年 3 月 18 日初诊。

主诉：腰困、小腹痛 1 月余。

初诊：患者于 1 月前劳累后出现腰困、小腹痛，于内蒙古医学院第一附属医院检查，尿常规：WBC（+－），脓细胞 2－3/HP。B 超示：肾结晶；盆腔炎，附件炎，左侧卵巢小囊肿，左侧输卵管肥大。患者 1995 年患肾炎治愈，防妇科炎症诱发肾炎复发来朱师处就诊。刻下症：腰困、小腹痛，左侧小腹部压痛明显，白带多，色黄，乏力，纳差，多梦，二便调。舌质淡苔白，脉沉。2010.3.18 内蒙古医学院附属医院检查：尿常规：WBC（+－），脓细胞：2－3/HP，尿酮体（±）。B 超示：肾结晶；盆腔炎，附件炎，左侧卵巢小囊肿，左侧输卵管肥大。西医诊断：盆腔炎、附件炎、左侧卵巢小囊肿；中医诊断：腹痛、带下。证候：脾肾亏虚，寒湿内生，郁久化热，气血郁滞。治法：健脾温肾，清热利湿，行气活血，化瘀止痛。拟薏苡仁附子败酱散加减，处方：生薏苡仁 4g，炙附子 3g，败酱草 7g，土茯苓 7g，红藤 7g，仙灵脾 5g，韭子 5g，蛇床子 5g，乌贼骨 5g，椿根皮 5g，鸡冠花 5g，小茴香 4g，荔枝核 4g，乌药 3g，香附 7g，川楝子 3g，青皮 3g，桃仁 5g，红花 5g，泽兰 5g，益母草 5g。7 剂，水煎服，日 1 剂。兼服腰痛 I 号方。

二诊（2010 年 3 月 26 日）：患者服药后左侧小腹压痛减轻，白带减少，腰困好转。舌质淡苔白，脉沉。

守一诊方。7剂，水煎服，日1剂。

三诊（2010年4月9日）：患者服药后小腹痛缓解，偶有下坠感，劳累后仍腰困，白带减少，近日耳鸣，便秘，脱发。舌质淡苔薄白，脉沉。二诊方减益母草，加熟地黄6g，当归6g。7剂，水煎服，日1剂。

按：患者曾患慢性肾炎，现又罹患盆腔炎、附件炎，究其病因病机当属素体脾肾亏虚，寒湿内生，湿浊郁久化热，湿热留恋下焦，冲任失养，带脉失约，胞脉瘀阻而致。

朱老运用《金匮要略》治肠痈腹痛之薏苡仁附子败酱散振奋肾阳、清利湿热为主，取其善入下焦，补泻兼施，寒热并用，加仙灵脾、韭子、蛇床子以温助肾阳散寒湿，土茯苓、红藤、乌贼骨、椿根皮、鸡冠花助薏苡仁、败酱草清热燥湿止带，小茴香、荔枝核、乌药重在温散下焦寒凝气滞，并加香附、川楝子、青皮、桃红、泽兰加强活血行气之功。三诊病去十之七八，加熟地黄、当归以养血通脉补虚，治病求本。朱老临床取该方广泛用于治疗妇科腹痛、带下，体现了中医"异病同治"的灵活辨证论治思想。

（六）妇科肿瘤

1. 温中散寒、清热利湿、活血化瘀、软坚散结治疗卵巢囊肿

王某某，女，22岁，2008年11月13日就诊。

主诉：经期腹痛甚半年，伴带下色黑，腰困痛。

初诊：患者经期腹痛甚，带下为黑色物质，腰困痛，妇科 B 超示：子宫内膜增厚，左卵巢囊性包块，性质待查，右卵巢不均包块。患者愿服中药治疗，经人介绍，遂来朱老处就诊。刻下症：经期腹痛甚，带下色黑，腰困痛，乏力倦怠。舌质黯淡略胖，苔薄黄稍干，脉沉细。妇科 B 超：子宫内膜增厚，左卵巢囊性包块，性质待查，右卵巢不均包块。西医诊断：卵巢囊肿？；中医诊断：痛经、癥瘕。证候：寒湿下注，郁久化热，瘀毒蕴结。拟薏苡仁附子败酱散加减，处方：生薏苡仁 5g，炙附子 4g，败酱草 7g，土茯苓 7g，红藤 7g，仙灵脾 5g，韭子 5g，蛇床子 5g，乌贼骨 5g，椿根皮 5g，鸡冠花 5g，桂枝 7g，赤芍 7g，丹皮 7g，三棱 5g，莪术 5g，山慈姑 5g，夏枯草 7g，海藻 5g，昆布 5g，生牡蛎 7g（先煎），吴茱萸 6g，荜茇 6g，小茴香 4g，荔枝核 4g，乌药 3g。7 剂，水煎服，日 1 剂。

二诊（2008 年 11 月 27 日）：患者服药后本次月经时仍觉下身痛，但有所减轻，带下色黑（现月经第五天），腰不困但憋，小腹凉，不下坠。舌质黯淡略胖，苔薄黄，脉沉细。一诊方减生牡蛎、吴茱萸、荜茇，加茯苓 7g。7 剂，水煎服，日 1 剂。

三诊（2008 年 12 月 25 日）：患者服药后自觉身痛好转，仍小腹凉，白带发黄。舌质淡苔薄黄白，脉沉细。妇科 B 超：左卵巢内见 18mm 小囊腔——生理性？，余无异常。二诊方减丹皮，加吴茱萸 6g，荜茇 6g。7 剂，水煎服，日 1 剂。

按：朱老认为，该患者病情是否属于确诊"卵巢囊肿"或"卵巢炎性包块"，中医均可按照"痛经""癥瘕"进行辨证论治。

朱老辨该病患病机为脾肾阳虚，寒湿下注，寒凝血瘀，郁而化热，瘀毒蕴结，气血阻滞不通，则为痛经，湿、瘀交结不解则为"癥瘕"。治疗应当攻补兼施，温阳健脾，清热解毒，利湿止带，同时加用活血化瘀、软坚散结之品，才能使气血温通，湿瘀化解则病愈，但癥瘕之病非一时能消，需坚持治疗方可获得全效。

第九章　发　热

一、概　述

发热是指人的体温超过正常高限的现象，俗称"发烧"。发热本身不是疾病，是多种疾病的一种共同表现。正常人体温一般为36~37℃，成年人清晨安静状态下的口腔体温在36.3~37.2℃，肛门内体温36.5~37.7℃，腋窝体温36~37℃。每个人的正常体温略有不同，而且受许多因素，如时间、季节、环境、女性月经期等的影响。现代医学认为引起发热的原因很多，最常见的是感染（包括各种细菌感染、病毒感染、支原体感染等），其次是结缔组织病（即胶原病）、恶性肿瘤等。

中医认为发热不仅包括病人体温升高，还包括体温正常而病人自觉全身或局部发热。它作为一个临床常见的症状或体征，可见于很多急慢性疾病过程中。发热原因，分为外感、内伤两类。外感发热是指感受六淫之邪或温热疫毒之气，导致营卫失和，脏腑阴阳失调，出现病理性体温升高，伴有恶寒、面赤、烦躁、脉数等主要临床表现的一类外感病证。内伤发热是指以内伤为病因，气血阴阳亏虚，脏腑功能失调为基本病机所导致的发热。一般起病较缓，病程较长，热势轻重不一，但以低热为多，或自觉发热而体温并不升高。一般来说，热度高低在一定程度上预示着疾病的进退和预后，并且是验证治疗效果的标准。

二、朱老对发热的认识

本篇着重介绍朱老对外感发热的认识。朱老临证多年从事临床，对外感发热的治疗有独特的认识，特别是小儿外感发热，只要辨证准确，用药得当，无不随手取效。现将朱老治疗外感发热经验及思路进行总结归纳，以飨读者。

（一）注重湿热病机，退热以劫后患

朱老认为治疗发热临床一定要准确辨证。朱老根据临床实际认为，属于中医外感发热的病人，在发病初期直接找中医看、服用中药的人并不多，患者大多是经西医各种抗生素治疗不效而来求治中医药的而应用的中药也主要局限在清热解毒药物的范围，具有病因不详、病程长、病变复杂的特点。日久外邪入里化热，与体内湿邪相合，易成湿热内蕴之证。体内湿邪成因许多，或是肺脾肾功能异常，平素津液代谢失常而内湿已存在；或是三焦气机不利，局部水液内停为湿。朱老更重视感冒后静脉滴入大量液体加重津液输布排泄负担所形成湿邪。

对于小儿发热，朱老认为小儿肺常不足，脏腑娇

嫩，藩篱不密，卫外不固，且寒暖不能自调，一旦调养失度，六淫之邪，首犯肺卫，风邪袭表，肺卫郁闭，开阖失司，宣通无能，正邪相搏，随之发热。一般情况下，家长退热心切，大多求助西医急速退热。而最终寻求中医治疗的患儿多是由于外感引发的儿童喉炎、扁桃体炎临床抗生素治疗不彻底，迁延而成为慢性扁桃体炎，造成患儿反复发热。多次抗生素治疗又很容易产生耐药性，往往疗效不理想，最终患儿家属愿意求服中药以期根治。朱老认为此类患儿多为素体内有积滞、郁热，小儿为纯阳之体，易于从阳化热，当外感表邪迁延入里，与体内之邪交结不解，加之外感后临床静脉滴入大量液体加重津液输布排泄负担形成湿邪，内外邪气相交，致湿热胶结，气机运行受阻，少阳枢机不利，形成反复发热，或持续低热，尤以午后、夜间发作或加重为多。临床治疗颇为棘手，表之不解，清之不退，而贵在和解清透，故立法以和解枢机、清热宣透为主，兼以利咽解毒。

朱老认为给邪以去路是治疗外感发热的根本，只有祛除了引起发热的外邪，才可能从根本上达到退热的目的。邪的最佳去路就是通过发汗和利尿，使外邪从汗和小便而走。故宣散和利尿仍然是治疗外感发热最有效的方法。

（二）善用蒿芩清胆汤，辨证论治灵活化裁

朱老治发热善以蒿芩清胆汤为主加减。蒿芩清胆汤出自《重订通俗伤寒论》，由青蒿、黄芩、竹茹、

半夏、碧玉散（青黛、滑石、甘草）、赤茯苓、枳壳、陈皮组成。原著言："足少阳胆与手少阳三焦合为一经，其气化一寄于胆中以化水谷，一发于三焦以行腠理。若受湿遏热郁，则三焦之气机不畅，胆中之相火乃炽。故以蒿、芩、竹茹为君，以清泻胆火；胆火炽，必犯胃而液郁为痰，故臣以枳壳、二陈和胃化痰；然必下焦之气机通畅，斯胆中之相火清和，故又佐以碧玉，引相火下泄；使以赤苓，俾湿热下出，均从膀胱而去。此为和解胆经之良方，凡胸痞作呕，寒热如疟者，投无不效"。方中青蒿虽为清退虚热之要药，但因其轻清芳香，既能直入于里清退里热，又能透散外邪、宣散外热，黄芩性味苦寒，善清胆热而燥湿，两药相合，既能清湿热，又可透邪外出；半夏、陈皮、茯苓、竹茹、枳实共同清热化痰；青黛、滑石、甘草取意六一散，清利湿热通淋，导邪热从小便而解，使邪有出路。

同时，朱老临证时更多根据患者病情灵活遣药，如表证较明显，加荆芥等辛散之品，甚至取麻黄汤之麻黄、杏仁开宣郁闭之肺气，开腠理，以求速退邪热；若咳嗽痰稠色黄则加鱼腥草、黄芩，以清肺泻热；如鼻塞较重则用苍耳子、辛夷祛风散热开窍，对症用药，并且现代药理研究苍耳子煎剂有镇咳作用，辛夷有收缩鼻黏膜血管的作用，减轻炎症，有利鼻腔通畅；如头痛目赤、眼痒、流泪等，属肝火上炎，肝气升发太过，引动肺气亦不能肃降而致气急上逆；而肺气不降又不能制约肝的升发，故朱老在临床见咳嗽阵作、面红目赤等症常用珍珠母、石决明以平肝肃肺，以防"木火刑金"，临床应用屡用屡验，效果甚佳。或用祛邪之石韦、车前子，取其清热通利小便，使里热之邪有出路，又不致伤正太过，因势利导之妙用。朱老认为祛邪之法，通利小便这一出路较好，患者痛苦小，且较安全。朱老还喜用露蜂房以祛风解毒、消肿止痛，实验证明露蜂房水煎液对急性和慢性炎症均能抑制。

（三）久病发热之后，滋阴生津兼顾余邪以绝其根

久病发热之后，高热虽退，阴液已伤，但尚有余热未尽，热势极易反复，此乃"炉火虽熄，灰中有火"，若不采取措施，发热极易反复发作甚至月余。特别是小儿，"稚阴稚阳"，而阴常不足，故"稚阴"极易灼伤，而更伤阴液，极易形成"高热—伤阴—高热"的恶性循环。故热病之后，朱老认为处方用药务必考虑固护肺阴，用滋阴生津之品，达滋水灭火目的，正如叶天士所言"救阴不在血，而在津与汗"，常选用生地、玄参、麦冬、沙参、五味子等，不仅可养阴以补邪热耗伤之阴，又可滋阴生水以制火。同时兼用解毒利咽以标本兼治，选桔梗、甘草、诃子、山豆根、马勃、木蝴蝶以清肺热，解热毒，利咽喉，以根除余邪。并据病情需要，选蝉蜕甘寒清热，疏散肺经风热以宣肺利咽，开音疗哑；僵蚕祛风定惊，化痰散结；二者为治疗声嘶暗哑之要药，现代药理研究认为，僵蚕可解热抗惊厥，蝉蜕能镇静、解热。

朱老认为中医中药治疗发热优势显著，具有广谱抗菌、抗病毒作用，快速起效、缩短病程，不易耐药，并且能够标本兼治，达到痊愈目的。

三、验案举隅

1. 和解枢机、清热宣透治疗发热、咳嗽

师某某，男，6 岁，2009 年 3 月 31 日就诊。

主诉：低热，体温 37.5～37.8℃，咽痛、咳嗽2 天。

初诊：患儿平素感冒、咳嗽曾多次求治朱老，每次均服 3～5 服汤药病情痊愈。现患儿母亲代述两天前患儿因受凉感冒后出现发热，体温 37.5～37.8℃，咽痛，咳嗽，患者愿服中药治疗。患儿现发热，体温在37.5～37.8℃之间波动，咽痛，咳嗽，纳呆食少，大便可，小便短赤。专科检查：咽部红肿，扁桃体Ⅱ度肿大。精神倦怠，咽部红肿。舌红苔白，脉细数。西医诊断：上呼吸道感染；中医诊断：发热、咳嗽。证属：外邪入里，少阳不利，痰热阻肺。治法：清热透邪，宣肺利气，利咽解毒。拟蒿芩清胆汤加减治疗，处方：青蒿 7g，黄芩 7g，陈皮 3g，半夏 4g，枳实 3g，竹茹 3g，茯苓 4g，青黛 7g（包），滑石 4g（包），桔梗 3g，山豆根 7g，马勃 7g，千层纸 4g，甘草 2g。水煎服，日 1 剂，4 剂。

二诊（2009 年 4 月 7 日）：患母代述，服药 2 剂，发热解，体温恢复正常，现时咽痒，咳嗽，咳痰少而不爽，口干、口渴，纳食一般，余不适未述。精神佳，咽部略红，偶有咳嗽，呼吸音尚清。舌红苔白，脉细滑。以增液汤加减治疗，处方：生地2g，元参2g，麦冬2g，沙参2g，五味子2g，桔梗1.5g，山豆根3.5g，马勃3.5g，诃子2g，白僵蚕2g，蝉蜕1.5g，石韦2.5g，千层纸2g，车前子2g（包），珍珠母3.5g（包），石决明3.5g，甘草1g。水煎服，日1剂，7剂。

按：慢性扁桃体炎是诱发儿童反复外感发热、咳嗽的常见原因之一，西医多主张手术摘除，或者急性炎症期给予抗生素治疗，但疗效多不理想，临床患者家属多愿求服中医药治疗。

朱老认为此类患儿大多素体内有湿热，外感风邪，多易迁延入里，与体内湿邪胶结不解，影响少阳枢机不利，形成反复低热，因此治疗多取蒿芩清胆汤和解枢机，清热宣透，临证大多病儿可快速获效，使体温恢复正常。而热后之咳嗽、咳痰不爽，多由热伤阴津，肺失清肃而致，故需要养阴清热，利咽解毒，甚则重镇止咳方能有效。

2. 清热解毒、利咽开窍治疗流行性感冒

王某，女，21岁，2009年10月31日就诊。

主诉：感冒3天，伴高热、咽干、咳嗽、流涕1天。

初诊：患者于3天前因受寒后出现鼻塞、流涕、喷嚏、畏寒等症状，曾自行在药店购买阿莫西林胶囊、速效伤风胶囊、感康等药物，按说明书剂量口服一天后上述症状明显缓解，但停服此药诸症发作且逐日加重，续服西药效果渐减，且伴有高热（夜间自测体温39.1℃）、全身酸困乏力等症。刻下症：发热（体温38.8℃），咳嗽，鼻塞，咳痰色黄。舌质红，舌苔薄黄，脉滑数。西医诊断：流行性感冒；中医诊断：时行感冒。证候：风寒外袭，入里化热。治法：清热解毒，利咽开窍。拟蒿芩清胆汤加减，处方：青蒿10g，黄芩10g，陈皮3g，半夏4g，枳实3g，竹茹3g，茯苓4g，青黛10g（包），滑石4g（包），苍术3g，大青叶10g，板蓝根10g，桔梗3g，诃子4g，山豆根7g，马勃7g，木蝴蝶4g，辛夷5g，苍耳子4g，露蜂房7g，鱼腥草7g，甘草2g，荆芥4g。3剂，水煎服，日1剂。

二诊（2009年10月31日）：患者服药之后自测体温已恢复正常，鼻塞、打喷嚏的症状消失。但近两日咳嗽加重，且伴有咽干，有痰难咳，偶有咽痛，晨起较甚，纳可，二便调，睡眠佳。舌质稍红，舌苔微黄，脉滑略数。拟生脉散合增液汤加减，处方：生地4g，玄参4g，麦冬4g，沙参4g，五味子5g，桔梗3g，山豆根7g，马勃7g，诃子4g，僵蚕4g，蝉蜕3g，木蝴蝶4g，石韦5g，车前子4g（包），珍珠母7g（先煎），石决明7g（先煎），辛夷5g，苍耳子4g，露蜂房7g，鱼腥草7g，黄芩7g，甘草2g。3剂，水煎服，日1剂。

按：患病者平素体健，此次因外感风寒之邪引发，初起以风寒犯肺、肺卫失宣之表证表现，隔日之后风寒之邪入里化热，热灼津伤，又以肺热津亏之里证多见，体现了外感风寒之邪由表及里的传变特点。在初诊时因其发病急，病情重，入里化热之后表里之症兼见，故诊断为时行感冒，病机之关键为入里化热，里热证较为明显，故在治疗上以清解少阳郁热之蒿芩清胆汤加减，以达清热解毒、利咽开窍之功。再诊时，虽邪已将去，但热病后期必然伤阴，阴伤气耗，故里热之邪仍然留恋，故处方时则应在固护肺阴之基础上合清热解毒利咽之品以达标本兼治之效。在用药方面，初诊时清热解毒、止咳化痰、通窍利咽之功齐现；而二诊时滋阴润肺、利咽止咳，标本兼治之效同出。另外，方中加入石韦、车前子、珍珠母、石决明实为画龙点睛之笔。朱老认为，加石韦、车前子目的有二：第一，取其清热化痰之功；第二，图其通利小便之效。因有形之痰多为水湿停滞之邪，有凝重下沉之性，顺其性而利小便以祛痰邪，使里热之邪有其出路，不致伤正太过，为本方因势利导妙用之所在；加珍珠母、石决明则亦为朱老多年临床经验之精华。朱老认为肝火上炎、肝阳上亢之证亦可引动肺气上逆，从而引发咳嗽加重甚至剧咳，此为"木火刑金"之说。故在清热解毒的基础上加入平肝潜阳之品以达平肝降肺止咳之功。

纵观两次诊疗经过可见，临床辨证治疗必须主次分明，标本兼顾，灵活应用，善于变通。

3. 清透少阳、分消痰湿治疗发热、悬饮

王某，男，49 岁，2010 年 1 月 19 日就诊。

主诉：反复发热 10 天。

初诊：患者诉 10 天前，因外感后出现发热，咳嗽、咳痰，胸痛，体温最高时可达 39℃，自服感冒药无缓解，于是住内蒙古医学院第一附属医院呼吸科进行诊治。经各项理化检查，血、痰培养，诊断为上呼吸道感染、胸膜炎，给予多种抗生素治疗，仍不能完全退热，体温在 37.2～38.5℃之间波动，于是自行出院。患者愿求服中药治疗。现症见：发热，昨晚体温 37.4℃，咳嗽、咳痰，痰多、色白，夜间加重，胸痛，口干，小便短赤，乏力，倦怠。舌红苔薄黄腻，脉滑数。西医诊断：上呼吸道感染、胸膜炎；中医诊断：发热、悬饮。证候：外邪入里，湿热交争，痰热阻肺，阴津耗伤。治法：清热化湿，宣肺利气，利咽解毒。拟蒿芩清胆汤合麻黄汤加减治疗。处方：青蒿 7g、黄芩 7g、青黛 7g（包）、生地 4g、玄参 4g、麦冬 4g、沙参 4g、五味子 4g、麻黄 3g、杏仁 3g、桔梗 3g、马勃 7g、诃子 4g、山豆根 7g、白僵蚕 4g、木蝴蝶 4g、石韦 5g、车前子 4g（包）、石决明 7g（先煎）、甘草 2g。7 剂，水煎服，日 1 剂。

二诊（2010 年 1 月 26 日）：患者服药后头晕已解，心慌、夜间身热减轻，颈项酸困好转，仍眼睑轻微浮肿，久行后足跟痛，纳食可，眠安。舌红苔黄薄腻，脉细滑数。以增液汤合麻黄汤加减治疗，处方：生地 4g、元参 4g、沙参 4g、麦冬 4g、桔梗 3g、山豆根 7g、五味子 4g、麻黄 3g、杏仁 3g、马勃 7g、木蝴蝶 4g、石韦 5g、车前子 4g（包）、鱼腥草 7g、黄芩 7g、甘遂末 0.3g（冲服）。7 剂，水煎服，日 1 剂。

三诊（2010 年 2 月 2 日）：患者述加减服药 14 剂，现咳嗽、咳痰已解，现用力吸气，憋气时，自觉胸壁发紧，有痒感，时口干口渴，余不适未述。舌红苔黄薄，脉细。二诊方加红花 5g。7 剂，水煎服，日 1 剂。

按：对于患者发热，体温升高反复不愈，朱老认为，其病机不应固守一般的六经辨证，可单纯考虑外感风寒或风热这邪在太阳，或阳明热盛，一味辛散解表或清泄里热。

该患者中年男性，形体壮盛，素体湿热，外感之邪由表入里，与体内湿邪胶结不解，必会影响少阳气机之升降出入，使湿、热、痰郁阻少阳，则见发热反复不愈，故治疗首先必须清透少阳，分消痰湿，取蒿芩清胆汤为主。由于肺气郁闭较重，麻黄汤宣肺利气，则发热速解，药证相合，故效如桴鼓。二诊，针对胸痛甚之痰热阻肺，饮停胸胁，减蒿、芩，加甘遂末以攻下逐水，同时加强养阴生津之功。三诊时病去十之八九，则要侧重清热利肺，养阴补虚，加用红花以活血行气，通经活络，以收全效。

4. 清胆利湿、解毒利咽、和胃化痰治疗发热

肖某某，女，3 岁，2009 年 10 月 28 日就诊。

主诉：低热半天，伴咽干、咳嗽。

初诊：患者于 11 天前无明显诱因出现干呕（饮食后加重）、低热（夜晚自测体温37.2～38.3℃之间），伴咽部红肿疼痛。次日就诊于内蒙古医院诊断为"扁

桃体炎"，予以阿糖胞苷、头孢地嗪钠注射液静脉滴注，氨溴索雾化吸入，口服小儿肺热颗粒、蒲地蓝口服液对症治疗，9天后症状明显好转而出院。但出院一天后体温又逐渐升高，最高时达38.5℃，自用各种退热药、抗生素等药物后效果不显，欲求朱老中医治疗。刻下症：低热（体温37.6℃），无汗，稍有咳嗽、喷嚏、咳痰色黄，晨起恶心干呕。舌质红，舌苔薄黄，脉细滑数。平素体虚，常易感冒，且每遇感冒后扁桃体必红肿。西医诊断：发热；中医诊断：伏暑。证候：湿热痰浊，郁阻少阳。治法：清胆利湿，解毒利咽，和胃化痰。拟蒿芩清胆汤加减，处方：青蒿3.5g，黄芩3.5g，陈皮1.5g，半夏2g，枳实1.5g，竹茹1.5g，茯苓2g，青黛3.5g（包），诃子2g，桔梗1.5g，山豆根3.5g，马勃3.5g，木蝴蝶2g，辛夷2.5g，苍耳子2g，露蜂房2.5g，鱼腥草3.5，甘草2g。3剂，水煎服，日1剂。

二诊（2009年11月1日）：患者服药2剂之后自测体温已恢复正常，最高时为37.0℃，夜间多见，且夜间喉间痰鸣音及晨起干呕的症状现已消失，唯偶有咳嗽、流涕，纳可，二便调，睡眠佳。舌尖红，脉细滑略数。一诊方减枳实、竹茹、鱼腥草，加苍术1.5g，大青叶3.5g，板蓝根3.5g，滑石2g（包）。3剂，水煎服，日1剂。

按：患病十余日经抗生素治疗获效之后邪祛未尽而复发。患者平素体虚，正气不足，加之复感外邪，众因合而发病，具有病程较长、迁延难愈的临床特点。

诊断为伏暑，病机关键湿热痰浊，内阻少阳，胆胃失和。治宜蒿芩清胆汤清宣透达，清胆利湿、和胃化痰同时结合解毒利咽之品对症加以治疗。其次考虑湿热留连，难以速去的特点，不可急除，用药勿过燥苦寒，重在恢复气机，故二诊时虽邪去大半亦应效，不更方续服3剂加以巩固治疗。

5. 清热透邪、宣肺利气、利咽解毒治疗发热、喑哑

周某某，男，4岁，2009年11月19日初诊。

主诉：反复发热，喑哑半月余。

初诊：患儿母亲述患儿半月前因外感出现发热（体温38～39℃），伴扁桃体发炎，喑哑，在内蒙古妇幼保健医院诊断为"急性喉炎"，给予抗生素静点治疗4天，病情缓解。一周前病情反复，再次给予抗生素静点3天，症状缓解。昨晚再次发热（体温38.5℃），喑哑，咳痰不爽，家长愿服中药治疗，遂来朱老门诊。刻下症：发热，体温38℃，喑哑，口唇干，呼吸音粗，咳痰不爽，纳呆食少，精神不振，小便短少。舌质红，舌苔白，脉细滑。西医诊断：急性喉炎、扁桃体肿大；中医诊断：发热、喑哑。证候：外邪入里，少阳不利，邪阻肺窍，毒瘀蕴结。治法：清热透邪，宣肺利气，利咽解毒。拟蒿芩清胆汤加减，处方：青蒿3.5g，黄芩3.5g，陈皮1.5g，半夏2g，枳实1.5g，竹茹1.5g，茯苓2g，青黛3.5g（包），诃子2g，桔梗1.5g 山豆根3.5g，马勃3.5g，千层纸2g，辛夷2.5g，苍耳子2g，露蜂房3.5g，甘草1g。4剂，

水煎服，日1剂。

二诊（2009年11月23日）：患儿服药1剂后体温开始下降，2天后体温正常，喑哑明显减轻，呼吸音基本正常，仍咽干，咳痰不清，纳食一般，两便调。舌质红，舌苔白，脉细滑。治以清热养阴、利咽解毒。拟增液汤加减治疗，处方：生地2g，元参2g，麦冬2g，沙参2g，五味子2g，桔梗1.5g，山豆根3.5g，马勃3.5g，诃子2g，白僵蚕2g，蝉蜕1.5g，辛夷2.5g，千层纸2g，苍耳子2g，露蜂房3.5g，甘草1g。7剂，水煎服，日1剂。

按：由外感引发的儿童喉炎、扁桃体炎临床西药抗生素治疗不彻底，很容易迁延成为患儿反复发热、体温升高的诱因之一，而且多次抗生素治疗又很容易产生耐药性，疗效不理想，临床患儿家属大多愿意求服中医药以期根治。

朱老从中医病因病机认为此类患儿，大多为素体内有湿热，外感风邪，又易迁延入里，与体内之湿邪胶结不解，影响少阳枢机不利，形成反复低热，故立法以和解枢机、清热宣透为主，兼以利咽解毒，方取蒿芩清胆汤为主加减，临证大多病儿可快速获效，体温恢复正常。但是由于病程较长，热病后期，邪热伤阴，肺失清肃而致之喑哑、咳痰不爽，则需要养阴清热、利咽解毒，或者润肺化痰止咳而才能获取全效。

6. 解表开窍、宣肺利气、利咽解毒治疗发热、咳嗽

贺某，男，12岁，2010年2月1日初诊。

主诉：感冒 2 周余，发热 3 天。

初诊：患儿平素感冒、咳嗽曾多次求治朱老，每次均服 3～5 副汤药病情痊愈。现患儿父亲代述两周前患儿因受凉感冒后出现发热，体温 37.8～38℃，咽痛，咳嗽，鼻流黄涕带血，发热 3 天，纳呆食少，大便可，小便短赤。舌红，苔白，脉浮数。西医诊断：上呼吸道感染；中医诊断：发热、咳嗽。证候：外邪入里，少阳不利，痰热阻肺。治法：解表开窍，宣肺利气，利咽解毒。方拟蒿芩清胆汤加减，处方：青蒿 7g，黄芩 7g，陈皮 7g，半夏 4g，枳实 3g，竹茹 3g，茯苓 4g，青黛 7g（包），桔梗 3g，山豆根 7g，马勃 7g，诃子 4g，千层纸 4g，辛夷 5g，苍耳子 4g，露蜂房 7g，鱼腥草 7g，甘草 2g。4 剂，水煎服，每日 1 剂。嘱避风寒，清淡饮食，忌服辛辣刺激性食物。

二诊（2010 年 2 月 5 日）：一诊药热退，体温恢复正常，咳嗽好转，有痰，晨起鼻流黄涕，大便 2～3 天一次，便干。舌红，苔白，脉浮数。此为服上方后，热已大除，故热退，咳嗽好转。但湿热未尽故仍有痰，涕黄，大便干。西医诊断：咽炎；中医诊断：咳嗽。证候：邪热内郁，肺失清肃。治法：解表开窍，化痰利肺，清热解毒。拟加味过敏煎加减，处方：葛根 5g，桂枝 3g，赤芍 3g，辛夷 5g，苍耳子 4g，细辛 3g，白芷 4g，露蜂房 7g，生薏苡仁 4g，皂角 3g，冬瓜仁 5g，桔梗 3g，山豆根 7g，马勃 7g，诃子 4g，千层纸 4g，鱼腥草 7g，黄芩 7g，甘草 2g。7 剂，水煎服，每日 1 剂。嘱忌服辛辣刺激性食物，忌闻油烟及刺激性气味，避寒凉。

按： 该案例患者素有慢性扁桃体炎病史，临床其常常是诱发儿童反复外感发热、咳嗽的常见原因之一。在急性炎症期给予抗生素治疗后，大多患儿在体温降至38℃或者以下时，发热反复迁延，疗效不理想。临床患儿家属愿求服中药治疗，以避免西药的副作用，并期待根除。

朱老认为此类患儿大多素体有湿热，外感风邪后，多易迁延入里，外邪与体内之湿邪胶结不解，影响少阳枢机不利，形成反复低热，因此治疗多取蒿芩清胆汤，和解枢机，清热宣透，临证大多病儿可快速获效，体温恢复正常。而热后之咳嗽、咳痰、鼻流黄涕多由热伤阴津、痰湿蕴肺、肺失清肃而致，故需要养阴清热，利咽解毒，甚则重镇止咳方能获得全效。

7. 清胆利湿、和胃化痰治疗发热

林某某，女，18岁，2005年11月11日初诊。

主诉： 低热2月余，伴咳嗽、呕恶。

初诊： 患者于2005年9月无明显诱因出现发热，服用感冒药及静点抗生素治疗后（具体用药不详）病情有所缓解，但发热症状始终未解，体温在37.5～38℃之间波动，各项理化检查均无明显异常。刻下症见：低热，体温37.8℃，汗出，咳嗽，咳痰，痰色白，晨起恶心干呕，口渴咽干，牙龈疼。舌红，苔薄黄腻，脉细滑数。西医诊断：上呼吸道感染；中医诊断：发热。证候：湿热痰浊，内阻少阳，胆胃失和。

治法：清胆利湿，和胃化痰，利咽解毒。拟蒿芩清胆汤加减，处方：青蒿7g，黄芩7g，黄连3g，陈皮7g，半夏4g，枳实3g，竹茹3g，茯苓4g，青黛7g（包），桔梗3g，山豆根7g，马勃7g，诃子4g，千层纸4g，辛夷5g，苍耳子4g，露蜂房7g，甘草2g。14剂，水煎服，每日用1剂。

二诊（2005年11月25日）：患者服药后，发热时间及程度均有所减轻，近一周体温最高为37.5℃，多见中午，夜间最高37℃，恶心干呕、牙疼已解，精神好转。仍咽干，咳嗽，吃油腻食物脘腹胀满不舒。舌边尖红，苔薄白，脉细滑。上方减茯苓、黄连、青黛，加苍术3g，大青叶7g，板蓝根7g，生地4g，元参4g，麦冬4g，诃子4g，僵蚕4g，蝉蜕3g。水煎服，日1剂，连服2周。

三诊（2005年12月16日）：患者述已无明显发热，偶尔中午体温37.4℃，近一周体温完全正常，时咽痛，咳嗽有痰。纳可，大便偏干。舌略红，苔白，脉细。处方：生地4g，元参4g，麦冬4g，桔梗3g，射干3g，山豆根7g，马勃7g（包），鱼腥草7g，黄芩7g，诃子4g，僵蚕4g，蝉蜕3g，千层纸4g，锦灯笼4g，车前子4g（包），石韦5g，沙参4g，五味子4g，甘草2g。水煎服，日1剂，继服1周。

按：现在临床发热患者大多经西医各种抗生素治疗不效而来求治中医药，具有病因不详、病程长、病变复杂的特点。朱师认为，治疗疑难病证一定要不拘常理，灵活变通，内蒙古虽地处西北，尽管时值初冬，但临床诊治发热疾患不可忽视温病辨证思维。此"发热"病例属中医"伏暑"范畴，详审病因多为暑湿病邪郁伏于里，一经深秋初冬时令之邪引动，则病初起即见高热、口渴等邪热内盛表现。因治不得法，热留于少阳，加之患者素有痰湿，胆经郁热偏重，湿遏热郁阻于少阳，枢机不利，则反复低热持续不解，汗出；痰湿阻肺，失于肃降而咳嗽、咳痰；邪热伤津，津不上承，则口渴咽干；胆邪犯胃，胃失和降，则恶心、干呕；舌红苔黄腻，脉细滑数则均属湿热内蕴之象。详析病机为湿热痰浊，内阻少阳，胆胃失和。治宜清胆利湿，和胃化痰，利咽解毒。方用蒿芩清胆汤加减，方中青蒿性味苦寒，专去肝胆伏热，领邪外出，配合黄芩、竹茹，尤善清胆利湿解郁；半夏、陈皮、枳壳祛湿化痰，行气消痞，配黄芩、竹茹，更能止呕降逆；赤苓、碧玉散利小便，使湿热之邪从小便而解；加用桔梗、山豆根、马勃等利咽解毒，对症治疗。二诊邪解大半，但湿热留连，难以速去，故原方减苦寒较甚的黄连、青黛，加苍术燥湿运脾，加生地、玄参、麦冬等以清热滋阴。三诊病虽解，但热病后期多阴虚内热，虚火上炎，易伤肺金，故用增液汤加沙参、五味子滋阴生津，加鱼腥草、黄芩、诃子、锦灯笼等清泻肺热、化痰止咳，以善其后，而收全效。

第十章 杂 病

一、概 述

本节所选案例有癌病术后、汗证、痿证、小儿抽动秽语综合征、唇炎、痤疮等，也属临床常见病，朱老临床治疗也获得较好疗效。但按照朱老擅长诊治的疾病种类，又不便进行归类，而且目前搜集整理的案例数有限，故一并归入杂病范畴进行论述。期望在临床诊治这些疑难杂症中能够让大家有所借鉴。

二、朱老治疗杂病的辨治思路

（一）辨证论治为主，结合辨病论治

朱老在诊治上述这些杂病的过程中，首先强调务必以中医传统辨证论治为主，比如在癌病的治疗者，无论是哪个脏器的癌病、肺癌、肠癌、甲状腺癌还是胆囊癌术后，诊断重在以患者的现见症状作为辨证依据，以虚实为辨证要点。目前临床求诊中医药治疗癌病患者多为手术或者放化疗之后，或者是癌病晚期，因此朱老治疗多以改善症状、减毒增效、提高患者生

存质量为主要治疗目的。基于此类患者情况，辨证多以机体气血亏虚为主要病因病机，因此朱老处方大多以补中益气汤为基础进行加减，根据患者虚弱程度适当加用白参、红参等，补中益气，化生气血，改善脾胃健运和饮食功能，以恢复脾胃为后天之本的作用。其次，根据患病部位的不同，如在肺、胸腔者，以咳、喘、痰、发热症状为主者，加用麻黄汤、葶苈大枣泻肺汤、蒿芩清胆汤等；在胃肠者，多加半夏泻心汤、黄芪建中汤等；在肝胆者，多加小柴胡汤、大柴胡汤等，以便对症治疗，减轻放化疗药物引起的副作用，快速缓解患者症状。第三，针对癌病，朱老适当加用现代药理研究具有抗癌作用的中药，如生薏苡仁、莪术、山慈姑、半枝莲、白花蛇舌草等，利湿消肿，活血化瘀，软坚散结，以达到消除肿瘤或者防止肿瘤复发的目的。

再如，对小儿抽动—秽语综合征案例，朱老认为"肝主风、主动"，不论长幼，辨证一定要从肝、肾、心三脏入手，平肝息风、行气疏肝、滋阴潜阳、安神镇惊方能取效。年轻人易患痤疮、毛囊炎、唇炎等，肺主皮毛，足阳明胃经行于面部，因此，皮肤疮疡、疔肿多与肺胃关系密切，主要从肺、胃经论治。而情志郁结，化热化火，或者过食肥甘厚腻，易致肺胃郁热，均可使火毒内蕴肌肤，气血郁滞不通，甚则伤及营血，则形成痤疮，朱老治疗重在清泻肺胃郁热，选方泻白散、清胃散、玉女煎为主。同时考虑由于火热内盛易伤津液，故加增液汤养阴生津润燥，并取生地、玄参等凉血解毒，清血分邪热。近几年多见的甲状腺功能亢进等中医属瘿病等，朱老则按照临床表现辨证属肝经火热、气血郁滞、阴津亏虚、肝脾失调进行论证。

（二）急则治标、缓则治本，顽疾缓图、灵活变通

在临证治病中，病情多有缓急之不同，如许多癌病化疗之后，恶心、呕吐、不能进食症状急重时，朱老首先急则治标，降逆止呕、调和脾胃对症给药，标证解除之后治病求本。当新病与痼疾同病时，朱老先治新病，后乃治其痼疾。若遇久病或者疾病晚期则审症求因，朱老常常针对病因进行论治，而且多嘱患者要坚持治疗，如所举之痿证病案，患者为神经元损害、肌萎缩型延脊髓侧束硬化症，病情复杂，久病正虚，治法采取"脾、肾、肝同治"，主张早期以健脾益气为主，中期重在补脾益肾，后期滋养肝肾、养阴益气为要，扶正为主兼顾祛邪，佐以疏风散寒化湿、清热、理气化瘀通络。必要时加以血肉有情之品养阴生津，如鹿角胶、龟版胶、紫河车等。在短期取效后，可将汤剂改为丸剂，以图缓功，控制病情进展。另外，对于临床中的难治性疾病，朱老常变通治疗思路，如咳喘病案，属中医喘证，辨证脾肾亏虚是其本，痰饮、气血郁滞胶结不解，反复发作，病属本虚标实。朱师认为虽病症在肺，却要考虑气血同源，心肺并居胸中，从心、从气血论治，温阳益气补血，滋补肺肾，活血

化瘀，使血脉通调，则呼吸气机通畅，不仅可获得良效，还可阻止病证由喘证发展为肺胀。

三、验案举隅

1. 疏肝利胆、化瘀消癥治疗胆囊癌肝、胃转移

温某某，男，76 岁，2008 年 10 月 11 日初诊。

主诉：右胁隐痛 1 月余。

初诊：患者因右胁隐痛于 2008 年 9 月就诊于内蒙古医院，经各项检查后诊断为胆囊癌，肝、胃转移。患者家属考虑患者年龄身体因素，隐瞒其病情，拒绝西医手术治疗，愿服中药治疗。现症见：右胁隐痛，厌油腻，口苦，胃胀，纳差，神疲乏力，大便干燥。理化检查：2008 年 8 月内蒙古医院，经 B 超、CT、胃镜检查示："胆囊癌，肝、胃转移"。舌黯淡苔白腻，脉沉弱略滑。西医诊断：胆囊癌，肝、胃转移；中医诊断：胁痛、积聚。证候：肝脾失调，气滞血瘀，脉络不和，积而成块。治法：健脾益气，疏肝利胆，化瘀消癥，解毒散结。拟补中益气汤合大柴胡汤加减治疗，处方：黄芪 15g，党参 7g，炒白术 7g，当归 7g，柴胡 5g，升麻 5g，金钱草 10g，黄芩 10g，半夏 5g，枳实 4g，山豆根 7g，生薏苡仁 4g，莪术 5g，山慈姑 5g，半枝莲 7g，白花蛇舌草 7g，甘草 2g。7 剂，水煎服，日 1 剂。加服胃肠 I 号 120g，30 粒/日，2 次/日。

二诊（2009 年 7 月 6 日）：加减服药 9 月余，患

者症状基本缓解，偶因饮食不当、气候变化反复，现右胁疼痛消除，纳可，精神佳，偶尔咳喘。舌黯苔白，脉沉弱。一诊方减党参，加红参 10g，海金沙 10g，茵陈 7g，败酱草 10g，药量变更金钱草 12g，黄芩 7g，半夏 7g。14 剂，水煎服，日 1 剂。加服咽咳 Ⅰ 号 120g，30 粒/次，2 次/天。

三诊（2010 年 3 月 1 日）：加减服药 16 月余，患者病情基本稳定，纳可，精神佳，偶尔咳嗽，咳痰减少。舌黯苔白，脉沉弱。二诊方减红参，加白参 7g，竹茹 3g，吴茱萸 6g，荜茇 6g，神曲 4g，木香 3g，白豆蔻 2g，药量变更金钱草 10g，黄芩 5g，半夏 5g。21 剂，水煎服，日 1 剂。

按：老龄癌病患者，已出现脏腑转移，手术治疗无意义，目前大多患者愿意求治中医。中医药治疗可以改善症状，提高患者生存质量，减少痛苦，甚至可以控制病情，延长生存期，具有一定优势。

该案例患者胆囊癌，肝、胃转移，出现胁痛、胃胀等症状，朱老认为，中医辨证仍属肝脾失调，气滞血瘀，脉络不和，积而成块，故治疗取补中益气汤合大柴胡汤加减，同时加用解毒化瘀、消癥化积的莪术、山慈姑、半枝莲、白花蛇舌草、山豆根、生薏苡仁等，据现代药理研究这些药物有较好的抗肿瘤作用。治疗后期病情稳定时，考虑患者年老体虚，故选取红参、白参等加强补虚益气之功，加吴茱萸、荜茇温养通脉，邪正兼顾，寒热并施，中西合璧，故获显效。

2. 补中益气、养阴清肺、化瘀解毒、攻下逐水治疗肺癌胸腔积液

薛某某，女，65 岁，2010 年 1 月 29 日初诊。

主诉：发热、咳嗽、气喘 1 月余。

初诊：患者 1 月前因发热、咳嗽、气喘于当地医院检查，确诊为肺癌、胸腔积液，住院治疗（具体不详）胸腔积液始终不能消除，发热现用羚羊角粉控制。患者经人介绍来朱师处就诊。肩周炎 10 余年。刻下症：发热，咳嗽，气喘，左上肢疼痛不能抬举，进行性消瘦，纳差，二便可，眠差。舌质淡胖苔白，脉沉弱。CT 示：（1）肺癌引起胸腔积液；（2）肩周炎；（3）双侧额叶轻度萎缩；（4）甲状腺弥漫性肿大，考虑炎性病变可能?；（5）左侧肾上腺形态可，代谢轻度增加。西医诊断：肺癌、胸腔积液；中医诊断：癥积。证候：正气亏损，肺失肃降，气血郁滞，湿毒内蕴。治法：补中益气，养阴清肺，化瘀解毒，攻下逐水。拟补中益气汤合麻黄汤加减，处方：黄芪 15g，红参 7g，炒白术 7g，当归 7g，柴胡 5g，升麻 5g，麦冬 4g，五味子 4g，麻黄 3g，杏仁 3g，桔梗 3g，山豆根 7g，马勃 7g，诃子 4g，千层纸 4g，珍珠母 7g（先煎），石决明 7g（先煎），生薏苡仁 4g，莪术 5g，山慈姑 5g，半枝莲 7g，白花蛇舌草 7g，黄芩 7g，鱼腥草 7g，青蒿 7g，青黛 7g（包），甘遂面 0.4g（冲），甘草 2g。30 剂，水煎服，日 1 剂。

二诊（2010 年 3 月 19 日）：患者服药后咳嗽、气

喘好转，仍发热，发热时头痛。消瘦，精神不振。舌质淡胖苔白，脉沉弱。胸腔超声（2010.3.10）：双侧胸腔未见积液。拟蒿芩清胆汤合麻黄汤加减，处方：青蒿7g，黄芪7g，陈皮3g，半夏4g，枳实3g，竹茹3g，茯苓4g，麻黄3g，杏仁3g，桔梗3g，山豆根5g，山慈姑5g，生薏苡仁4g，莪术5g，半枝莲7g，白花蛇舌草7g，鱼腥草7g，黄芩7g，甘草2g。14剂，水煎服，日1剂。

按：患者为肺癌晚期，中医属癥积，病机主要责之于中气不足、气阴两虚、湿毒瘀滞，治疗主要以缓解症状为主。初诊时病人咳喘甚，胸腔积液，朱老选用补中益气汤合麻黄汤加减，治以补中益气、养阴清热、利水化瘀、解毒散结，患者咳喘明显改善，胸腔积液消除。复诊时患者症状主要以发热为主，朱老以蒿芩清胆汤合麻黄汤加减，治以清热宣肺、补中益气、利水化瘀。

3. 补中益气、化瘀解毒治疗结肠癌术后

李某，女，67岁，2009年9月12日初诊。

主诉：腹胀，便溏1月余，近日加重。

初诊：患者于1月前在内蒙古自治区医院实施结肠癌手术治疗，经过4个疗程化疗后出现腹胀、便溏、胃脘部不适等症状，自行去药店购买诺氟沙星、斯达舒等药物服用，效果不明显。现欲求中药调理，请朱老诊治。刻下症：腹胀伴腹痛、便溏，胃脘部不适，口黏腻，睡眠差。舌质淡紫，舌苔白，脉沉迟涩。理化检查：血常规示淋巴细胞41.8%。内蒙古自治区医院诊断为"盲部溃疡型低分化型腺癌""淋巴管可见癌细胞侵袭全层"。既往有结肠癌手术史。西医诊断：结肠癌手术后；中医诊断：腹胀。证候：脾胃虚弱，瘀毒内阻。治法：补中益气，化瘀解毒。拟补中益气汤加减，处方：黄芪15g，党参7g，炒白术7g，当归7g，柴胡5g，升麻5g，黄连5g，陈皮4g，半夏6g，茯苓6g，白芍14g，吴茱萸6g，荜茇6g，高良姜4g，香附4g，败酱草10g，土茯苓10g，莪术7g，白头翁10g，生薏苡仁4g，山慈姑7g，半枝莲10g，甘草4g，白花蛇舌草10g。7剂，水煎服，日1剂。

二诊（2009年9月19日）：患者服药1周，现述腹痛有所减轻，仍便溏，腹胀、口黏腻、全身乏力、难以入睡、多梦易醒。舌质淡，舌苔白腻，脉沉迟。理化检查：同初诊。在初诊方的基础上加：龙眼肉6g，炒枣仁6g，五味子6g，生龙骨10g（先煎），生牡蛎10g（先煎），石菖蒲6g，远志6g，珍珠母10g（先煎），石决明10g（先煎），甘草3g。21剂，水煎服，日1剂。

三诊（2009年11月10日）：服药后，腹痛消除，腹胀减轻，睡眠转佳，余症明显减轻，但大便仍不成形，一日2次。初诊方加：秦皮7g，赤石脂7g，马齿苋7g。21剂，水煎服，日1剂。

按：患者以腹胀、便溏为主，伴胃脘部不适，口黏腻等，朱老认为可以按照临床上结肠癌术后进行辨证论治。病机主要责之于脾胃虚弱、瘀毒内阻，治以补中益气、化瘀解毒，拟补中益气汤加减。为阻止癌邪进一步发展，病情加重，加薏苡仁、莪术、山慈姑、半枝莲、白花蛇舌草等具有抗肿瘤的药物治疗。

4. 益气养血、化瘀通络治疗直肠癌术后、急性脑梗死

渠某某，男，64 岁，2009 年 9 月 30 日初诊。

主诉：口僵伴语言不利半年余。

初诊：患者于 2 月前因下腹痛、大便不成形、便血，在内蒙古医学院第一附属医院检查，确诊为"直肠癌"，并行直肠癌根治术，术后半月出院。一月前每于晨起后自觉左半身麻木，口唇僵硬，遂再次就诊内蒙古医学院第一附属医院，行头部 MRI 检查后提示："双侧室旁核及半卵圆中心多发性缺血、梗死；右侧室旁核及卵圆中心病变呈急性期改变。"遂住院对症治疗半月后出院（具体用药不详），经医院医生建议配合中医药治疗，故前来就诊。刻下症：左侧手足麻木，口角流涎，语言謇涩，左上肢徐动，左下腹可见一造瘘口，行走时需家人搀扶，神疲乏力，纳差，小便尚可，睡眠一般。舌质淡紫，舌苔薄白，脉弦。理化检查：2009 年 8 月内蒙古医学院第一附属医院，行头部 MRI 检查后提示：双侧室旁核及半卵圆中心多发性缺血、梗死；右侧室旁核及卵圆中心病变呈急性期改变。左侧上下肢痛觉降低，肌张力降低。既往患有高血压病史 20 余年，1998 年曾行阑尾切除术，2009 年曾行直肠癌根治术。西医诊断：急性脑梗死；

中医诊断：中风。证候：气虚血瘀，脉络瘀阻。治法：益气养血，化瘀通络。拟补中益气汤合补阳还五汤加减，处方：黄芪10g，党参10g，炒白术7g，当归7g，柴胡5g，升麻5g，葛根7，桂枝5g，桃仁5g，红花5g，川芎5g，地龙4g，生薏苡仁4g，莪术5g，山慈姑5g，败酱草7g，土茯苓7g，甘草3g。14剂，水煎服，日1剂。

二诊（2009年10月14日）：服药半月后精神状态有所改善，纳食稍有增加，自觉腿部有力，有时无需家人搀扶亦可行走数十步。胃脘部疼痛消失，胃纳转佳，时有痞满、呃逆，早晨三四点胃部微胀不适。舌质淡紫，舌苔薄白，脉细缓无力。同初诊方，7剂，水煎服，日1剂。

三诊（2009年10月21日）：续服7剂，近日口唇僵硬、口角流涎的症状明显减轻，睡眠质量明显改善，余症同前。继服初诊方，7剂，水煎服，日1剂。

按：诸多中医大家认为中风一病多因痰、瘀而致，在治疗方面亦无非以熄风化痰、活血化瘀通络为其大法。朱老在借鉴同仁论治的基础上，始终认为在活血化瘀的同时，应时刻顾护脾胃之气。因为脾为气血生化之源，胃为仓廪之官，主受纳腐熟水谷，一脏一腑，相辅相成，同时顺调他脏，气血方能泉涌不竭。就本案而言，因其为癌病术后再发中风，在考虑补益脾胃、活血化瘀的同时，处方中又加入现代医学研究具有抗癌作用的半枝莲、白头翁、山慈姑、白花蛇舌草等中药，纵观全方，标本同治，攻邪与扶正并行。

5. 益气和胃、降逆化痰、理气止痛治疗贲门癌，
   慢性肠梗阻

额某，男，70 岁，2009 年 10 月 21 日初诊。

主诉：胃胀痛，反酸，腹胀 5 月余。

初诊：患者于 2008 年 10 月贲门癌术后，又于 2009 年 5 月行胆囊切除术，其后出现肠梗阻。现症见：胃胀痛，反酸，腹胀，大便不通。舌黯红，苔薄白，脉细滑数。西医诊断：贲门癌、胆结石术后、慢性肠梗阻；中医诊断：胃痛、呃逆。证候：脾胃虚弱，痰湿中阻，寒热错杂。治法：益气和胃，降逆化痰，理气止痛。拟补中益气汤合旋覆代赭汤合半夏泻心汤加减，处方：黄芪 15g，红参 7g，白芍 14g，炒白术 7g，当归 7g，柴胡 5g，升麻 5g，干姜 4g，半夏 5g，黄连 6g，黄芩 6g，神曲 6g，木香 3g，白豆蔻 2g，川楝子 4g，玫瑰花 4g，吴茱萸 6g，莐茇 6g，旋覆花 4g，代赭石 6g，桂枝 7g，败酱草 7g，红藤 7g，甘草 7g。7剂，水煎，每日 1 剂。嘱畅情志，避风寒，勿劳累，清淡饮食。

二诊（2009 年 10 月 29 日）：服上药一周后，腹胀减轻，纳食可，舌质黯，苔薄黄，脉沉细。症状虽有好转，但此病情较为复杂，病程日久，故在标证还未去尽，应坚持原方治法巩固治疗。又因患者年事已高，正气亏虚，故以补益脾胃为主。故前方减量：干姜 3g，半夏 4g，黄连 3g，黄芩 5g，神曲 4g，川楝子 3g，玫瑰花 3g，吴茱萸 4g，莐茇 4g，旋覆花 3g，代赭

石 5g，甘草 7g。加山豆根 5g，山慈姑 5g，生薏苡仁 4g，莪术 5g，半枝莲 7g，白花蛇舌草 7g。煎服法同前。

按： 本案患者为贲门癌，胆结石术后出现肠梗阻，病情较为复杂。属中医的胃痛、呃逆、虚劳。其出现的胃胀痛、腹部不适主要是脾胃虚弱、痰湿中阻所致，故在治疗上应扶正祛邪并用，标本兼治。

由于患者年事已高，正气本已亏虚，又两次手术后，则正气大衰，病灶虽已清除，但余邪留恋不去。为本虚标实、寒热错杂之证。正虚邪恋而致胃气阻滞，胃失和降，不通则痛；患者肝气久郁，气机不畅，或化火伤阴或瘀血内结，表现为胃胀痛，腹胀，舌暗红，脉细数。脾胃虚弱，运化水湿失常，酿湿生痰，痰浊中阻，致脾失健运，胃失和降，见纳少，呃逆，肠鸣，脉滑，苔白。湿邪久郁又易化热，亦可见湿热蕴脾之象。初诊时以标证为主，急则治其标，二诊在服药后患者症状已改善，此时又缓则治其本。方用旋覆代赭汤合半夏泻心汤加减降逆化痰和胃，又以补中益气汤加减益气健脾扶正，再加行气化湿、消食和胃之品以助脾胃功能的恢复，又助众多药物的发挥。思贲门癌患者，虽已切除，但恐其复发，故加以现代药理研究有抗癌、活血化瘀作用的药物如白花蛇舌草、山慈姑、半枝莲、莪术等。

6. 攻毒化滞、温中散寒、和胃降逆治疗胃癌术后

张某某，男，74 岁，2009 年 10 月 22 日初诊。

主诉：呕吐，呃逆，二便不通8月余。

初诊：患者于2009年2月行胃癌术后，8月余常于饭后呕吐，反胃，伴腹痛肠鸣，大、小便时有不通，大便稀溏，矢气少。胃镜示："胃大部分切除术后；残胃炎；吻合口炎症"。病理："吻合黏膜慢性炎"。CT："腰椎慢性骨质增生，骨质疏松"。欲求中药治疗，故来朱老师门诊求治。刻下症：呕吐，呃逆，饭后腹痛，乏力，大便稀溏，少尿，睡眠尚可，纳差。面色㿠白，精神不振，少气懒言。舌质红，舌苔黄腻，脉沉细。西医诊断：胃癌切除术后、胃炎、吻合黏膜慢性炎、腰椎慢性骨质增生、骨质疏松；中医诊断：呕吐。证候：邪毒壅滞，脾胃虚寒，胃气上逆。治法：攻毒化滞，温中散寒，和胃降逆。拟黄芪建中汤合旋覆代赭汤加减，处方：黄芪15g，桂枝7g，白芍14g，吴茱萸6g，菟丝子6g，高良姜6g，附子6g，生蒲黄4g（包），五灵脂4g（包），肉苁蓉6g，荜茇6g，旋覆花3g，代赭石5g（先煎），山豆根5g，山慈菇5g，败酱草7g，土茯苓7g，半枝莲7g，白花蛇舌草7g，桃仁6g，瓜蒌仁6g，莱菔子7g，牵牛子7g，甘草2g。7剂，水煎服，每日1剂。畅情志，避风寒，勿劳累。清淡饮食

二诊（2009年10月29日）：服上药后大便通畅，胃不痛，仅饭后、饮水后痛，余症未述。仍见面色㿠白，精神萎靡不振，少气懒言。舌质红，舌苔黄白相间，脉沉细。脾胃仍虚弱，其无力以运化水谷，故见饭后、饮水后腹痛。湿邪黏腻缠绵，湿郁化热则舌红，

苔黄白，脉沉细。拟方补中益气汤合半夏泻心汤加减。原方减桂枝、高良姜、附子、生蒲黄、五灵脂、肉苁蓉、菟丝子、桃仁、瓜蒌仁、莱菔子、牵牛子，加红参7g（另包），炒白术7g，当归7g，柴胡5g，升麻5g，干姜3g，半夏4g，黄连3g，黄芩5g，神曲4g，木香3g，莪术5g，白豆蔻2g，川楝子3g，玫瑰花3g，生薏苡仁4g，红藤7g。7剂，水煎服，每1日1剂。

按： 患者胃癌切除术后，正气大虚，表现为脾胃虚寒而致的呕吐、反胃，伴腹痛肠鸣；胃气虚则不纳食，胃气上逆为呕吐、呃逆；脾胃虚弱，运化失调则水湿停滞，湿浊内生，表现为纳呆、便溏。又胃癌病机多为气滞血瘀，湿浊瘀血蕴结中焦，而中焦为气机之枢纽，其气机阻滞则上下不能输通，见大小便不通，邪毒上逆则见呕吐，反胃。湿邪重浊缠绵，湿郁化热则舌质红、苔黄腻。本案患者为本虚标实之证。在治疗上应急则治其标，标本兼治。方中失笑散、旋覆代赭汤等温阳祛寒、活血化瘀、降逆止呕而治其标。以黄芪建中汤加减温中健脾和胃。方中莱菔子、牵牛子攻毒化滞，而患者正气亏虚，在此用攻伐类药恐有伤正之弊，一者方中已加了固护脾胃之品，二者此二药力大专攻，使邪毒清除，二便通利，避免了力小久服伤正。待标证大去，则以补益中气之品固护脾胃为主，以恢复术后大损之元气。又考虑到为胃癌患者，虽已切除，但恐其复发，故加以现代药理研究有抗癌、活血化瘀作用的药物如白花蛇舌草、山慈姑、半枝莲、莪术等。

7. 补气温阳、活血化瘀、敛肺养阴治疗慢性气管炎

汪某某，男，71岁，2008年12月25日就诊。

主诉：咳痰不爽、气喘20余年，近期加重。

初诊：患者自述慢性支气管炎20余年，每遇天冷加重，近期痰喘加重，咳痰不爽，色灰白难咯。2006年元月曾摄X片示"支气管炎，左心室增大"，愿服中药治疗。现症见：咳痰不爽，自觉有痰咳不出，灰白色稠黏痰，上楼时气喘加重，偶咳嗽，余症未述。舌黯红略胖大，苔白，脉弦滑数。西医诊断：慢性气管炎、高血压病；中医诊断：咳喘。证候：肺脾亏虚，痰浊内停，脉络瘀阻，津不上承。治法：补气活血，敛肺养阴。拟桂枝加龙骨牡蛎合生脉饮加减治疗，处方：黄芪15g，桂枝7g，桃仁7g，红花7g，川芎7g，地龙6g，党参6g，麦冬6g，五味子6g，炒枣仁6g，补骨脂6g，生龙骨10g（先煎），生牡蛎10g（先煎），水蛭胶囊4g，土鳖虫胶囊4g，甘草2g。10剂，水煎服，日1剂。

二诊（2009年1月5日）：药后诸症好转，余症未述。舌红苔白，脉弦滑。一诊方加葛根9g，毛冬青7g。5剂，水煎服，日1剂。

三诊（2009年1月8日）：咳喘减轻，呼吸通畅，咳痰仍不利，余未述。舌略胖大苔白，脉弦略滑。守二诊方，14剂，水煎服，日1剂。

按：患者素有20余年咳喘病史，脾肾亏虚是其本，心肺同居上焦，气血互根互用，气不行血，必及

于心，而且患者素有心脉瘀阻之病因，故每遇寒凉、劳累，血脉郁滞不通加重，瘀与痰饮胶结，而致肺失肃降，痰喘病重，反复发作，病属本虚标实。

朱师治疗此案例，见证在肺，却从气血论治，意在益气养血，补益肺肾，活血化瘀，使血脉通调，则呼吸气机通畅。病属痼疾，需巩固治疗，并要防止病情转变，出现痰瘀互结之肺胀。

8. 滋阴潜阳、平肝息风、行气疏肝治疗抽动—秽语综合征

刘某某，男，10 岁，2009 年 11 月 18 日初诊。

主诉： 面部抽搐 6 月，伴喉中怪叫。

初诊： 患者平素性格内向，6 月前开始出现面部抽搐，颈部后仰，未引起家长重视。直至见到患儿喉中怪叫，两颧潮红，性情急躁，睡眠不宁，家长才带其前去内蒙古各大医院进行相关检查（具体不详），诊断为"抽动—秽语综合征"，并给予西医药（治疗），效果不显。见患儿形体较前明显消瘦，其母领其来朱师处求诊。刻下症：面部抽搐，形体消瘦，两颧潮红，性情急躁，睡眠不宁，偶有耸肩摇头及喉中怪叫，大便偏干，语言行为正常。舌质红，舌苔少，脉细数。理化检查：脑电图检查正常，智力测试基本正常。西医诊断：抽动—秽语综合征；中医诊断：多发性抽搐症。证候：肝肾阴虚，肝风上扰。治法：滋阴潜阳，平肝息风，行气疏肝。拟天麻钩藤饮合二至丸加减，处方：生地 4g，白芍 4g，女贞子 4g，旱莲草

4g，川楝子3g，青皮3g，蝉蜕5g，蛇蜕5g，天麻3g，钩藤5g，石决明7g（先煎），珍珠母7g（先煎）。7剂，水煎服，日1剂。

二诊（2009年11月25日）：患者述用药1周，诸症减轻，仍有时耸肩摇头及喉中怪叫，大便干结缓解，未述其他不适。舌红苔少，脉细滑。守一诊方，调整药物剂量：天麻4g，钩藤7g。14剂，水煎服，日1剂。

三诊（2009年12月9日）：服药3周，自述收效明显，耸肩摇头及喉中怪叫发作次数明显减少，面部抽搐有时可由患者意志控制阻止，自觉药后咽喉部微感不适，舌红苔少，脉细。二诊方加白僵蚕5g。7剂，水煎服，日1剂。

按：抽动—秽语综合征是儿童时期的神经精神发育障碍性疾病，又称"抽动障碍症""多发性抽动症"等。临床表现以难以控制的反复、迅速、无目的、不自主的单一或多部位肌群收缩，如挤眉、眨眼、口角抽动、肩部及上下肢抽动，甚至不自主发声或骂人，说脏话。患儿常常伴有注意力不集中，强迫观念和动作，情绪和行为异常以及学习成绩差等。临床多采用心理、多巴胺受体阻滞剂及手术治疗，许多家长愿意求治中医药。

朱老认为该案例病当属"肝风内动"之证，病因主要与肝、肾、心三脏有关，多由情绪抑郁，久郁伤阴，或素体肝肾阴虚，筋肉失养，经脉阻滞，肝阳偏亢，风阳上扰，心神受损而致，治疗采用滋补肝肾之法，平肝潜阳，兼以疏肝理气，安神镇惊，方以天麻钩藤饮合二至丸加减。因辨证准确，药证相合，因此短期便获得满意疗效。朱老提示，该病病程较长，应该坚持长期治疗，并应经常注意患儿情绪，使其稳定，才能完全控制病情，最后得以痊愈。

9. 滋阴降火、清热安神、固涩敛汗治疗汗证

李某某，男，40 岁，2010 年 3 月 12 日就诊。

主诉：汗多 2 月余。

初诊：患者两月前无明显诱因出现汗多，白天、夜间均有汗出，现症状渐重，自服六味地黄丸治疗无效，遂来朱师处就诊。刻下症：患者形体偏瘦汗多，心烦，眠差，二便调，纳可。舌质红苔白，脉细数。西医诊断：植物神经功能紊乱；中医诊断：汗证。证候：阴虚火旺，心神不宁。治法：滋阴降火，清热安神，固涩敛汗。拟当归六黄汤加减，处方：黄芪 10g，当归 4g，生地黄 4g，熟地黄 4g，黄连 4g，黄芩 5g，黄柏 5g，五味子 4g，磁石 5g，浮小麦 7g，麻黄根 3g、煅龙骨 7g（先煎），煅牡蛎 7g（先煎）。7 剂，水煎服，日 1 剂。

二诊（2010 年 3 月 19 日）：患者服药后，出汗减少，心烦、寐差得以缓解。舌质红苔白，脉细数。守一诊方。7 剂，水煎服，日 1 剂。

三诊（2010 年 3 月 26 日）：患者服药后，出汗减少，心烦、寐差得以缓解，仍有时口干。舌质红苔白，脉细数。二诊方加白薇 5g，五倍子 5g，栀子 5g，莲子

心 3g。7 剂，水煎服，日 1 剂。

按：对于植物神经功能紊乱，中医诊断主要依据患者临床表现，该案例患者当属中医"汗证"范畴。中年患者，患病多由烦劳过度，伤血失精，血虚精亏，阴液不足，虚火内生，心液被扰，不能自藏而外泄作汗；汗为心之液，久汗不止，阴虚更甚，致虚火上扰心神而心烦、眠差，朱老师以当归六黄汤滋阴降火，加入一系列收敛止汗、清心除烦、重镇安神之品而获效。

10. 滋补肝脾、益气养血、活血通经、强筋壮骨治疗神经元损害、肌萎缩型延脊髓侧束硬化症

张某某，男，47 岁，2009 年 9 月 30 日就诊。

主诉：流涎、言謇、吞咽困难、上肢麻木伴萎软无力 5 月，加重 3 天。

初诊：患者于 2009 年 4 月中旬无明显诱因自觉持物无力不稳，饮水易呛，颈部不适，遂就诊于河北省邯郸市中心医院，进行相关检查均未见异常，故未予治疗。之后出现伸舌无力，面部紧缩感，左上肢活动无力、高举受限，下肢无力，不能久行走且步态异常。在北京协和医院、解放军总医院等均确诊为"神经元损伤、肌萎缩型延脊髓侧束硬化症"，给予维生素、地巴唑片、利如泰胶囊、甲钴胺片等口服药物，及脑神经生长素肌肉注射，并配合针灸，连续治疗 26 天后效不显，出现双上肢肌萎缩伴麻木痉挛，口水分泌较多，吞咽严重困难，语言功能严重障碍，甚至以流食

进餐，曾求治北京市中医院，口服中药两周亦未曾获效。本次回内蒙古访亲时闻及朱老，故前来就诊。刻下症：舌僵言謇，流涎较甚，双上肢萎软难以高举，双下肢无力不能持久站立，眩晕耳鸣，咳嗽咳痰，但痰少难咳，胃胀纳差，寐差，小便可，大便偶有便秘，面部肌痉挛，情绪不稳，眼角、口角下垂，强哭强笑面容，嘴角口水较多，喉中痰鸣，言语吐字不清，步态蹒跚需旁人搀扶。舌红，舌下脉络瘀黯，舌苔白腻，脉沉稍弦。西医诊断：神经元损害、肌萎缩型延脊髓侧束硬化症；中医诊断：痿症。证候：脾肾肝亏，气血不足。治法：滋补肝脾，益气养血，活血通经，强筋壮骨。拟四物汤合升阳益胃汤加减，处方：黄芪15g，党参10g，炒白术7g，当归4g，柴胡5g，升麻5g，葛根9g，桂枝9g，桃仁7g，红花7g，川芎7g，细辛4g，通草4g，吴茱萸6g，荜茇6g，熟地12g，白芍8g，炙龟版10g，黄柏5g，知母5g，水蛭5g，土鳖虫5g，蜈蚣1条，全蝎2g，甘草3g，荆芥4g。14剂，水煎服，日1剂。

二诊（2009年10月17日）：患者以纸代笔自述服药2周眩晕耳鸣、流口水、咳痰等症状有所减轻，每于晨起后口干，语言功能、上肢活动功能、脾胃消化功能稍有减轻，大便时秘时溏，余症如前。舌质稍红，舌苔白腻，脉沉。处方：龟版胶、鹿角胶、阿胶各4g（烊化后用余药煎汤后冲服），熟地4g，制首乌6g，黄柏5g，知母5g，天麻4g，钩藤4g，白僵蚕5g，蝉蜕5g，蛇蜕5g，桂枝7g，桃仁7g，制南星4g，红花7g，天竺黄4g，珍珠母7g（先煎），石决明7g（先煎），杜仲7g，狗脊7g。14剂，水煎服，日1剂。

按： 现代医学认为神经元性疾病是侵犯脊髓前角细胞和脑干神经核以及大脑运动皮质锥体细胞的一种进行性变性疾病，多病发于40岁以上的中老年人，西医治疗无特效药物。据主要临床表现，该可归属中医"痿证"范畴。本病为临床罕见病，病因大多不明，且病情呈持续性渐进性发展。本案患者平素体健，无明显诱因发病，初起症状较轻，多次求治西医未获良效，病情逐渐加重，经朱老予以滋肝补肾、养血生肌、活血通经、强筋壮骨之法治疗，虽主症未能彻底治愈，但患者自觉总体情况有所好转，可见中医扶正固本、调理脏腑功能之魅力所在。采取脾、肾、肝三脏同治，是治疗本证的根本点。治疗时辨别虚损脏腑，早期以健脾益气为主，中期重在补脾益肾，后期滋养肝肾、养阴益气为要，以扶正为主兼顾祛邪，佐以疏风散寒化湿、清热、理气化瘀通络。痼疾难取速效，以图缓功，以时间来换取疗效。在用药方面，初诊时主要以补气生血、活血通经之品为主，兼以滋补肝肾、升提脾肾之阳气为辅；再诊时，因兼症有所减轻，故处方则加以血肉有情之品养阴生津、滋补肝肾治病求本，体现了辨证治疗主次分明，标本兼顾，灵活应用，善于变通的用药宗旨。

11. 平肝潜阳、疏肝理气、清心安神、活血解毒治疗甲亢

李某，女，51 岁，2010 年 1 月 18 日就诊。

主诉：心烦、失眠 1 周。

初诊：患者 1 周前因工作紧张，劳累后出现心烦、失眠。该患者 1995 年曾患甲亢治愈，恐再次复发，遂来朱师处就诊。刻下症：心烦，失眠，自觉消瘦，偶有盗汗，手抖手麻，眼球突出。舌质红苔薄黄，脉弦数。触诊甲状腺肿大。西医诊断：甲状腺功能亢进；中医诊断：瘿病。证候：阴虚阳亢，风阳上扰，心神不安。治法：平肝潜阳，疏肝理气，清心安神，活血解毒。拟逍遥散加减，处方：栀子 5g，牡丹皮 5g，柴胡 5g，当归 4g，白芍 4g，炒白术 4g，川楝子 3g，青皮 3g，生龙骨 7g（先煎），生牡蛎 7g（先煎），黄药子 5g，莲子心 3g，甘草 2g。7 剂，水煎服，日 1 剂。

二诊（2010 年 1 月 25 日）：患者服药后，心烦、失眠缓解，仍腿软无力。眼球突出，舌红苔白，脉弦数。触诊甲状腺肿大。守一诊方。7 剂，水煎服，日 1 剂。

三诊（2010 年 2 月 1 日）：患者服药后，心烦、失眠缓解，自觉发胖、腹部跳动。眼球突出，舌质红苔白，脉弦数。触诊甲状腺肿大。二诊方加龙眼肉 4g，炒枣仁 4g，补骨脂 4g。7 剂，水煎服，日 1 剂。

按：该患者为甲状腺功能亢进，病情多有反复。中医属"瘿病"范畴，病因病机主要在肝脾，早期以

实证居多，久病因实致虚，可见气虚、阴虚等虚证或虚实夹杂之证。

朱老认为该患者病程 15 年，现邪久损伤肝肾，阴虚阳亢，风阳上扰，心神不安，选用加味逍遥散加平肝潜阳、清心安神之品。然现病患甲状腺肿大，故取黄药子、三棱、莪术等活血化瘀、解毒散结、消瘿化积，提示在改善病情后，由于病属瘤疾，需要进行维持治疗。

12. 温阳活血、益气养阴、平喘固本、敛肺止咳治疗喘证肺胀（肺气肿）

武某某，男，60 岁，2011 年 4 月 14 日就诊。

主诉：咳喘 20 余年，加重 2 周，伴心悸。

初诊：患者自述慢性支气管炎、肺气肿 20 余年，每遇天冷加重。2 周前因感冒后病情加重，咳喘、气短，咳痰不爽，就诊内蒙古自治区医院。心脏 B 超提示：（1）主动脉硬化；（2）左室舒张功能降低；（3）三尖瓣反流。CT 示：双侧肺气肿，右肺上叶大泡，左支气管腔后部结节。给予抗生素、平喘药等治疗，病情好转出院。患者愿服中药治疗，故求诊朱老。现症见：气喘、气短，甚则夜间不能平卧，痰少、色白无泡沫，咳痰不爽，时咽痒，心慌、心悸，活动时加重，登楼梯困难，精神不振，倦怠乏力，纳食一般，二便尚可。口唇色黯，舌质黯略胖大，苔白，脉弦细滑。西医诊断：肺气肿、慢性支气管炎、心脏病；中医诊断：喘证、肺胀。证候：肺肾亏虚，痰浊内停，脉络瘀阻。治法：温阳益气，活血化瘀，敛肺养阴。自拟心脏Ⅰ号方加减治疗，处方：黄芪15g，桂枝7g，桃仁7g，红花7g，川芎7g，地龙6g，党参6g，麦冬6g，五味子6g，炒枣仁6g，补骨脂6g，生龙骨10g（先煎），生牡蛎10g（先煎），胡桃肉6g，水蛭胶囊4g，土鳖虫胶囊4g，甘草2g。7剂，水煎服，日1剂。

二诊（2011年4月21日）：患者服药后，咳喘较前有所减轻，无咽痒，仍咳喘，痰少，难出，余症未述。舌黯略胖大苔白，脉弦细滑。效不更方，一诊方继用。7剂，水煎服，日1剂。并兼服咽炎Ⅰ号方30g。

三诊（2011年5月5日）：患者述服药后，自觉精神好转，有力气，气喘减轻，时咳嗽，痰少，易咳出，余症未述。舌黯略胖大苔白，脉弦细滑。一诊方调整：加桂枝量至7g，葛根量至9g，再加丹参9g，磁石10g，珍珠母10g（先煎），石决明10g（先煎），诃子6g，白果6g。7剂，水煎服，日1剂。

四诊（2011年7月21日）：患者加减服药2月余，现精神好转，可步行一公里而不喘，有时咳嗽，咳痰利，夜尿略频，2~3次，余不适未述。舌略胖大苔白，脉细滑。三诊方减磁石、珍珠母、石决明、诃子、白果，加胡桃肉量至12g，补骨脂量至12g，加牛膝15g，泽泻6g，车前草6g，丹皮6g。30剂，水煎服，日1剂。

按：本案例患者属中医"喘证""肺胀"，反复咳喘，久病肺虚，累及脾、肾、心，导致脾肾不足。脾为生痰之源，痰浊壅盛，肾虚不能摄纳，气喘、气短，肺脾肾气虚，必致卫外不固，六淫外邪每易乘袭，诱使本病发作，病情日益加重。中医辨证属本虚标实，本虚为肺、脾、肾三脏功能的亏虚，标实为外邪、痰浊、气滞与血瘀互为影响，虚实相兼为病。心肺同居上焦，气血互根互用，气不行血，必及于心，而且患者素有心脉瘀阻之病因，故每遇外感、寒凉、劳累，血脉郁滞不通加重，与痰饮之邪胶结，而致肺失肃降，痰喘加重，反复发作。

朱师治疗执简驭繁，见证在肺，却从心论治，温阳益气，活血化瘀，敛肺养阴，使血脉畅通，肺气宣降，故取自拟心脏Ⅰ号方为主加减，黄芪、党参、桂枝、补骨脂温阳益气助心火；麦冬、五味子和党参取意生脉，益气养阴生脉；桃仁、红花、水蛭、土鳖虫活血祛瘀通脉，气血通行。因辨证准确，故一、二诊药后诸症减轻。但患病20余年，久病及肾，肾不纳气，久病入络之象明显，故加丹参、磁石、珍珠母、石决明、诃子、白果固肾重降，收敛肺气并用，又可活血养心，因此很快喘咳病止。四诊时考虑病属痼疾本在虚，因此需巩固治疗，补虚培本，温肾化气行水，加大胡桃肉、补骨脂用量，并用牛膝、泽泻、车前草，时值夏日，避免燥热伤阴，加丹皮清热凉血，兼顾肺阴。

13. 清胃泻火、滋阴润燥治疗慢性唇炎

梁某某，女，65岁，2009年11月23日就诊。

主诉：反复口唇干燥、脱皮 3 年余，加重 1 月。

初诊：患者慢性唇炎病史 3 年，因饮食不当而诱发，未与重视不曾诊治，反复发作。经人介绍，来朱老门诊就诊。刻下症：口唇干燥、脱皮，口角溃疡，余不适未述。舌质红，舌苔薄黄少津，脉细数。西医诊断：慢性唇炎；中医诊断：唇风。证候：胃热炽盛，阴津亏虚。治法：清胃泻火，滋阴润燥。拟玉女煎和清胃散加减，处方：熟地 4g，玄参 4g，麦冬 4g，生石膏 5g，知母 4g，黄连 4g，栀子 5g，牡丹皮 5g，升麻 5g，细辛 3g，五味子 4g，磁石 5g，怀牛膝 5g，甘草 2g。7 剂，水煎服，日 1 剂。

二诊（2009 年 12 月 21 日）：患者加减服上药 1 月余，诸证明显改善，仅偶有口唇发干，鼻塞，余无不适。舌质红，舌苔白略干，脉细数。初诊方加辛夷 5g，苍耳子 4g，露蜂房 7g。7 剂，水煎服，日 1 剂。

按：患者以反复口唇干燥、脱皮为主，诊断为慢性唇炎，其临床表现，轻者仅表现为局部脱屑，甚时则见唇黏膜肿胀、水泡，或糜烂结痂；长期不愈者，可表现为口唇肿胀。甚者口唇干燥、皲裂，临床多见于下唇。西医主要是外用润肤剂改善，无根治性方法。病机主要责之于胃热炽盛、阴津亏虚，治以清胃泻火、滋阴润燥为主，方拟玉女煎和清胃散加减。朱老在本方中加了性寒重镇的磁石与熟地、牛膝相合，引邪热从下而解，兼固肾阴，升麻和细辛辛散透发胃之郁热伏火，升麻并有引津上行之功，由于辨证精准，清热养阴而不避热药之用。

14. 清肝利胆、行气活血、和胃调中、寒热并用治
疗腹胀

田某某，男，88 岁，2010 年 3 月 11 日就诊。

主诉：腹胀反复发作 1 年余。

初诊：患者于 2009 年初曾因腹痛、呕吐在内蒙古
自治区医院，诊断为胰腺炎、慢性胆囊炎、泥沙型胆
结石，医院考虑其年龄因素，保守治疗近一月，症状
缓解出院。后每半月无明显诱因病情复发一次，近日
症状加重，在内蒙古医院 X 线等检查示："不完全性
肠梗阻"，愿服中药治疗。现症见：腹胀、隐痛，脘
腹经常拘急不舒，站立位尤其明显，纳呆食少，大便
2~3 日一行，量少难下，小便可，双下肢肿胀，面色
无华，精神不振，乏力倦怠，眠尚可。专科检查：双
下肢压痕（＋＋）。理化检查：2010 年 2 月 20 日内蒙
古医院腹部 X 线示：不完全肠梗阻。面色萎白无华，
精神差，行走不利，轮椅推入，双手足关节畸形，活
动受限。舌红苔黄腻，脉沉略细滑。西医诊断：慢性
胰腺炎、不完全性肠梗阻、胆结石（泥沙型）；中医
诊断：腹胀、水肿。证候：肝胆郁滞，气机阻塞，寒
热错杂，胃失和降。治法：清肝利胆，行气活血，和
胃调中，寒热并用。拟大柴胡汤合良附丸加减治疗，
处方：金钱草 15g，柴胡 7g，半夏 7g，黄芩 7g，枳实
4g，高良姜 4g，香附 4g，川楝子 3g，青皮 3g，海金沙
10g，郁金 7g，姜黄 7g，吴茱萸 6g，荜茇 6g，甘草
4g。7 剂，水煎服，日 1 剂。

二诊（2010 年 3 月 18 日）：患者述服药后腹胀已不明显，能够少量吃饭，仍大便不调，双下肢水肿。舌黯红苔黄腻，脉沉。一诊方调整药量金钱草 10g，柴胡 5g，半夏 5g，黄芩 5g，海金沙 7g，郁金 5g，姜黄 5g。7 剂，水煎服，日 1 剂。

三诊（2010 年 3 月 25 日）：面色、精神转佳，患者述服药后腹胀已除，纳食、精神转佳，仍有时大便不调，现双下肢水肿，四肢发凉。舌黯红苔白，脉沉。以当归四逆汤加减治疗，处方：当归 6g，桂枝 7g，赤芍 7g，桃仁 7g，红花 7g，川芎 7g，地龙 6g，细辛 4g，通草 4g，赤小豆 7g，水蛭胶囊 4 粒，土鳖虫胶囊 4 粒，吴茱萸 6g，萆薢 6g，甘草 2g。水煎服，日 1 剂，7 剂。加服利胆方 120g，30 粒/次，3 次/日。

按：该患者年高体弱，患有多种慢性疾病，素有肝胆郁滞，沙石积聚，久病脾胃受损，升降失和，寒热错杂，致气机阻滞，腑气痹阻，则见腹胀甚，不能进食。朱老认为其病机属本虚标实，并且肝胆郁结之标实证为急，故急则治标，当用大柴胡汤加减，以通腑泻邪，但恐患者年高不耐攻下，故去原方大黄，加用活血行气之良附丸，温中散寒之吴茱萸、萆薢等，寒热并用，药后腹胀除，肝胆疏利，中焦气机恢复，精神好转，标实之症已解。考虑患者由于年老体弱，气血亏虚，血虚寒凝，脉络瘀阻不通，水液代谢失调，经脉失于温煦，而引起的水肿、四末不温，治疗应缓则治本，补虚扶正，故调方以温经通脉、活血化瘀、散寒利湿的当归四逆汤加减，针对性治疗。朱老提示，在临床辨治复杂疾病时，务必注意抓主要矛盾，遵仲景先师之卒病与痼疾同病时，应先治卒病。

15. 温补脾肾、活血通络、利水消肿治疗虚劳

黄某某，女，56岁，2009年6月4日就诊。

主诉：水肿、颜面僵硬1年余，伴乏力、关节痛。

初诊：患者述2008年5月因甲状腺占位性病变伴囊肿（右侧），在内蒙古自治区医院行手术切除。于今年初开始出现全身水肿，尤以颜面为重，并自觉颜面皮肤僵硬发胀，头晕不适。2009年4月在内蒙古医院进行复查，血TSH：6.18↑IU/ml，颈椎MRI示：脑动脉硬化、C3-7椎间盘突出；腰椎CT示：L3-4纤维环膨出，腰椎骨质增生。诊断为：继发性甲状腺功能减退、颈椎病、腰椎骨质增生，给予优甲乐等治疗，效果不显。刻下症：双下肢及颜面水肿明显，颜面皮肤僵硬，口唇部位尤甚，时头晕，乏力，精神不振，纳食一般。查体：颜面浮肿，双下肢压痕（+）。舌红略黯，苔白腻。西医诊断：继发性甲状腺功能低下、退行性骨关节病；中医诊断：虚劳、水肿、痹证。证候：脾肾亏虚，经络闭阻，水湿内停。治法：温补肝肾，活血通络，利水消肿。拟葛根汤加斑龙丸加减，处方：葛根7g，桂枝5g，赤芍5g，白芍5g，鹿角片5g，桃仁5g，红花5g，川芎5g，地龙4g，白芷4g，白蒺藜5g，白菊花5g，威灵仙5g，海风藤5g，徐长卿7g，细辛3g，通草3g，吴茱萸4g，荜茇4g，薏苡仁4g，赤小豆7g，大腹皮4g，土鳖虫胶囊4粒，蜈蚣

胶囊 2 粒，水蛭胶囊 4 粒，甘草 2g。7 剂，水煎服，日 1 剂，连服 1 周。

二诊（2009 年 7 月 9 日）：患者用药治疗近 1 月，述精神好转，面部浮肿，但僵胀感渐消散，手麻减轻，仍双下肢水肿，眠差。舌淡黯，脉沉。上诊方减蜈蚣胶囊、薏苡仁，加茯苓皮 4g。7 剂，水煎服，日 1 剂，连服 1 周。

三诊（2009 年 8 月 13 日）：患者加减服药治疗 1 月余，自述精神好转，腰痛乏力减轻。仍面部微肿，但僵胀减轻，下肢水肿减轻明显，余不适未述。舌略黯，苔白，脉沉。调方以当归四逆汤合麻黄附子细辛汤加减，处方：当归 6g，桂枝 5g，赤芍 5g，桃仁 5g，红花 5g，川芎 5g，地龙 4g，细辛 3g，通草 3g，吴茱萸 4g，荜茇 4g，生薏苡仁 7g，赤小豆 7g，三棱 7g，莪术 7g，土鳖虫胶囊 4 粒，水蛭胶囊 4 粒，甘草 2g。7 剂，水煎服，日 1 剂，连服 1 周。

按：该患者的"继发性甲状腺功能减退"是由甲状腺占位性病变伴囊肿术后引起，而且患者有退行性骨关节病等，属中医虚劳、水肿、痹证范畴，临床表现复杂，治疗棘手。朱老认为辨证必须要善于在诸多病症中抓住主要矛盾，该患者大病之后，耗伤正气，加之过劳伤于筋骨，当属脾肾阳气亏虚，温煦运化失司，水液代谢失调，脉络瘀滞为主，故以温补脾肾、活血通络、利水消肿为主，取葛根汤辛散舒筋通络走头面上肢，用鹿角、威灵仙温补脾肾，白芷、白蒺藜、白菊花疏风散邪引药上行，海风藤、徐长卿、细辛、通草、吴茱萸、荜茇祛风散寒通络，取桃红、川芎、赤芍、白芍活血化瘀，虫类药土鳖虫、水蛭、蜈蚣、地龙并用散剂装胶囊来加强活血化瘀，薏苡仁、赤小豆、大腹皮利湿活血，诸药合用共奏温补脾肾、活血通络、利湿消肿之功。药证相合，病情缓解，精神转佳。二诊，原方减去毒性的蜈蚣，以茯苓皮易薏苡仁，巩固疗效。病情虽有好转，但此案例病患痼疾仍要标本兼治，针对血虚寒凝湿滞、脉络瘀阻、余毒未尽之病机，辨证选用当归四逆汤合麻黄附子细辛汤加减，来温通散寒、活血通脉、利水消肿，并加以三棱、莪术等活血化瘀解毒之品，邪正兼顾，控制病情，获取满意疗效。

16. 滋阴润燥、泻肺清胃、通脉活血治疗痤疮、脂溢性脱发

韩某，女，28岁，于2009年11月24日就诊。

主诉：面部痤疮3月，伴脱发1月余。

初诊：患者述于3月前发现面部光亮如涂膏脂，且头发难以梳洗。之后面部便出现痤疮，初起部位以双侧脸颊部为主，以后逐渐向额头及口鼻部扩展，同时新起者与消退者并见，新起无疼痛，消退者无瘙痒，未曾治疗。但近一月余洗头时发现脱发较为明显，故前来求治中医。刻下症：心情烦躁，头皮发痒，口鼻部、面颊部有数个痤疮，大小不等，颜色深红，触之碍手。小便黄赤，便秘不甚，睡眠佳。舌质红，舌苔黄，脉滑数。西医诊断：痤疮、脂溢性脱发；中医诊

断：疔疮。证候：邪热内蕴，耗伤阴液，上攻于面。治法：滋阴润燥，泻肺清胃，通脉活血。拟增液汤、泻白散合清胃散加减，处方：生地4g，玄参4g，麦冬4g，桑白皮7g，地骨皮7g，寒水石10g，知母6g，黄连6g，栀子6g，牡丹皮7g，桑叶7g，侧柏叶7g，生山楂5g，车前子6g，吴茱萸6g，萆薢6g，甘草2g。7剂，水煎服，日1剂。

二诊（2009年12月1日）：服药7剂后心烦症状减轻，仍有脱发，面部仍有痤疮数个，以口鼻部多见，但油脂减小。小便稍黄，大便正常，饮食尚可，睡眠一般。舌质红，舌苔黄，脉浮数。一诊方减寒水石、生山楂、吴茱萸、萆薢，加生石膏10g。7剂，水煎服，日1剂。

按：痤疮俗称青春痘，是多种因素导致的毛囊皮脂腺慢性炎症性皮肤病，它与内分泌系统关系密切，特别是雄性激素，女性在月经前也常有痤疮发生。朱老在问诊此类女性患者时均追问其月经婚育史，在治疗此类疾病时大多以祛脂方（增液汤、泻白散合清胃散加减组成）与其自制效方妇炎净配合使用，意在消除妇科炎症的同时调节内分泌紊乱，滋阴清热，养血生发，大多均能立竿见影，屡获良效。就本案而言，患者月经正常，朱老仅用祛脂方治疗亦能收效。值得在此提出的是，朱老在治疗此类患者处方之中必用生山楂一药，缘于多年实践经验。朱老认为对于体内或体外凡非正常形成之有形肿物，不问良恶、寒热，加入此药均能散结消滞活血，起到防止或控制肿物形成和蔓延之效，仅此一点，千金难求，实乃佳案。

17. 调和阴阳、疏风润燥、养心安神治疗神经性皮炎

李某某，男，27 岁，2010 年 3 月 12 日就诊。

主诉：双下肢皮肤瘙痒、变硬 2 月余。

初诊：患者于 2 月前无明显诱因出现双下肢皮肤瘙痒，抓后皮肤增厚，皮色变深，于内蒙古中蒙医院治疗（具体不详），症状没有明显缓解。慕名来朱师处就诊。刻下症：双下肢皮肤瘙痒、增厚，皮色变深，表面干燥有鳞屑，部分皮肤破损，夜间痒甚，影响睡眠，汗多。精神亢奋，语声洪亮。面红，局部皮肤触之较硬、干燥。舌质红苔白，脉细数。西医诊断：神经性皮炎；中医诊断：牛皮癣。证候：阴阳不调，血虚风燥，心神失养。治法：调和阴阳，疏风润燥，养心安神。拟二仙汤合二至丸加减，处方：仙茅 5g，仙灵脾 5g，巴戟天 5g，当归 4g，黄柏 4g，知母 4g，五味子，磁石 5g，地肤子 5g，白鲜皮 5g，蝉蜕 5g，蛇蜕 5g，珍珠母 7g（先煎），石决明 7g（先煎）。7 剂，水煎服，日 1 剂。

二诊（2010 年 3 月 26 日）：患者服药后，瘙痒减轻，仍麻差，汗多。精神亢奋，语声洪亮。面红，局部皮肤增厚，皮色较初诊变浅，表面干燥有鳞屑，部分皮肤破损。舌质红苔白，脉细。守一诊方。7 剂，水煎服，日 1 剂。

三诊（2010 年 4 月 9 日）：患者服药后瘙痒缓解，麻差、汗多稍好转。精神亢奋，面红，局部皮肤增厚、

皮色较初诊变浅，表面干燥有鳞屑，触之较硬、无弹性。舌质淡苔薄白，脉沉。二诊方加胡麻仁4g，白芍4g，女贞子4g，旱莲草4g，川芎5g。7剂，水煎服，日1剂。

按：神经性皮炎属中医牛皮癣，患者青年男性，患病多由情志郁而不达，化热生火，日久则耗伤阴血，营血不足，化燥生风，肌肤失养，经脉失疏而发。病机责之于阴阳不调，血虚风燥，心神失养，治以调和阴阳，疏风润燥，养心安神。朱老师以张伯纳经验方补阳药方二仙汤合《医方集解》之养阴名方二至丸加减，阴中求阳，阴得阳助而源泉不竭，病属顽疾，难以速去，仍当继续调理。

18. 泻肺清胃、凉血活血、滋阴润燥治疗痤疮、臀部皮脂腺囊肿感染

王某某，女，26岁，于2009年6月26日就诊。

主诉：面部痤疮一年余，加重半年，伴反复臀部疖肿。

初诊：患者述一年前大学毕业工作后，由于工作劳累出现面部痤疮散发，未予重视及治疗。今年春天开始，面部痤疮增多，有些甚至红肿、疼痛，食油腻、辛辣加重，并出现双侧臀部小疖肿，就诊社区医院，给予口服抗生素及湿毒清软膏，效果不显。一周前，症状再次加重，臀部小疖肿影响工作、休息，遂经人介绍求诊朱老。刻下症：额头、口鼻、面颊部散在多发痤疮，大小不一，部分颜色深红，触之碍手，双侧

臀部也有 3～4 个红色小疖肿，顶端色白，触碰疼痛，患者形体偏胖，性情急躁易怒，纳可，平素便秘，2～3 日一行，眠安。舌边尖红，苔薄黄，脉弦滑略数。西医诊断：痤疮、臀部皮脂腺囊肿感染；中医诊断：疗疮，臀部疖肿。证候：肺胃郁热，火毒内蕴，血热郁滞。治法：泻肺清胃，凉血活血，滋阴润燥。自拟去脂方加减，方以泻白散、清胃散合增液汤加减，处方：桑白皮 7g，地骨皮 7g，双花 7g，生地 6g，玄参 6g，麦冬 6g，生石膏 10g，知母 6g ，黄连 6g，栀子 7g，牡丹皮 7g，升麻 6g，紫花地丁 10g，炒黄芩 7g，生山楂 5g，生大黄 2g（后下），甘草 2g。7 剂，水煎服，日 1 剂。

二诊（2009 年 7 月 2 日）：患者服药后自觉症状减轻，面部油脂减小，红肿的痤疮颜色变浅，臀部疖肿疼痛减轻，饮食尚可，小便稍黄，大便每日一行，略干，眠可。舌质红，舌苔白，脉弦滑。一诊方加丹参 10g，白僵蚕 4g。7 剂，水煎服，日 1 剂。

三诊（2009 年 7 月 9 日）：患者述臀部疖肿已经无肿痛，痊愈。面部痤疮较前有所减轻，纳可，眠安，大便每日一行。舌质红，苔薄白，脉细滑。二诊方减大黄、紫花地丁，加赤芍 5g。7 剂，水煎服，日 1 剂。

四诊（2009 年 7 月 15 日）：现患者仍面部散在小痤疮，但无明显红肿，服药期间无臀部疖肿，纳可，眠安，二便调。舌质红，苔薄白，脉细滑。患者不愿继服汤剂，朱老改用以上方为主加减制成的去脂方水丸剂 240g，20g/次，2 次/日，叮嘱患者坚持服药，平素宜饮食清淡，调畅情志。

按：中医认为，肺主皮毛，足阳明胃经走行于面部，又为多气多血之经，因此，皮肤疮疡、疖肿多与肺胃关系密切。此患者素体肥胖，过食肥甘厚腻，易致肺胃郁热，加之性情急躁易怒，肝郁化热，火毒内蕴肌肤，气血郁滞不通，伤及营血，火热炎上则形成痤疮，臀部为肝胆、足阳明胃经所过之处，热毒流注，则形成臀部反复疖肿，正如《外科正宗》曰："肺风、粉刺、酒糟鼻三名同种，粉刺属肺，酒糟鼻属脾，皆总血热瘀滞不收"。

朱老治疗本病重在清泻肺胃郁热，选方泻白散加清胃散为主，并加双花、紫花地丁、炒黄芩加强清热解毒散邪功效。由于火热内盛易伤津液，故加增液汤养阴生津润燥，并取生地凉血，清血分邪热之功，生山楂重在活血化瘀散结，为朱老经验用药。二诊见效后，加丹参、僵蚕重在清泻心肝郁热，活血疏风理气。三诊患者病情好转明显，故去苦寒之地丁、大黄避免伤及胃气，改用药性微寒较为平和的赤芍清热凉血，活血化瘀，重在控制"痤疮"。由于"痤疮""臀部疖肿"临床均为反复发作加重的疾病，因此朱老医嘱患者平素宜饮食清淡，调畅情志，强调治疗与调护并重。

19. 平肝潜阳、疏肝理气治疗甲状腺功能亢进（瘿病）

吴某，女，37岁，1999年3月4日就诊。

主诉：颈部瘿瘤6年余，伴眼睛憋胀不适半月。

初诊：患者述甲亢病史6年，当时在内蒙古医学院第一附属医院确诊后一直以口服西药控制症状，但近日出现眼睛憋胀，迎风流泪，视物模糊，胃纳不佳，月经不调，心烦易怒，偶有盗汗等症状。诊查见甲状腺轻度肿大，触诊质地较硬，眼球微向外突，稍有手抖手麻，面红。舌淡红苔微黄，脉细弦数。西医诊断：甲状腺功能亢进；中医诊断：瘿病。证候：肝阳上亢，肝郁气滞。治法：平肝潜阳，疏肝理气。拟逍遥散加减，处方：栀子5g，牡丹皮5g，柴胡5g，当归4g，白芍4g，炒白术4g，川楝子3g，佛手3g，黄药子3g，炒枣仁4g，五味子4g，珍珠母7g（先煎），石决明7g（先煎），甘草2g，木贼草4g。水煎服，每日1剂，连服1周。

二诊（1999年3月11日）：服药后心烦易怒、胃纳不佳症状好转，但每日仍有眼胀、迎风流泪、手抖等其他症状。上方加青皮3g，生牡蛎7g（先煎），决明子5g，菊花5g，车前子（包）4g，水蛭胶囊4粒。水煎服，每日1剂，连服1周。

三诊（1999年3月18日）：继续服药一周后，心烦易怒、手麻手抖的症状明显改善，自觉甲状腺肿物质地变软。但近两天出现气短症状，其他症状仍未改善。望诊见舌体胖大，边有齿痕。治以在初诊方的基础上去佛手，加青皮3g，夏枯草7g，菊花5g，白蒺藜5g，三棱5g，莪术5g。水煎服，每日1剂，再连服1周。

四诊（1999年3月25日）：此次气短、手麻手抖、迎风流泪的症状完全消失，仍甲状腺略肿大，近

3 日大便次数稍多，职工医院体检血常规白细胞数为 $3.9 \times 10^9/L$。望诊仍见舌体胖大边仍有齿痕，苔薄白。仍守三诊治法连服 3 周 1 巩固疗效。

按： 中医"瘿病"包括了现代医学中以甲状腺肿大为主要临床表现的疾病，如甲状腺功能亢进症、单纯纯性甲状腺肿、甲状腺炎等，大部分患者临床需长期服药控制，病情多有反复。中医病因多为情志内伤，饮食失调，水土失宜，体制因素等。病机多为气滞、痰凝、血瘀壅结于颈前。病变部位主要在肝，脾，心。病理性质以实证居多，久病由实转虚。该患者病程 6 年，朱老认为现邪久损伤肝肾，精血不能上养目窍，肝火风热内动，肝阳上扰之证明显，故首诊治疗急则治标，平肝潜阳，疏风散热，兼以调和肝脾，取《太平惠民和剂局方》的逍遥散方调和肝脾为主，加入珍珠母、石决明平肝潜阳，栀子、牡丹皮、清肝泻火，木贼草清肝明目，川楝子、佛手疏肝理气，炒枣仁、五味子养心安神除烦，黄药子化痰软坚，散结消瘿。方有效，二诊加青皮、生牡蛎、决明子、菊花、车前子、水蛭加强平肝疏风散热明目之功。三诊因风热、虚火、肝阳上扰之证缓解，故再加夏枯草、白蒺藜、三棱、莪术加强软坚散结、活血化瘀解毒之品。随证变通，效不更方，故守方继用，以待瘿瘤得以渐消缓散，获得疗效。

20. 补中益气、理气化痰、滋阴养血、泻肺逐饮、
解毒散结治疗肺癌胸腔积液（悬饮）

齐某某，男，69 岁，2011 年 9 月 1 日初诊。

主诉：反复胸痛半年，加重半月，伴咳嗽、气喘。

初诊：患者 2010 年春天行肺癌切除术，2011 年 3
月，因感冒不愈，出现胸痛，在本地医院检查发现胸
腔积液，经抗生素等治疗后痊愈（具体不详），以后
又反复 2 次。2 周前再次因感冒出现胸痛、咳嗽、气
喘，求诊内蒙古医院检查，确诊为肺癌术后、胸腔积
液（右侧），经住院治疗，病情缓解出院。患者要求
服中药治疗，经人介绍来朱师处。刻下症：胸痛，右
侧甚，咳嗽、气喘，夜间加重，咳痰，色白有泡沫，
精神不振，纳差，二便可，眠差。舌质淡苔白，脉沉
细。2005 年曾患脑梗。西医诊断：肺癌术后、胸腔积
液；中医诊断：虚劳、悬饮。证候：久病正虚，肺失
宣肃，湿毒内蕴，脉络瘀阻。治法：补中益气，理气
化痰，滋阴养血，泻肺逐饮，解毒散结。拟补中益气
汤合生脉饮加减，处方：黄芪 15g，党参 10g，炒白术
7g，当归 7g，柴胡 5g，升麻 9g，麦冬 6g，五味子 6g，
半夏 6g，木香 4g，白豆蔻 3g，沙参 6g，熟地 6g，茯
苓 6g，葶苈子 5g，甘草 4g。30 剂，水煎服，日 1 剂。

二诊（2011 年 9 月 8 日）：患者服药后咳嗽、气
喘、气短减轻，泡沫痰减少，仍精神不振，胸部隐痛
不适，纳差，二便调。舌质淡苔白，脉沉细。一诊方
去党参，改为白参 10g，加山豆根 5g，山慈姑 5g，生

薏苡仁 4g，莪术 5g，半枝莲 7g，白花蛇舌草 7g，白英 7g。7 剂，水煎服，日 1 剂。

三诊（2011 年 9 月 15 日）：患者述服药期间，基本没有明显胸痛、气喘、气短及咳痰，咳嗽较前明显减轻，精神好转，食欲增加，二便调。舌质淡苔白，脉沉细。二诊方去白英，其他药物不变。继用 7 剂，水煎服，日 1 剂。

四诊（2011 年 9 月 21 日）：患者服药后病情明显改善，现已无咳嗽、咳痰，行走过多偶感气短略喘，精神转佳，纳可眠安，二便调，近两日时有嗳气，舌质淡苔白，脉沉细。调整处方，三诊方减葶苈子，陈皮减为 3g，半夏 4g，茯苓 4g，加丁香 2g，柿蒂 4g。7剂，水煎服，日 1 剂。

按：患者肺癌术后出现的胸腔积液，应当属正气虚损，正气不足，易感外邪，肺气失于宣肃，津液不能布散，而致饮邪停留，饮留胸胁，气机郁滞出现胸痛，肺气亏虚，上逆则而引起气短、气喘，痰饮蓄肺，则咳痰，甚则痰中大量泡沫，当属悬饮。病机主要责之于重病之后，损失正气，气血化生之源不足，肺脾虚弱，气阴两亏，水饮邪毒蕴结，气血瘀滞，病性本虚标实，故辨治应标本兼顾，以改善病情、缓解症状为主。初诊时病人虽咳喘甚，胸腔积液，但正虚较为明显，故以补中益气汤合生脉饮加减，主要以补中益气、理气化痰、泻肺逐饮达到补虚目的。二诊时则立法补泻兼施，换用白参大补元气、生津安神，同时加用山豆根、山慈姑、生薏苡仁、莪术、半枝莲、白花蛇舌草、白英清热解毒、活血化瘀、消癥散结之品，而且现代药理提示上述各药均有较好的抗肿瘤作用。待病情稳定，三、四诊则去掉过于苦寒通泻的白英、葶苈子，以免伤及正气，针对性应用丁香、柿蒂降逆止呕，体现中医用药的灵活性。对于癌症及癌症术后各病证的治疗，朱老多以补中益气汤和生脉饮加减，并随证加用清热解毒、活血化瘀等药物，体现了辨证为主，兼以辨病的思路，目的在于增强体质，改善症状，提高患者的生存质量。